JN039747

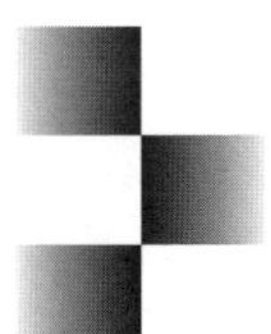

社会福祉士シリーズ

児童・家庭福祉制度
児童・家庭福祉サービス

15

児童や家庭に対する支援と児童・家庭福祉制度

［第4版］

福祉臨床シリーズ編集委員会編
責任編集＝八重樫　牧子・原　葉子

弘文堂

はじめに

現代の日本社会では、出生率の低下、家族の多様化、地域社会の変容などにより、子どもを取り巻く環境が大きく変化しています。それとともに子どもや子育て家庭に対する社会の認識も大きく変容してきました。かつては、子どもを育み、守ってきた家庭や地域社会の子育て機能の低下により、子どもの育ち、親の育ち、親子関係そして子育て環境に関する問題、たとえば、いじめや不登校、子育て不安や孤立感、児童虐待、待機児童、子どもの貧困などが深刻な社会問題になっています。このような子どもや子育て家庭の問題を解決するために、子どもの養育の社会化の重要性が認識されるようになり、要保護児童だけではなく、すべての子どもや家庭を対象とした総合的・計画的な子育ち・子育て支援が実施されています。

また、1989（平成元）年に国際連合により採択された「児童の権利に関する条約」の理念に見られるように、子どもを権利主体として捉え直す国際的な動きの高まりは、日本国内でもウェルフェアからウェルビーイングへの流れを強めることにつながりました。2012（平成24）年8月には子ども・子育て支援法などが公布され、2015（平成27）年度より「子ども・子育て支援新システム」が実施されています。また、2016（平成28）年の児童福祉法の改正により、児童の権利に関する条約にのっとり、子どもの最善の利益を尊重し、全ての子どもが健全に育成されるよう児童福祉法の理念の明確化などが行われました。

このように子どもを対象とした福祉の概念は、従来の「児童福祉」から、子どもが生活する基盤となる家庭への福祉サービスを含む「子ども家庭福祉」へと転換してきました。さらに、要保護児童福祉対策のみならず、子育て支援が子ども家庭福祉の大きな柱となるなど、子ども家庭福祉に求められる役割は、ますます重要かつ多岐にわたるものになってきたといえます。

2019（令和元）年6月には、社会福祉士の実践能力を高めていくために、社会福祉士養成課程の教育内容の見直しが行われました。2021（令和3）年度より新カリキュラムが導入され、2024（令和6）年度の国家試験の問題に反映させることになっています。本科目名も「児童・家庭福祉」と変更され、内容の見直しが行われています。

そこで、本書では、第4版の改訂に合わせて、新カリキュラムに対応した内容に変更しています。また、最新の制度改正などを反映させるとともに、制度の全体像を理解したうえで各論の詳細へと入っていけるよう、構成を大きく変更しました。第1章から第3章は子ども家庭福祉の総論、第

4章は子ども家庭福祉の各論という構成になっています。各章の概要は次のようになっています。

第1章「現代社会と子ども家庭福祉」では、子どもや家庭を取り巻く環境の変化に関する統計的資料をふまえ、子ども家庭福祉の理念、子ども家庭福祉の発展過程など、現在の子ども家庭福祉の基盤となる知識を整理します。第2章「子ども家庭福祉に関する諸法律」では、児童福祉法を中心に、子ども家庭福祉に関わる各種法律・制度を概観し、子ども家庭福祉の法体系の全体像を提示します。第3章「子ども家庭福祉の実施体制」では、子ども家庭福祉を実施する諸機関の仕組みや役割を詳細に説明します。第4章「子ども家庭福祉サービスの実際」では、子どもや家庭、また女性をめぐる問題について、重要な12のテーマについて取り上げ、各テーマ（問題）に関する施策・サービスの展開過程を踏まえ、現状と課題を解説し、学習者の理解を深めます。

第4版ではそのほか、重要語句の太字化、側注の解説充実、表のフォーム改良など、いくつかの改善を行い、学習者にとってわかりやすいものになるよう心がけました。社会福祉士国家試験の受験勉強のためだけでなく、子ども家庭福祉に関心をもち、理解を深めていただく一助となれば幸いです。

今日、子どもの貧困や児童虐待など子どもや子育て家庭がおかれている状況をみるとき、「子どもの最善の利益」が尊重されず、むしろ子どもの人権侵害が明らかになってきています。子どもが安心して、自信をもって、自由に生きる権利を保障し、親が子どもを安心して産み、育てることができるような子育て支援が求められています。子ども家庭福祉について学ばれた皆さんが、この学びをきっかけに子どもや子育て家庭の問題・課題に興味や関心をもち、さらなる学びと実践を進め、子どもや子育て家庭のウェルビーイングを実現するために、福祉の専門職として活躍されることを執筆者一同願っています。

2020年3月

編著者　八重樫牧子　原 葉子

目次

児童や家庭に対する支援と児童・家庭福祉制度（30時間）〈社会福祉士国家試験 出題基準と本書との対応表〉

シラバスの内容　ねらい

- 児童・家庭の生活実態とこれを取り巻く社会情勢、福祉需要（子育て、一人親家庭、児童虐待及び家庭内暴力（DV）の実態を含む。）について理解する。
- 児童・家庭福祉制度の発展過程について理解する。
- 児童の権利について理解する。
- 相談援助活動において必要となる児童・家庭福祉制度や児童・家庭福祉に係る他の法制度について理解する。

含まれるべき事項	想定される教育内容の例		本書との対応
大項目	中項目	小項目（例示）	
1 児童・家庭の生活実態とこれを取り巻く社会情勢、福祉需要（一人親家庭、児童虐待及び家庭内暴力（DV）、地域における子育て支援及び青少年育成の実態を含む。）と実際	1）児童・家庭の生活実態とこれを取り巻く社会情勢	● 少子化の進行 ● いじめ ● 少年犯罪 ● 家庭の育児機能の低下 ● その他	第1章1節 第4章2、5、11節
	2）児童・家庭の福祉需要（一人親家庭、児童虐待、家庭内暴力（DV）、地域における子育て支援及び青少年育成の実態を含む。）	● 児童・家庭の福祉需要の実態、一人親家庭の実態、児童虐待の実態、家庭内暴力（DV）の実態、地域における子育て支援及び青少年育成の実態 ● その他	第1章2節 第4章5、6、8、10、12節
2 児童・家庭福祉制度の発展過程	1）児童・家庭福祉制度の発展過程		第1章4節
3 児童の定義と権利	1）児童の定義		第1章2節
	2）児童の権利		第1章3節
4 児童福祉法	1）児童福祉法の概要	● 児童福祉法の目的、児童福祉施設の種類、里親制度、児童福祉制度に係る財源、児童福祉サービスの最近の動向 ● その他	第2章2節 第3章1～6節
5 児童虐待の防止等に関する法律（児童虐待防止法）	1）児童虐待の防止等に関する法律の概要	● 児童虐待防止法の目的、児童虐待の定義、虐待予防の取り組み、虐待発見時の対応 ● その他	第2章3節、第4章10節
6 配偶者からの暴力の防止及び被害者の保護等に関する法律（DV法）	1）配偶者からの暴力の防止及び被害者の保護等に関する法律の概要	● DV法の目的、DVの定義、家庭内暴力発見時の対応 ● その他	第2章3節、第4章12節
7 母子及び父子並びに寡婦福祉法	1）母子及び父子並びに寡婦福祉法の概要	● 母子父子寡婦福祉法の目的、母子父子寡婦福祉資金、母子父子福祉施設、母子寡婦福祉制度に係る財源、母子父子寡婦福祉サービスの最近の動向 ● その他	第2章3節 第4章8節
8 母子保健法	1）母子保健法の概要	● 母子保健法の目的、母子健康手帳、養育医療の種類、母子保健制度に係る財源、母子保健サービスの最近の動向 ● その他	第2章3節 第4章7節
9 児童手当法	1）児童手当法の概要	● 児童手当の種類、児童手当に係る財源、児童手当制度の最近の動向 ● その他	第2章4節、第4章6節
10 児童扶養手当法	1）児童扶養手当法の概要	● 児童扶養手当の種類、児童扶養手当に係る財源、児童扶養手当制度の最近の動向 ● その他	第2章4節 第4章8節
11 特別児童扶養手当等の支給に関する法律	1）特別児童扶養手当等の支給に関する法律の概要	● 特別児童扶養手当の種類、特別児童扶養手当に係る財源、特別児童扶養手当制度の最近の動向 ● その他	第2章4節 第4章3節
12 次世代育成支援対策推進法	1）次世代育成支援対策推進法の概要		第2章5節 第4章5節
13 少子化社会対策基本法	1）少子化社会対策基本法の概要		第2章5節、第4章5節
14 売春防止法	1）売春防止法の概要	● 婦人相談所、婦人保護施設、婦人相談員 ● その他	第2章3節、第4章12節

15 児童・家庭福祉制度における組織及び団体の役割と実際	1)国の役割		第3章2節
	2)市町村の役割		第3章2節
	3)都道府県の役割		第3章2節
	4)家庭裁判所の役割		第3章2節
	5)民生委員と児童委員の役割		第3章2節
	6)児童・家庭福祉制度における公私の役割関係		第3章1、2節
16 児童・家庭福祉制度における専門職の役割と実際	1)保育士の役割		第3章4節
	2)家庭支援専門相談員の役割		第3章4節
17 児童・家庭福祉制度における多職種連携、ネットワーキングと実際	1)医療関係者との連携	●連携の方法 ●連携の実際 ●その他	第4章3、7節
	2)教育関係者との連携	●連携の方法 ●連携の実際 ●その他	第4章6、11節
	3)労働施策関係者との連携	●連携の方法 ●連携の実際 ●その他	第4章4、8節
18 児童相談所の役割と実際	1)児童相談所の組織体系		第3章2節
	2)児童相談所と市町村の連携		第3章2節
	3)児童相談所の活動の実際		第3章2節

注）この対応表は、厚生労働省が発表したシラバスに社会福祉振興・試験センターの「社会福祉士国家試験 出題基準」を反映した内容が、本書のどの章・節で扱われているかを示しています。
全体にかかわる項目については、「本書との対応」欄には挙げていません。
「想定される教育内容の例」で挙げられていない重要項目については、独自の視点で盛り込んであります。目次や索引でご確認ください。

児童・家庭福祉（30時間）〈2021年度からのシラバスと本書との対応表〉

シラバスの内容　ねらい			
①児童が権利の主体であることを踏まえ、児童・家庭及び妊産婦の生活とそれを取り巻く社会環境について理解する。 ②児童福祉の歴史と児童観の変遷や制度の発展過程について理解する。 ③児童や家庭福祉に係る法制度について理解する。 ④児童や家庭福祉領域における支援の仕組みと方法、社会福祉士の役割について理解する。 ⑤児童・家庭及び妊産婦の生活課題を踏まえて、適切な支援のあり方を理解する。			
教育に含むべき事項	想定される教育内容の例		本書との対応
大項目	中項目	小項目（例示）	
①児童・家庭の定義と権利	1 児童・家庭の定義	● 児童の定義、家庭の定義 ● 児童と家庭の関係	第1章2節
	2 児童の権利	● 児童憲章 ● 児童権利宣言 ● 児童の権利に関する条約	第1章3節
②児童・家庭の生活実態とこれを取り巻く社会環境	1 児童・家庭の生活実態	● ライフサイクル、家族形態 ● 子育て（出産、育児、保育、家事） ● 住居、就労、経済、教育 ● 課外活動、遊び	第1章1節
	2 児童・家庭を取り巻く社会環境	● いじめ ● 児童虐待 ● ひとり親家庭 ● 家庭内DV ● 社会的養護	第1章1節 第4章1、8、10、11、12節
③児童・家庭福祉の歴史	1 児童福祉の理念	● 健全育成 ● 児童の権利 ● 最善の利益	第1章2節 第1章3節
	2 児童観の変遷	● 保護の対象としての児童 ● 権利の主体としての児童	第1章2節 第1章3節
	3 児童・家庭福祉制度の発展過程	● 児童福祉法制定 ● 措置と契約 ● 最善の利益	第1章4節
④児童・家庭に対する法制度	1 児童福祉法	● 児童福祉法の概要 ● 児童相談所 ● 児童福祉施設の種類、里親制度、障害児支援、児童福祉制度に係る財源、児童福祉サービスの最近の動向	第2章2節 第3章2、3、5、6節 第4章1、3節
	2 児童虐待の防止等に関する法律	● 児童虐待の防止等に関する法律の概要 ● 児童虐待の定義、虐待予防の取組、虐待発見時の対応	第2章3節 第4章10節
	3 配偶者からの暴力の防止及び被害者の保護等に関する法律（DV防止法）	● DV防止法の概要 ● DV防止法の目的、DVの定義、家庭内暴力発見時の対応	第2章3節 第4章12節
	4 母子及び父子並びに寡婦福祉法	● 母子及び父子並びに寡婦福祉法の概要 ● 母子及び寡婦福祉法の目的、母子寡婦福祉資金、母子福祉施設、母子寡婦福祉制度に係る財源、母子寡婦福祉サービスの最近の動向	第2章3節 第4章8節
	5 母子保健法	● 母子保健法の概要 ● 母子保健法の目的、母子健康手帳、養育医療の種類、母子保健制度に係る財源、母子保健サービスの最近の動向	第2章3節 第4章7節
	6 児童手当法	● 児童手当法の概要 ● 児童手当の種類、児童手当に係る財源、児童手当制度の最近の動向	第2章5節
	7 児童扶養手当法	● 児童扶養手当法の概要 ● 児童扶養手当の種類、児童扶養手当に係る財源、児童扶養手当制度の最近の動向	第2章5節 第4章8節
	8 特別児童扶養手当等の支給に関する法律（特別児童扶養手当法）	● 特別児童扶養手当法の概要 ● 特別児童扶養手当の種類、特別児童扶養手当に係る財源、特別児童扶養手当制度の最近の動向	第2章5節 第4章3節

	9 次世代育成支援対策推進法	● 次世代育成支援対策推進基本法の概要	第2章6節 第4章5節
	10 少子化社会対策基本法	● 少子化社会対策基本法の概要	第2章6節 第4章5節
	11 売春防止法	● 売春防止法の概要 ● 婦人相談所、婦人保護施設、婦人相談員	第2章3節 第4章12節
	12 子ども・子育て支援法	● 子ども・子育て支援法の概要	第2章6節 第4章5節
	13 就学前の子どもに関する教育、保育等の総合的な提供の推進に関する法律	● 就学前の子どもに関する教育、保育等の総合的な提供の推進に関する法律の概要	第2章6節 第4章4節
	14 子どもの貧困対策の推進に関する法律	● 子どもの貧困対策の推進に関する法律の概要	第2章3節 第4章9節
	15 子ども・若者育成支援推進法	● 子ども・若者育成支援推進法の概要	第2章3節 第4章6、11節
	16 いじめ防止対策推進法	● いじめ防止対策推進法の概要	第2章3節 第4章11節
⑤児童・家庭に対する支援における関係機関と専門職の役割	1 児童や家庭に対する支援における公私の役割関係	● 行政の責務 ● 公私の役割関係	第3章1、2節
	2 国、都道府県、市町村の役割	● 国の役割 ● 都道府県の役割 ● 市町村の役割	第3章2節
	3 児童相談所の役割	● 児童相談所の組織 ● 児童相談所の業務 ● 市町村及び他の機関との連携	第3章2節
	4 その他の児童や家庭（女性、若者を含む）に対する支援における組織・団体の役割	● 児童福祉施設 ● 家庭裁判所 ● 警察 ● 婦人相談所、配偶者暴力相談支援センター、婦人保護施設 ● 子ども家庭総合支援拠点 ● 子ども・若者総合相談センター ● 子育て世代包括支援センター ● 地域若者サポートステーション	第3章2、3節 第4章2、7、10、11、12節
	5 関連する専門職等の役割	● 保育士、医師、歯科医師、保健師、看護師、助産師、理学療法士、作業療法士、栄養士、弁護士　等 ● 児童福祉司、児童心理司、家庭児童福祉主事、児童指導員、母子支援員　等 ● スクールソーシャルワーカー、スクールカウンセラー　等 ● 民生委員、児童委員、主任児童委員 ● 家族、住民、ボランティア　等	第3章2、3、4節 第4章11節
⑥児童・家庭に対する支援の実際	1 社会福祉士の役割	● 児童相談所における支援	第3章2、4節
	2 支援の実際（多職種連携を含む）	● 児童相談所における支援 ● 要保護児童対策協議会における支援 ● 児童虐待防止にむけた支援 ● 社会的養護を必要とする児童に対する支援 ● 障害児に対する支援 ● ひとり親家庭に対する支援 ● 児童と家庭に対する就労支援 ● 子どもの貧困に対する支援 ● 女性、若者への支援 ● 子ども・子育て妊産婦への支援	第4章1、2、3、4、5、6、7、8、9、10、11、12節

注）この対応表は、厚生労働省が発表したシラバスの内容が、本書のどの章・節で扱われているかを示しています。
全体にかかわる項目については、「本書との対応」欄には挙げていません。
「想定される教育内容の例」で挙げられていない重要項目については、独自の視点で盛り込んであります。目次や索引でご確認ください。

第1章 現代社会と子ども家庭福祉

今日、少子高齢化が進む中で子どもや家庭を取り巻く環境が大きく変化し、社会全体で子どもや子育て家庭を支援することが求められている。本章では、子どもや子どもを取り巻く家庭や地域の現状を理解し、子どもの権利を尊重するという視点から、子ども家庭福祉の発展過程を踏まえた上で、子ども家庭福祉の理念や定義について学ぶ。

1

子どもや家庭を取り巻く環境の変化を検討することによって、人口減少社会における少子化の進行が、日本経済や子育ち・子育て環境に及ぼす影響について理解を深める。

2

子どもの特性からみた子どもの捉え方や理念について検討することによって、子どもや家庭のウェルビーイングを実現するための子ども家庭福祉とは何か理解を深める。

3

子どもの権利とは何か理解し、子どもの権利保障、特に児童の権利に関する条約について学ぶとともに、子どもの権利と親権を調整する権利擁護システムについて考える。

4

イギリスとアメリカ、および日本における、子どもに対する処遇および福祉の歴史を概観し、今日の子ども家庭福祉がどのような発展過程の上に成立しているかを理解する。

1. 子どもや家庭を取り巻く環境の変化

A. 少子化をめぐる現状

[1] 総人口と人口構造の推移

わが国の総人口は、2018（平成30）年で1億2,644万人となっている。**年少人口**（0～14歳）は1,542万人（12.2%）、**生産年齢人口**（15～64歳）は7,545万人（59.7%）、**高齢者人口**（65歳以上）は3,558万人（28.1%）である。世界全域の年少人口割合（2015年の国連推計）は、26.1%であるが、わが国の総人口に占める年少人口の割合は、12.2%と世界的にみても小さくなっている(1)（**図1-1-1**）。1997（平成9）年に年少人口が老年人口を下回り、「**少子社会**」となった。2005（平成17）年にはわが国の総人口は、戦後初めて前年度を下回り、「**人口減少社会**」に突入した。しかし、その後いったん回復し、2011（平成23）年以後は減少を続けている。**図1-1-1**からわかるように、現在の傾向が続けば、2065年にはわが国の人口は8,808万人となり、1年間に生まれる子どもの数も現在の半分程度の約56万人となり、年少人口の割合は10.2%、高齢化率は約38%に達するという厳しい見通しが示されている(2)。

少子社会
合計特殊出生率が人口置き換え水準の2.08をはるかに下回り、かつ、年少人口（0～14歳）が高齢者人口（65歳以上）よりも少なくなった社会のことである。

合計特殊出生率
合計特殊出生率には、期間合計特殊出生率とコーホート合計特殊出生率の2種類がある。
期間合計特殊出生率は、その年次の15歳から49歳までの女性の年齢別出生率を合計したもので、1人の女性が仮にその年次の年齢別出生率で生涯に生むとしたときの子どもの数に相当し、一般的に合計特殊出生率といった場合これを指す。
コーホート合計特殊出生率は、同一年生まれ（コーホート）の女性の各年齢（15歳から49歳）の出生率を過去から積み上げたものであり、実際に1人の女性が生涯に生む子どもの数であり、「出生に関する統計」により調べることができる。
出典）総務省統計局ウェブサイト「女性が生涯に生む子供の数（合計特殊出生率）」

[2] 出生数・出生率の推移

わが国では、**図1-1-2**からわかるように出生数や出生率の低下が続いており、**少子化**が進んでいる(3)。わが国の年間の出生数は、第1次ベビーブーム期には約270万人、第2次ベビーブーム期には約210万人であったが、以後次第に減少し、2016（平成28）年にはついに100万人を割り込んだ。2018（平成30）年の出生数は91万8,397人であった(4)。

合計特殊出生率をみると、第1次ベビーブーム期には4.3を超えていたが、1950（昭和25）年以降急激に低下した。その後、第2次ベビーブーム期を含め、ほぼ2.1台で推移していたが、1975（昭和50）年に2.0を下回ってから再び低下傾向となった。1989（昭和64、平成元）年にはそれまで最低であった1966（昭和41）年（丙午（ひのえうま））の1.58を下回る1.57を記録し、さらに、2005（平成17）年には1.26と過去最低を記録した。2018（平成30）年の合計特殊出生率は、前年より0.01ポイント下回り、1.42と依然として低い水準にあり、長期的な少子化の傾向が続いている。

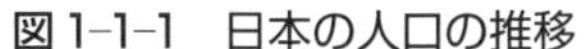

図 1-1-1　日本の人口の推移

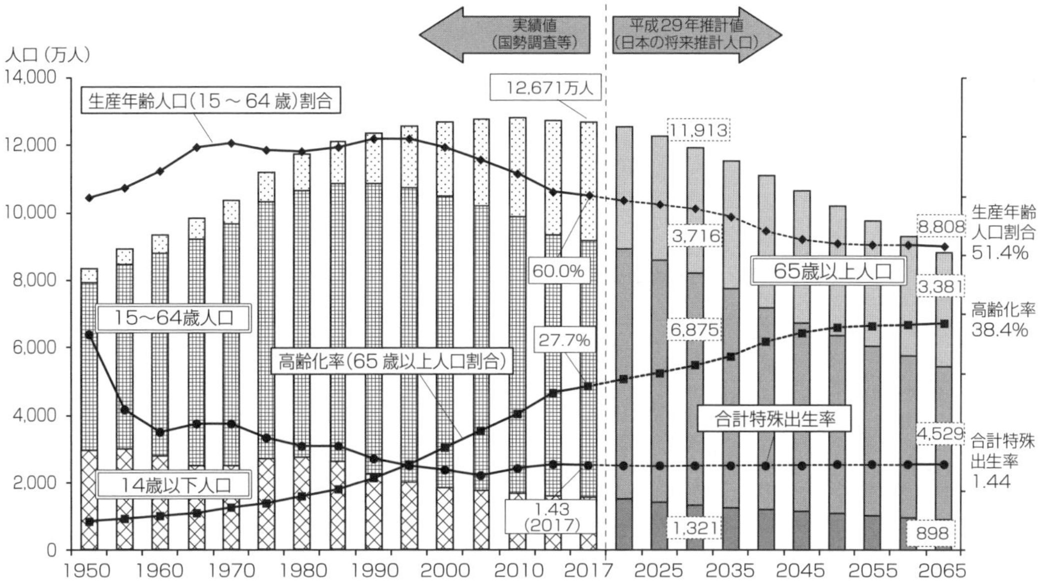

（出所）2017 年までの人口は総務省「人口推計」（各年 10 月1日現在）、高齢化率および生産年齢人口割合は 2015 年までは総務省「国勢調査」、2017 年は総務省「人口推計」、2017 年までの合計特殊出生率は厚生労働省「人口動態統計」、2018 年以降は国立社会保障・人口問題研究所「日本の将来推計人口（平成 29 年推計）：出生中位・死亡中位推計」

（注）2017 年は概数である。

出典）厚生労働省ウェブサイト「平成 30 年版厚生労働白書　資料編」p.5 の図「日本の人口推移」.

図 1-1-2　出生数及び合計特殊出生率の年次推移

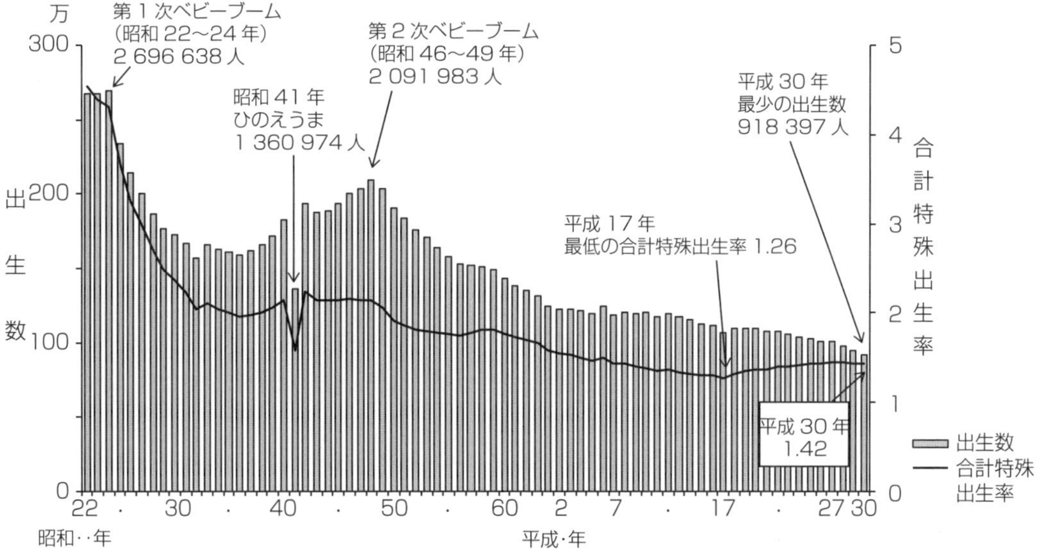

出典）厚生労働省ウェブサイト「平成 30 年（2018）人口動態統計月報年計（概数）の概況」p.4, 図 1.

[3] 婚姻・出産の状況

生涯未婚率
45 ～ 49 歳の未婚率と 50 ～ 54 歳の未婚率の平均値。生涯を通して未婚である人の割合を示すものではないが、50 歳で未婚の人は、将来的にも結婚する予定がないと考えることもできることから、生涯独身でいる人がどのくらいいるかを示す統計指標として用いられる。

完結出生児数
結婚持続期間が 15 ～ 19 年の初婚どうしの夫婦の平均出生子ども数。

わが国の出生数や出生率の低下の原因は、親世代の人口規模の減少や未婚率の上昇、夫婦の行動の変化等が影響しているといわれている[(5)]。未婚率を年齢（5 歳階級）別にみると、2015（平成 27）年は、たとえば、30 ～ 34 歳では、男性はおよそ 2 人に 1 人（47.1％）、女性はおよそ 3 人に 1 人（34.6％）が未婚である[(1)]。**生涯未婚率**も、2015（平成 27）年は男性 23.4％、女性 14.1％と上昇しており、2015（平成 27）年の国勢調査の結果に基づいて出された推計は、これまでの未婚化、晩婚化の流れが変わらなければ、今後も 50 歳時の 未婚割合の上昇が続くことを予測している[(1)]。夫婦の**完結出生児数**をみると、1970 年代から 2002（平成 14）年まで 2.2 人前後で安定的に推移していたが、2005（平成 17）年から減少傾向となり、2015（平成 27）年には 1.94 と、過去最低となっている[(1)]。

「第 15 回出生動向基本調査報告書」[(6)]によると、夫婦にたずねた理想的な子どもの数（理想子ども数）の平均値は、前回調査より 0.1 人低下し、これまでで最も低い 2.32 人となった（**図 1-1-3**）。また、夫婦が実際に持つつもりの子どもの数（予定子ども数）の平均値も前回調査に引き続き低下し、2.01 人と過去最低になった。夫婦の予定子ども数が理想子ども数を下回る理由として最も多いのは、「子育てや教育にお金がかかりすぎる」

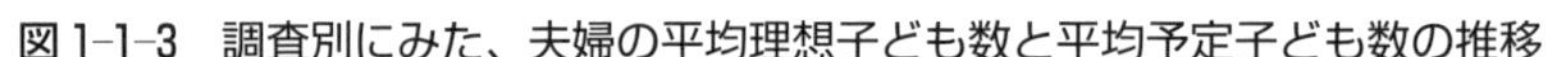

図 1-1-3　調査別にみた、夫婦の平均理想子ども数と平均予定子ども数の推移

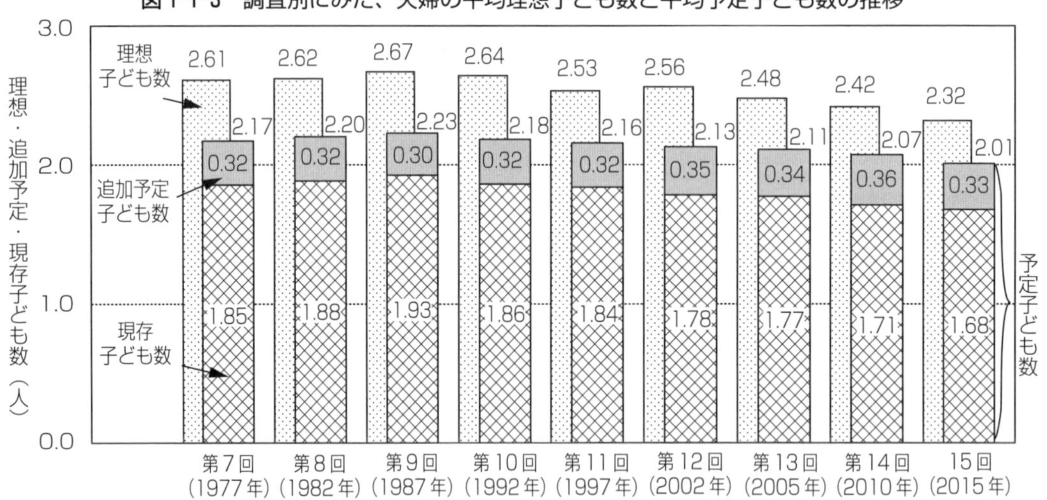

注：対象は初婚どうしの夫婦（妻 50 歳未満）。予定子ども数は現存子ども数と追加予定子ども数の和として算出。理想子ども数、予定子ども数とも 8 人以上を 8 として計算（理想・予定子ども数不詳をのぞく）。総数には結婚持続期間不詳を含む。

設問　理想子ども数：「あなた方ご夫婦にとって理想的な子どもの数は何人ですか。」、（追加）予定子ども数：「あなた方ご夫婦の今後のお子さんの予定についておたずねします。（1）お子さんの数と、（2）希望の時期について、あてはまる番号に○をつけてください。」

出典）国立社会保障・人口問題研究所ウェブサイト「第 15 回（2015 年）出生動向基本調査（結婚と出産に関する全国調査）報告書」図表Ⅲ－1－6.

(56.3%)、次いで「高年齢で生むのはいやだから」(39.8%) であった[6]。

[4] 世帯構造および世帯類型の状況

2018 (平成 30) 年の全国の世帯総数は約 5,099 万世帯となっており、増加傾向にある (**表 1-1-1**)[7]。世帯構造をみると、「夫婦と未婚の子のみの世帯」が 1,485 万 1,000 世帯 (全世帯の 29.1%) で最も多く、次いで「単独世帯」が 1,412 万 5,000 世帯 (同 27.7%)、「夫婦のみの世帯」が 1,227 万世帯 (同 24.1%) となっている。平均世帯人数は、2.44 人と減少し続けている。「児童のいる世帯」は 1,126 万 7,000 世帯で全世帯の 22.1%となっており、「児童のいる世帯」の平均児童数は、1.71 人である[7]。**核家族化**や**高齢化**により、①世帯数の増加および平均世帯人数の減少、②単独世帯の増加、夫婦と未婚のみの世帯および三世代世帯の減少という傾向が続いて

世帯
世帯とは、住居および生計を共にする者の集まりまたは独立して住居を維持し、もしくは独立して生計を営む単身者をいう。家族とは血縁関係や婚姻関係にある人で、精神的な結びつきがある人の集団である。住居を共にしていない人も含まれるので、厳密には世帯と家族は異なる。しかし、家族を検討する場合は、この世帯を用いて検討することが多い。

表 1-1-1　世帯構造別、世帯類型別世帯数及び平均世帯人員の年次推移

	総数	世帯構造						世帯類型				平均世帯人員
		単独世帯	夫婦のみの世帯	夫婦と未婚の子のみの世帯	ひとり親と未婚の子のみの世帯	三世代世帯	その他の世帯	高齢者世帯	母子世帯	父子世帯	その他の世帯	
	推計数 (単位:千世帯)											(人)
1986 (昭和 61) 年	37 544	6 826	5 401	15 525	1 908	5 757	2 127	2 362	600	115	34 468	3.22
'89 (平成元)	39 417	7 866	6 322	15 478	1 985	5 599	2 166	3 057	554	100	35 707	3.10
'92 (4)	41 210	8 974	7 071	15 247	1 998	5 390	2 529	3 688	480	86	36 957	2.99
'95 (7)	40 770	9 213	7 488	14 398	2 112	5 082	2 478	4 390	483	84	35 812	2.91
'98 (10)	44 496	10 627	8 781	14 951	2 364	5 125	2 648	5 614	502	78	38 302	2.81
2001 (13)	45 664	11 017	9 403	14 872	2 618	4 844	2 909	6 654	587	80	38 343	2.75
'04 (16)	46 323	10 817	10 161	15 125	2 774	4 512	2 934	7 874	627	90	37 732	2.72
'07 (19)	48 023	11 983	10 636	15 015	3 006	4 045	3 337	9 009	717	100	38 197	2.63
'10 (22)	48 638	12 386	10 994	14 922	3 180	3 835	3 320	10 207	708	77	37 646	2.59
'13 (25)	50 112	13 285	11 644	14 899	3 621	3 329	3 334	11 614	821	91	37 586	2.51
'16 (28)	49 945	13 434	11 850	14 744	3 640	2 947	3 330	13 271	712	91	35 871	2.47
'17 (29)	50 425	13 613	12 096	14 891	3 645	2 910	3 270	13 223	767	97	36 338	2.47
'18 (30)	50 991	14 125	12 270	14 851	3 683	2 720	3 342	14 063	662	82	36 184	2.44
	構成割合 (単位:%)											
1986 (昭和 61) 年	100.0	18.2	14.4	41.4	5.1	15.3	5.7	6.3	1.6	0.3	91.8	—
'89 (平成元)	100.0	20.0	16.0	39.3	5.0	14.2	5.5	7.8	1.4	0.3	90.6	—
'92 (4)	100.0	21.8	17.2	37.0	4.8	13.1	6.1	8.9	1.2	0.2	89.7	—
'95 (7)	100.0	22.6	18.4	35.3	5.2	12.5	6.1	10.8	1.2	0.2	87.8	—
'98 (10)	100.0	23.9	19.7	33.6	5.3	11.5	6.0	12.6	1.1	0.2	86.1	—
2001 (13)	100.0	24.1	20.6	32.6	5.7	10.6	6.4	14.6	1.3	0.2	84.0	—
'04 (16)	100.0	23.4	21.9	32.7	6.0	9.7	6.3	17.0	1.4	0.2	81.5	—
'07 (19)	100.0	25.0	22.1	31.3	6.3	8.4	6.9	18.8	1.5	0.2	79.5	—
'10 (22)	100.0	25.5	22.6	30.7	6.5	7.9	6.8	21.0	1.5	0.2	77.4	—
'13 (25)	100.0	26.5	23.2	29.7	7.2	6.6	6.7	23.2	1.6	0.2	75.0	—
'16 (28)	100.0	26.9	23.7	29.5	7.3	5.9	6.7	26.6	1.4	0.2	71.8	—
'17 (29)	100.0	27.0	24.0	29.5	7.2	5.8	6.5	26.2	1.5	0.2	72.1	—
'18 (30)	100.0	27.7	24.1	29.1	7.2	5.3	6.6	27.6	1.3	0.2	71.0	—

注:1) 1995 (平成 7) 年の数値は、兵庫県を除いたものである。
　2) 2016 (平成 28) 年の数値は、熊本県を除いたものである。
出典) 厚生労働省ウェブサイト「平成 30 年　国民生活基礎調査の概況」p.3, 表 1.

いる[8]。

[5]「児童のいる世帯」の就労状況

「児童のいる世帯」における末子の母の仕事の状況をみると、「仕事あり」の割合は2018（平成30）年は72.2％であり、2017（平成29）年の70.8％より上回り、上昇傾向となっている[7]。そのうち「正規の職員・従業員」は26.3％、「非正規の職員・従業員」は、36.9％であった（**表1-1-2**）。

6歳未満の子どもを持つ夫の家事・育児関連行動者率（1日当たりの行動者率）でみると、「家事」については、妻・夫共に有業（共働き）の世帯で約8割、夫が有業で妻が無業の世帯で約9割の夫が行っておらず、「育児」については、妻の就業状態にかかわらず、約7割の夫が行っていないことがわかる（**図1-1-4**）[9]。

B. 少子化が社会経済に及ぼす影響

[1] 少子化が経済に及ぼす影響

少子化が経済に与える影響については、①年齢構成の変化による需要またはニーズへの影響、②生産年齢人口の変化による労働力への影響、③生産年齢人口と従属年齢人口の変化による扶養への影響の3つが挙げられる[8]。

需要やニーズは、年齢や地域により異なる。少子化の進行により、子ども関連の需要の総量は減少し、人口減により、地域によっては総需要が大きく減ることも懸念される。生産年齢総人口は21世紀を通じて減り続けることが予想されており、しかも若者の減少が大きいために、労働人口の高齢化も同時に進行する。しかし、通常、高齢者の労働時間は短いため、労働供給は一層減少し、労働力の低下を招き、外国人労働者の活用が大きな課題になってくる。また、少子高齢社会の進展は、年金、医療、介護などの社会保障の分野において、給付を増大させ、少ない人数でそれを支える現役世代の負担を重くさせることが予想され、社会保障制度の持続可能性が危ぶまれている。さらに、若い世代が減少し高齢者が50％以上となった中山間地などの過疎地（いわゆる**限界集落**）では、地域経済の活力が低下し、地域社会の存続自体が危機に瀕しているところもある[8]。

限界集落
過疎地域等で人口の50％以上が65歳以上の高齢者であるために、冠婚葬祭などの社会的共同生活が困難になった集落である。

[2] 少子化が子育ち・子育て環境に及ぼす影響

少子化の進行は、子育ち・子育て環境にも影響を及ぼしている[10]。

子どもの年間出生数は、2016（平成28）年に100万人を下回り、少子

表 1-1-2　末子の母の仕事の状況

		総数	仕事あり	正規の職員・従業員	非正規の職員・従業員	その他	仕事なし
2010(平成 22)年	推計数(単位：千世帯)	11945	7190	2019	3731	1439	4756
	構成割合(単位：%)	100.0	60.2	16.9	31.2	12.1	39.8
2018(平成 30)年	推計数(単位：千世帯)	11034	7965	2896	4076	992	3069
	構成割合(単位：%)	100.0	72.2	26.3	36.9	9.0	27.8

注：1)「末子のいない世帯」、母の「仕事の有無不詳」を含まない。
　　2)「その他」には、会社・団体等の役員、自営業主、家族従業者、内職、その他、勤めか・自営か・不詳及び勤め先での呼称不詳を含む。
出典）厚生労働省ウェブサイト「平成 30 年　国民生活基礎調査の概況」p.8，表 6 より筆者作成.

図 1-1-4　6 歳未満の子供を持つ夫の家事・育児関連行動者率

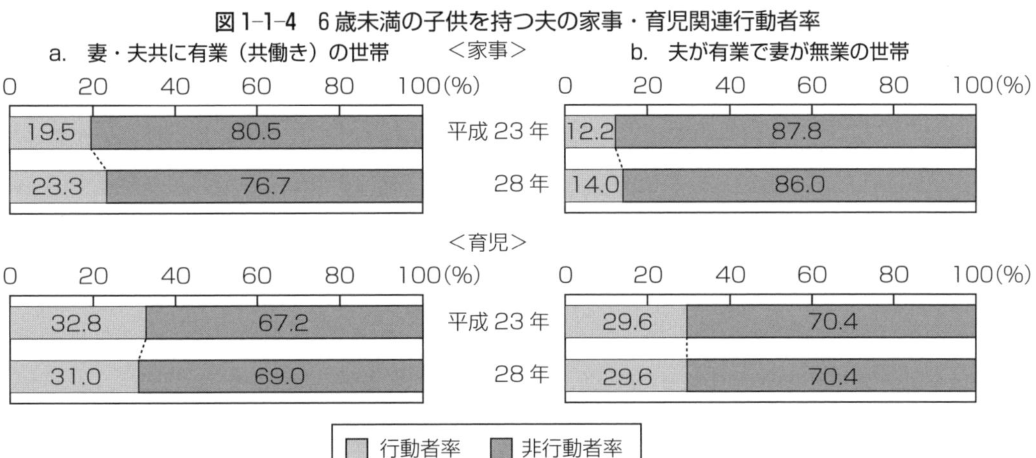

（備考）1. 総務省「社会生活基本調査」より作成。
2. 「夫婦と子供の世帯」における 6 歳未満の子供を持つ夫の 1 日当たりの家事関連（「家事」及び「育児」）の行動者率（週全体平均）。
※行動者率…該当する種類の行動をした人の割合（%）　※非行動者率…100% − 行動者率
3. 本調査では、15 分単位で行動を報告することとなっているため、短時間の行動は報告されない可能性があることに留意が必要である。
出典）内閣府男女共同参画局ウェブサイト「男女共同参画白書　平成 30 年版」I-3-9 図.

化が進行している。たとえば、「子どものいない風景」といわれるように公園や空き地で多くの子どもたちが遊んでいるのを見かけることができなくなってきている。子どもの数が減少し、子ども同士で遊ぶ機会が少なくなったことは、子どもの仲間関係の形成や規範意識の形成など社会性の発達に悪影響を与えているといわれている。

また、核家族化が進行し、地域社会のつながりが弱くなってきているので、子育て中の親は、子育てに関する知識や技術が不十分なまま子育てをしなければならない。親同士で情報を交換し、助け合う機会も少なくなってきている。さらに、父親の参加・参画が得られないまま母親が一人で子育てに専念することが一般化し、子育ての責任が母親に集中し、周囲から適切な支援を受けられない場合は、母親は子育て負担、子育て不安、ストレスを抱えこむことになる。

一方、女性の社会的進出に伴い、保育需要が増大し、多様化してきている。保育所入所児童数は、出生数の減少にもかかわらず近年急激に増加し、働く母親には仕事・家事・子育てという過重な負担がかかってきている。しかし、出産後も就業を継続したい、あるいは再就職をしたいと考えている女性も多いにもかかわらず、職場環境や保育サービスが不足していることなどにより、なかなか保育所の待機児童の解消ができない状況もある。

このように、かつては子どもを育み、守ってきた家庭や地域社会の子育て力や教育力が低下し、その結果、子ども自身（子育ち）、親自身（親育ち）、親子関係（子育て）そして子育て環境にさまざまな問題、たとえば子どもの非行や犯罪、いじめや不登校、ひきこもり、気になる子どもの増大、子どもの貧困、そして児童虐待などが深刻な社会問題となっている。このような子どもや家庭の問題を解決するために、子どもの育ち、親の育ち、子育てに対する社会的支援の必要性が増大し、すべての子どもと家庭を対象にした総合的で計画的な子育て支援対策が求められている。

注）

ネット検索によるデータの取得日は、(4) を除きいずれも 2019 年 9 月 22 日取得。

(1) 内閣府ウェブサイト「令和元年版　少子化社会対策白書」.
(2) 厚生労働省ウェブサイト「平成 30 年版　厚生労働白書　資料編」.
(3) 厚生労働省ウェブサイト「平成 30 年人口動態統計月報年計（概数）の概況」.
(4) 2019（令和元）年 12 月 24 日に厚生労働省は、2019 年の出生数は 86 万 4,000 人と推計されると公表した（厚生労働省ウェブサイト「令和元年（2019）人口動態統計の年間推計」〔2019 年 12 月 25 日取得〕)。
(5) 厚生労働省ウェブサイト「平成 27 年版　厚生労働白書」.
(6) 国立社会保障・人口問題研究所ウェブサイト「2015 年　社会保障・人口問題基本調査（結婚と出産に関する全国調査）現代日本の結婚と出産―第 15 回出生動向基本調査（独身者調査ならびに夫婦調査）報告書」2017.
(7) 厚生労働省ウェブサイト「平成 30 年　国民生活基礎調査の概況」.
(8) 厚生労働統計協会編『国民の福祉と介護の動向（2019/2020）』厚生労働統計協会，2019，p.61，pp.84-85.
(9) 内閣府男女共同参画局ウェブサイト「男女共同参画白書　平成 30 年版」.
(10) 八重樫牧子『児童館の子育ち・子育て支援―児童館施策の動向と実践評価』相川書房，2012.

2. 子ども家庭福祉とは何か

A. ウェルフェアとしての児童福祉から ウェルビーイングとしての子ども家庭福祉へ

少子高齢社会においては、**ウェルフェア**としての児童福祉から、**ウェルビーイング**としての子ども家庭福祉への転換を進めていくことが重要になってきている[(1)]。従来のウェルフェアとしての児童福祉は、救貧的・慈恵的・恩恵的歴史をもっており、最低生活保障としての事後処理的・補完的・代替的な児童福祉であった。ウェルビーイングとしての新しい子ども家庭福祉は、人権の尊重・自己実現や子どもの権利擁護の視点にたった予防・促進、そして問題の重度化・深刻化を防ぐ支援的な施策や実践を重視しており、子どもや家庭のウェルビーイングを実現するための制度の見直しが行われている[(2)]。

1997（平成9）年の児童福祉法の改正により、子ども家庭福祉のサービスの理念も伝統的な「児童の保護」から「**自立支援**」へと転換された。2003（平成15）年は「子育て支援元年」といわれるように、同年7月に**次世代育成支援対策推進法**と**少子化社会対策基本法**が公布され、子育て支援に関する法律が相次いで成立した。さらに、2012（平成24）年8月には**子ども・子育て支援法**などが公布され、2015（平成27）年度より「子ども・子育て支援新システム」が実施されている。また、2016（平成28）年の児童福祉法の改正により、児童の権利に関する条約にのっとり、すべての子どもが健全に育成されるよう児童福祉法の理念の明確化などが行われた。

ウェルビーイング
well-being
個人の権利や自己実現が保障され、身体的・精神的・社会的に良好な状態にあることを意味する概念である。生活保障や最低限度の生活保障のサービスのみではなく、人間的に豊かな生活の実現を支援し、人権を保障するための多様なサービスにより達成される。
出典）中谷茂一「ウェルビーイング（well-being）」[(6)] p.21.

自立支援
支援対象者への「保護」に留まることなく、支援対象者が経済的、社会的、精神的な自立と、就労面および身辺関連の自立を通して自己の生き方を切り開いていけるようになることを目指す。自立支援は、支援者が自己の潜在的可能性に応じてさまざまな能力を総合的に身につけ、時には他者に頼ることの大切さについても理解した上で自立できるように支援することである。
出典）板倉孝枝「自立支援」[(6)], pp.207–208.

B. 子ども家庭福祉における子どもの捉え方と理念

[1] 法制度に規定されている子ども

子ども家庭福祉においては、「子ども」をどのように捉えておけばよいのだろうか。わが国の児童福祉法においては、「**児童**」は「満18歳に満たない者」（4条）とされており、「児童」をさらに「**乳児**」（満1歳に満たない者）、「**幼児**」（満1歳から小学校就学の始期に達するまでの者）、「**少年**」（小学校就学の始期から満18歳に達するまでの者）に区分している。

母子及び父子並びに寡婦福祉法では20歳に満たない者を「児童」といい、**少年法**では20歳に満たない者を「少年」と規定しており、法律によって子どもの年齢区分や呼称が異なっている（**表1-2-1**）。

表1-2-1　各種法令による子ども・若者の年齢区分

法律の名称	呼称等		年齢区分
児童福祉法	児童		18歳未満の者
		乳児	1歳未満の者
		幼児	1歳から小学校就学の始期に達するまでの者
		少年	小学校就学の始期から18歳に達するまでの者
児童手当法	児童		18歳に達する日以後の最初の3月31日までの間にある者
児童扶養手当法	児童		18歳に達する日以後の最初の3月31日までの間にある者、または20際未満で政令で定める程度の障害の状態にある者
母子及び父子並びに寡婦福祉法	児童		20歳未満の者
児童虐待の防止等に関する法律	児童		18歳未満の者
児童買春、児童ポルノに係る行為等の規制及び処罰並びに児童の保護等に関する法律	児童		18歳未満の者
子ども・子育て支援法	子ども		18歳に達する日以降の最初の3月31日までの間にある者
少年法	少年		20歳未満の者
刑法	刑事責任年齢		満14歳
学校教育法	学齢児童		満6歳に達した日の翌日以後における最初の学年の初めから、満12歳に達した日の属する学年の終わりまでの者
	学齢生徒		小学校又は特別支援学校の小学部の課程を終了した日の翌日後における最初の学校の初めから、満15歳に達した日の属する学年の終わりまでの者
民法	未成年者		20歳未満の者（2022年4月1日から18歳に引き下げられる）
	婚姻適齢		男18歳、女16歳（未成年者は、父母の同意がなくてはならない。）（2022年4月1日から女も18歳に引き上げられる。父母の同意は必要ない。）
労働基準法	年少者		18歳未満の者
	児童		15歳に達した日以後の最初の3月31日が終了するまでの者
青少年の雇用の促進等に関する法律	青少年		35歳未満。ただし、個々の施策・家業の運用状況等に応じて、おおむね「45歳未満」の者についても、その対象とすることは妨げない（法律上の規定はないが、法律に基づき定められた青少年雇用対策基本方針（平成28年1月厚生労働省）において規定）。
未成年者喫煙禁止法	未成年者		20歳未満の者
未成年者飲酒禁止法	未成年者		20歳未満の者

（参考）

児童の権利に関する条約	児童	18歳未満の者

注）内閣府ウェブサイト『平成30年版　子供・若者白書』p.8、参考資料の「各種法令による子ども・若者の年齢区分」の表を一部修正.

[2] 子どもの特性からみた子どもの捉え方と子ども家庭福祉の理念

「子ども」と「成人」を区分する基準は「自立」ができているかいないかということであり、子どもは「保護の必要性」があるとみなされている。そこで、子どもは次の2つの特性をもった存在として捉えることができる[(3)]。

第1の子どもの捉え方は、子どもは未熟な状態で生まれ、それぞれの時期に特有の**発達課題**をもって成長・発達する存在であるということである。したがって、大人は子どもが自立するまで長期間にわたって、子どものニーズを充足させるために保護・養育・教育をすることが必要である。子ども家庭福祉の第1の理念としては、子どもの発達保障が挙げられる。

発達課題
エリクソンは、人間の生涯にわたる発達を8つの段階に区分し、それぞれの時期に解決しなければならない発達課題を明らかにしている。ある発達段階の発達課題が達成されない場合、次の発達課題に取り組むことは難しいとされている。たとえば、乳児期は基本的信頼の獲得が必要であり、その体験がないと不信を体験することになり、自己や他者を信頼することができなくなる。その結果、次の幼児期における自律の獲得も困難にし、人格発達にさまざまな支障をきたすこともある[(7)]。

第2の子どもの捉え方は、子どもは保護・養育・教育される存在ではあるが、大人と同等の権利をもっており、一人の人間として尊重される存在でもあるということである。したがって、子どもの人権を尊重し、子どものウェルビーイング(自立・自己実現)を保障することも必要となる。子ども家庭福祉の第2の理念としては、子どもの権利保障が挙げられる。

(1) 成長・発達する存在としての子ども―子どもの発達保障

子どもは身体的にも精神的にも未熟な状態で生まれるので、まず大人の保護や養育が必要である。しかし、子どもは未熟ではあるが無能なのではない。むしろ、人とのかかわりを積極的に求めようとする主体的な能力を備えている。したがって、子どもの発達を促すためには、大人の側からの働きかけだけでなく、子どもからの主体的、自発的、能動的な働きかけが行われるようにすることが必要である。

また、子どもの発達課題をよりよく達成できるように子どもの発達を保障するということは、子どもが人間としてふさわしい日常生活を送れるよう子どものニーズを充足させるということでもある。マズローは、人間の発達に対するニーズについて**欲求5段階説**を明らかにしている(**図1-2-1**)。

マズローは、人はその人生に計り知れない可能性をもっており、自分についてよく知り、自分の可能性をできるだけ実現しようと試みるこ

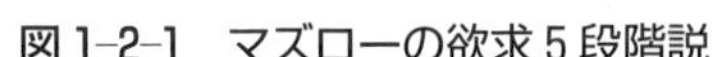
図1-2-1 マズローの欲求5段階説

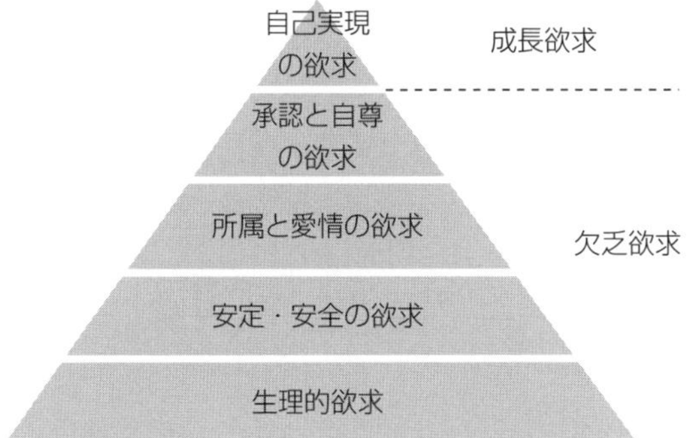

出典)高島重宏・才村純編著『子ども家庭福祉論』建帛社, p.23,1999.

欲求5段階説
「生理的ニーズ」を底辺とした「安定や安全のニーズ」、その上位の「所属と愛情のニーズ」、さらにその上位にある「承認と自尊のニーズ」は、基本的なニーズであり、これらが欠損すると心身の健康を失い、充足することによって発達する動機づけが促されるという。さらに、これらの基本的なニーズが充足されたとしても、人間には自分の可能性を追求し、創造し、学習したいという気持ち、真・善・美等の価値を求める「自己実現のニーズ」があることを示している[(2)]。

とこそ人間の本質であるとしている[4]。したがって、子どもの基本的ニーズを充足するだけではなく、子どもの自己実現のニーズを充足することができるように子ども家庭福祉のサービスを整備していくことが大切になってくる。

(2) 1人の人間として尊重される存在—子どもの権利保障

子どもの発達段階に応じて、子どものニーズを充足させ、子どもの健全な発達を保障していくことが重要であるということは、社会的にも法的にも認識され、成文化されている。ジャン・シャザルは、子どもの権利とは、子どもの基本的ニーズの法的承認にほかならないと述べている[5]。

わが国の児童福祉法に規定された子どもの権利は、大人が子どもの権利を保障するというものであり、子どもみずからが権利を行使するのではなく、子どもは権利の客体として捉えられている。子どもの権利は、「…られる」と表現され、「**受動的権利**」にとどまっている[3]。しかし、今日では、子どもも一人の人間として理解されなければならないということが重視されるようになった。子どもを権利の客体としてばかりでなく、権利を行使する主体として理解するということである。1989(平成元)年に国際連合で採択された**児童の権利に関する条約**では、**意見表明権**(12条)など子どもの主体的、能動的権利を積極的に認めている。したがって、子どもの「受動的権利」とともに「**能動的権利**」を保障していかなければならない。

3つのP
子どもの発達上のニーズに対応するための諸活動。「普及(popularization)」:すべての子どもを愛護し、育成するための思想・理念を図る諸活動、「増進(promotion)」:子どもの心身の健康や発達の増進・促進を図る諸活動、「予防(prevention)」:胎児および子どもの発達上の障害や問題の発生予防に関する諸活動[3]。

3つのS
個々の子どもや関係者の問題や障害などなんらかの発達上のハンディキャップにかかわるニーズに対応するための諸活動。「支援(support)」:子どもの発達上の障害や問題の軽減・除去のための養育支援に関する諸活動、「補完(supplement)」:発達上の障害や問題のある子どもの養育の補完をするための諸活動、「代替(substitute)」:発達上の障害や問題のある子どもの養育の代替を行う諸活動[3]。

C. 子ども家庭福祉の定義

子ども家庭福祉の定義には、子ども家庭福祉の理念(目的)、対象、実施主体、そして子ども家庭福祉活動が規定されている。

網野[3]は、ウェルビーイングとしての子ども家庭福祉の基本理念として、「子どもの人権の尊重と平等な福祉」と「子どもの自己実現のための環境の配慮」という2つの基本理念を明らかにし、子ども家庭福祉を次のように定義している。子ども家庭福祉とは「生存し、発達し、自立しようとする子どもおよびその養育の第一義的責任を有する保護者とその家庭に対し、人間における尊厳性の原則、無差別平等の原則、自己実現の原則を理念として、子どもと家庭のウェルビーイング(健幸)の実現のために、国、地方公共団体、法人、事業体、私人などが行う児童および関係者を対象とする実践および法制度である」。さらに、活動内容を**3つのP**(普及・増進・予防)と、**3つのS**(支援・補完・代替)で示している。

注）

(1) 八重樫牧子「子どもの視点にたった児童家庭福祉―ウェルフェアからウェルビーイングへ」ノートルダム清心女子大学人間生活学科編『ケアを生きる私たち』大学教育出版，2016，pp.108–131.
(2) 高橋重宏「子ども家庭福祉の理念」高橋重宏・山縣文治・才村純編『子ども家庭福祉とソーシャルワーク』第3版，社会福祉基礎シリーズ6，有斐閣，2002，pp.8–9.
(3) 網野武博『児童福祉学―「子ども主体」への学際的アプローチ』中央法規出版，2002.
(4) 安梅勅江「子どもの発達」高橋重宏・才村純編『子ども家庭福祉論』社会福祉選書4，健帛社，1999，p.23.
(5) シャザル，ジャン著／清水慶子・霧生和子訳『子供の権利』白水社，1960，p.16.
(6) 山縣文治・柏女霊峰編『社会福祉用語辞典〔第9版〕』ミネルヴァ書房，2013.
(7) エリクソン，E.H. 著／仁科弥生訳『幼児と社会』みすず書房，1977，pp.317–322.

3. 子どもの権利保障

A. 子どもの権利保障の歴史的変遷

人権は、人間が人間であるという理由だけで保障される権利である。人権は、西欧社会の近代化の中で、大人たちによる闘争を通して勝ち取られたものであるが、子どもの権利は、大人たちによる深い共感と理解、それに基づく思想や実践を通して次第に主張され、育まれたものである(1)。そもそも、**アリエス**が指摘するように、中世社会では大人と異なる子どもの特殊性は意識されておらず、子どもという観念は存在しなかった(2)。しかし、18世紀以降、人権思想を前提として、子どもは子どもであり、大人とは違った存在であるという考え方が次第に広まった(2)。ルソーは「子どもの発見」の書といわれる『エミール』において、子どもの未熟性を可能性として受け止めるとともに、発達段階に応じた教育の必要性を説いている(2)。

エレン・ケイの「20世紀は児童の世紀」の言葉に象徴されるように、20世紀になってから、子どもの権利は急速に社会的に認められた。1909年のアメリカの第1回**児童福祉白亜館会議**の開催、1922年のドイツのワイマール憲法の下での「児童法」の制定、同年のイギリスでの児童救済基金団体による「世界児童憲章草案」の提示、そして1924年の国際連盟に

アリエス
Ariès, Philippe
1914～1984
『<子供>の誕生―アンシァン・レジーム期の子供と家族生活』（杉山光信・杉山恵美子訳，みすず書房，1980）.

児童福祉白亜館会議
エレン・ケイに触発されて、ルーズベルト大統領によって開催され、「家庭は文明の最高の創造物」とし、子どもにとっての家庭の大切さが強調された。
出典）山縣文治「白亜館会議」(8)，p.310.

よる「**児童の権利に関するジュネーブ宣言**」の採択などが続いた[1]。

わが国においては、第二次世界大戦後、憲法の基本理念に基づいて、1947（昭和22）年に児童福祉法が定められ、児童福祉の原理が明記された。さらに、1951（昭和26）年に**児童憲章**が定められた。1948（昭和22）年には国際連合によって**世界人権宣言**が採択され1959（昭和34）年には子どもを対象とした**児童権利宣言**も採択された。世界人権宣言や児童権利宣言を法的拘束力のあるものにするために、1966（昭和41）年には**国際人権規約**が、そして1989（平成元）年には**児童の権利に関する条約**が採択された。日本は1994（平成6）年に批准した。また、2016（平成28）年の児童福祉法の改正により、1条に「児童の権利に関する条約の精神にのっとり、すべての子どもの権利が保障される」という児童福祉の原理が明記された。

児童の権利に関するジュネーブ宣言
児童の権利が国際規模で考えられた最初のものである。児童の最善の利益を強調している。
出典）柏女霊峰「ジュネーブ宣言」[8]，p.183.

児童憲章
5月5日の「子どもの日」に児童憲章制定会議が制定・宣言した。全文と3条の総則、本文12条からなる。
出典）柏女霊峰「児童憲章」[8]，p.138.

世界人権宣言
「すべての人間は，生まれながらにして自由であり、かつ、尊厳と権利とについて平等である」として「自由権」や「社会権」を規定している。
出典）植田彌生「世界人権宣言」[8]，pp.241-242.

児童権利宣言
ジュネーブ宣言を引き継ぐ世界的宣言。特に「児童の最善の利益」が全体を貫く原則として協調されている。
出典）柏女霊峰「児童の権利宣言」[8]，p.142.

国際人権規約
「経済的、社会的及び文化的権利に関する国際規約」（社会権規約、A規約）、及び「市民的及び政治的権利に関する国際規約」（自由権規約、B規約）ならびに後者の「選択議定書」からなる条約の総称。
出典）芦田一志「国際人権規約」[8]，p.98.

B. 子どもの権利とは何か

森田[3]は、基本的人権とは「それがなければ生きられないもの」であり、衣・食・住の基本的人権とならんで、人間が尊厳をもって生きるためになくてはならない「安心して」「自信をもって」「自由に」生きるという大切な人権があると述べている。子どもにとって、この安心・自信・自由の権利は、特別に大切な権利である。森田[3]は、なぜこの3つの権利が基本的人権なのかを理解するために、その権利が奪われるとどうなるか考え

図1-3-1　エンパワメント

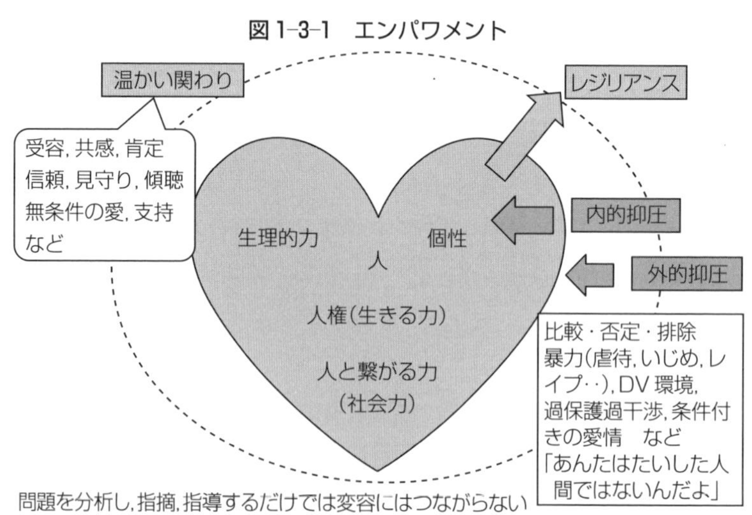

出典）森田ゆり「Diversity Now! 多様性の今（16）エンパワメントとレジリアンス」解放出版社『部落解放』2018年11月号，一部修正.

ると理解しやすいとして、暴力行為を受けた被害者に共通する心理を例に挙げて説明している。

被害者は、暴力を受けることによって「恐怖と不安」を抱き、「無気力」に陥り、「行動の選択肢が何もない」と思い込むようになる。「恐怖と不安」は「安心」でない状態であり、「無気力」とは「自信」がない状態であり、「選択肢がない」とは「自由」がないことである(3)。虐待という暴力を受けた子どもはこのような心理に追い込まれ、人間としての尊厳を失い、人間らしく生きる力を失ってしまってしまう。人権とは、**図1-3-1**に示すように「人の生きる力」である(4)。暴力による人権侵害に対しては、権利意識を活性化すること、すなわち**エンパワメント**することが必要である(3)。

C. 児童の権利に関する条約

児童の権利に関する条約を最初に草案したのは、子どもの権利に先駆的な思想をもち、第二次世界大戦下ユダヤ人収容所で子どもたちと死をともにした**コルチャック**の故国ポーランドである(1)。したがって、この条約には彼の実践が大きく影響を与えている。

「条約」は、前文、本文54か条および末文から構成されている。前文では原則が示され、本文1条から41条では子どもの権利が具体的に規定されている。**子どもの権利**は、「生きる権利」「育つ権利」「守られる権利」「参加する権利」の4つに大別される。42条から45条では普及、実施にかかわる手続き、46条から54条では署名、批准などにかかわる手続きが規定されている。この条約は、先に述べた受動的権利をすべての国々の児童に保障されるようにあらためて確認しただけではなく、能動的権利を初めて明文化したことに重要な意義がある。

特に能動的権利の特徴を端的に表しているのは、12条の「**意見を表明する権利**」である。子どもの最善の利益を、子ども自身が自ら判断するとともに、自己にかかわる決定に自ら参加することによってその判断能力を形成していくためにも、この「意見を表明する権利」は重要な意味をもっている。「意見を表明する権利」が十分保障され、その意見が尊重されることによって、はじめて「**児童の最善の利益**」が真に達成される(5)。

エンパワメント
エンパワメントとは、私たち一人ひとりが誰でも潜在的にもっているパワーや個性をふたたび生き生きと息吹かせることである。あるがままをまず受容し、内在する資源に働きかけることである。権利意識とは自分を大切にする心のことであり、セルフエスティーム（自己尊重）と呼ぶものであるが、エンパワメントとは、この権利意識を核とする肯定的パワー（知識、技術、共感、連帯、信頼、愛など）をもって外的抑圧と内的抑圧の両方を取り除いていくこと、人々の心を深く浸食している無力感と闘うことともいえる(3)。

コルチャック
Korczak, Janusz
1878～1942
ポーランド生まれのユダヤ人。第一次世界大戦後、戦災孤児を収容するために、「ナシュ・ドム」（ぼくらの家）という孤児院を設立した。そこで子どもの自主性を重んじ、彼らに自治権を与え、「子ども議会」「子ども法典」「子ども裁判」などを試みた。1942年、ナチスによるユダヤ人迫害により、子どもたちとともにトレブリンカ収容所に送られた。世界的教育者の助命嘆願が各国から殺到したためナチスも解放を決意したが、コルチャックは断固拒否し子どもたちとともに手をとってガス室に消えていったという。
出典）栗山直子「コルチャック」(8), pp.110–111.

D. 子どもの権利と親権

[1] 子どもの養育の権利と義務—「子どもの権利」(子権) の尊重

網野[1]や柏女[5]は、今日、子育てを親が一手に担うことによって強まる親の権利（**親権**）と、子どもが生存し発達しようとする権利（子権）の対立が生じた場合、公権がこれにどのように介入し、調整していくかということが重要な課題になってきていると指摘している。しかし、わが国の法制度は、親権の伝統的な強さともあいまって、国（行政・司法）、親、子の三者関係が欧米諸国に比してあいまいであり、「公権」が「親権」や「私権」に対して「子権」確保のために介入する思想や手段が限定的である[5]。親が子どもの権利を侵害し、親権と子権が対立する児童虐待に関しては、親権・子権・公権を調整する効果的なシステム構築が緊急の課題となっているが、児童の権利に関する条約は、その思想と手段を考えていく上で多くの示唆を与えてくれる。

児童の権利に関する条約の18条1項は、子どもの養育責任に関する最も重要な規定である。ここには、①「児童の養育及び発達について父母が共同の責任を有する」こと、②「児童の養育及び発達について第一義的な責任を有する」ものは「父母又は場合により法定保護者」であること、③これらの養育責任者が常に考慮すべきことは「児童の最善の利益」であることを確認している。そして2項において、国は親がこの養育責任を遂行するにあたり、適当な援助を与え、子どもの養護のための施設、設備、サービスを提供する義務があることを規定している。また、9条1項においては、親の意思に反する分離禁止の原則を明らかにし、次に司法機関が法律や手続きに従って親からの分離が子どもの最善の利益のために必要であると決定した場合は、親からの分離を認めている。さらに19条には、子どもが親などによって、虐待、搾取されている場合、国は子どもを保護するためにすべての適当な立法上、行政上、社会上そして教育上の措置をとることが規定されている[6]。

以上のことから、次の5点が確認できる。①「子どもの最善の利益」すなわち子どもの権利（子権）が最優先されること、②親権は子どもに対しては養育責任の義務として理解され、公権に対しては養育責任の法的権利であること、したがって「子ども最善の利益」に反しない限り、親権が公権より優先されること、③公権は親の義務である養育責任を援助しなければならないこと、④法的に「子どもの最善の利益」に反しているとされた場合には、たとえば親が子どもを虐待している場合には、公権が親権に介入し、子どもを親から分離できること、⑤公権は子どもが不当に取り扱わ

子どもの権利
①生きる権利：すべての子どもの命が守られること、②育つ権利：もって生まれた能力を十分に伸ばして成長できるよう、医療や教育、生活への支援などを受け、友達と遊んだりすること、③守られる権利：暴力や搾取、有害な労働などから守られること、④参加する権利：自由に意見を表したり、団体を作ったりできること[9]。

意見を表明する権利
この条文には、第1に自己の見解をまとめる力のある子どもは、自己に影響を与えるすべての事柄について自由に見解を表明する権利を有すること（意見表明権）、第2に子どもの見解を年齢・成熟に応じて正当に重視すべきこと（子どもの見解の重視）、第3に司法・行政手続きにおいて、子どもに聴聞の機会が与えられなければならないこと（聴聞の保障）、が規定されている[10]。

児童の最善の利益
児童の権利に関する条約の3条に規定されている。児童にかかわるすべての措置をとるにあたっては、公的・私的にかかわらず、すべての機関は、児童の最善の利益を考慮しなければならない。

れている場合は、子どもを保護するため適当な立法、行政、社会、教育上の措置をとることが必要であるということである[6]。

[2] 親権・子権・公権を調整する子どもの権利擁護システム

今日、子どもの権利は、健やかな成長・発達に係る育成的な側面から、いじめ、体罰、虐待などの権利侵害への対応という側面まで多様な形で権利保障がなされている。また、養育者が子どもの権利の代弁者あるいは権利侵害からの防衛という役割を担いきれないほど、社会構造が複雑多様化してきているので、社会的権利擁護システムの構築が必要になってきた。同時に、養育者が子ども虐待などの子どもの権利侵害を行っている場合にも、積極的介入を行う社会システムが必要になる。これらの社会システムとして児童相談所などの権利擁護システム（内部システム）がある。しかし、内部システムではカバーしきれない問題や、これに対する養育者や保護者の不満について第三者の判断が必要となることがある。そこで、今後、いわゆる外部システムとしての権利擁護システム（「**オンブズパーソン**」組織や権利擁護機関）を構築していかなければならない[7]。

オンブズパーソン
広くは住民の利益を擁護する人の意味であるが、一般には、公的事務や制度に対して、市民的立場で監視し、苦情を申し立てるとともに、必要に応じて、その対応を図る人と解される。わが国には、国の制度としての福祉オンブズパーソン制度はないが、地方自治体や民間社会福祉団体の中にはこのような制度を導入しているところもある。
出典）鵜浦直子「オンブズパーソン」[8]，p.30.

注）

(1) 網野武博『児童福祉学―「子ども主体」への学際的アプローチ』中央法規出版，2002.
(2) 濱川今日子「子ども観の変容と児童権利条約」国立国会図書館調査及び立法考査局『青少年をめぐる諸問題―総合調査報告書』2009，pp.66-76.
(3) 森田ゆり『エンパワメントと人権―こころの力のみなもとへ』解放出版社，1998，pp.26-27.
(4) 森田ゆり『新・子ども虐待―生きる力が侵されるとき』岩波ブックレット，2004，p.23.
(5) 柏女霊峰『現代児童福祉論』第5版，誠信書房，2018，p.47，pp.64-77.
(6) 八重樫牧子「子どもの視点にたった児童家庭福祉―ウェルフェアからウェルビーイングへ」ノートルダム清心女子大学人間生活学科編『ケアを生きる私たち』大学教育出版，2016，pp.108-131.
(7) 古川孝順編『子どもの権利と情報公開』ミネルヴァ書房、pp.33-39，2000.
(8) 山縣文治・柏女霊峰編『社会福祉用語辞典』第9版，ミネルヴァ書房，2013.
(9) 日本ユニセフ協会ウェブサイト「子どもの権利条約」.
(10) 永井憲一・寺脇隆夫編『解説・子どもの権利条約』日本評論社，1990，p.72.

4. 子ども家庭福祉の発展過程

A. 欧米の子ども家庭福祉の歴史

[1] イギリス

(1) 第二次世界大戦までの児童処遇・福祉

子どもを社会が保護しなければならないという考え方は、近代になってから登場したものである。中世封建社会においては、孤児・棄児・私生児たちは共同体、僧院、救貧院、救治院などで養育されたほか、里子や徒弟に出されたりした(1)。1601 年に、生産手段を失った大量の貧民への施策の1つとして**救貧法**(エリザベス救貧法)が成立したときも、子どもは徒弟として労働を強制される対象であった。貧民を労働させる労役場を制度化した労役場テスト法(1722 年)の下では、孤児や貧窮児童が労役場に収容され、厳しい規律管理のなかで労働させられた。

しかし次第に、子どもに対するまなざしの変化が、子どもを保護する施策のなかに見られるようになる。18 世紀後半になり、産業革命が進展してくると、工場の低賃金労働者として児童労働の需要が高まり、それと同時に子どもの劣悪な労働環境が問題となった。こうした子どもを保護するために制定されたのが、**工場法**であった。1833 年法では、児童の労働時間の制限、幼年者の雇用禁止、児童教育の義務などが定められた。1834 年に制定された「**新救貧法**」は貧民に対して厳しい内容であったが、救貧院においては子どもを成人の収容者から分離し、道徳的・職業的訓練を施すようになった(2)。また次第に、保護が必要で「イノセント」な存在としての子ども観が広がったことを背景に、虐待が新たな問題領域として「発見」され、1889 年の**児童虐待防止法**につながった(3)。民間では、**バーナード・ホーム**(1870 年開設)に代表される児童ケア施設が数多く設立され、孤児の収容保護、授産、里親委託、海外移住などが行われた(3)。

1908 年には児童保護、児童虐待防止、非行少年の処遇などに関する内容を統合した**児童法**が成立し、**児童憲章**と呼ばれるようになった。こうした子ども観の変容は、第一次世界大戦への反省から、イギリスの児童救済基金団体によって発表された世界児童憲章草案(1922 年)にも反映されている(1)。この内容は、1924 年に国際連盟によって採択された「**児童の権利に関するジュネーブ宣言**」に引き継がれた。

救貧法(1601 年)
教区の責任において、①労働可能な貧民には労働を強制し、②労働不能者は救済し、③子どもは徒弟に出す、ことが規定された。徒弟年齢に達する前の乳幼児は、大人と一緒に救貧院に収容された。

徒弟
一定期間親方のところに住み込み、仕事の見習いをする若者のこと。

労役場
workhouse
労働能力のある貧民を収容し、救済するための施設。そこでの労働と生活は悲惨を極め、収容された乳幼児の死亡率も高かった。

工場法
工場法は複数あり、最初のものは 1802 年に制定されたが、あまり効力をもたなかった。1819 年の紡績工場法の制定には、児童保護を訴えたロバート・オーウェンの活動も影響を与えた。

新救貧法(1834 年)
新救貧法は、従来の惰民観を保ち、①救貧行政の全国的な統一、②院外救済の拒否と労役場制度への復帰、③劣等処遇の原則を特徴とした。

バーナード・ホーム
トーマス・バーナードによって設立された孤児院。小舎制の採用や里子委託などを行い、石井十次に影響を与えた。

児童の権利に関するジュネーブ宣言(1924 年)
5 か条からなり、前文で「人類は子どもに対して最善のものを与えるべき義務を負う」と宣言した。

(2) 第二次世界大戦後の児童福祉

第二次世界大戦勃発後の1942年には、社会保障制度を構想した**ベヴァリッジ報告**が出され、社会問題への対応として家族（児童）手当、国民保健サービス、完全雇用政策を提言した。このうち家族手当法は1945年に制定され、多子家庭に手当が支給された。

児童虐待への対策に関しては、里子が里親による虐待で死亡した**デニス・オニール事件**をきっかけに、行政責任機構の不備やスタッフの専門性の低さが問題となった。検証にあたったカーティス委員会の勧告を受けて成立した1948年**児童法**では、児童福祉に関する単一の児童局の設置や、児童福祉の有資格者の導入が行われるとともに、施設入所よりも里親による養育を優先することになった。1951年には、WHOの委託を受けた精神科医ボウルビィが、**ホスピタリズム**研究において施設養育の欠陥と、母子関係の重要性を強調し、家庭的養育を重視する方向性に影響を与えた。1987年のクリーブランド事件では児童保護行政の介入に批判が高まり、それを受けた1989年児童法では「子どもの福祉を最大に考慮すること」を求めたほか、「親の責務」という概念を導入し、家族による養育を促進した(3)。

子どもの貧困に関しては、1970年代以降の雇用の悪化や家族形態の多様化、社会保障給付の抑制などで状況の悪化が続いていたが、1997年に始まった労働党のブレア政権が、子どもの貧困撲滅を宣言し、対策を実施した。親の就労支援や、貧困の連鎖を断つことを目的とした、貧困地域の就学前児童に対する「シュア・スタート地域プログラム」が展開され、2005年以降「**チルドレンズ・センター**」の実施するプログラムへ再編されている。2010年には、政府に子どもの貧困対策への取組みを義務づける子どもの貧困法（Child Poverty Act）が成立した(4)。

[2] アメリカ

アメリカでは、1909年に当時のルーズヴェルト大統領によって、要救護児童に関する会議が開催された。これは**第1回児童福祉白亜館会議**（「児童と青年のためのホワイトハウス会議」）と呼ばれ、「家庭生活は文明の最高にして最もすばらしい産物である。児童は緊急かつやむを得ない事由のある場合を除いて、それをはく奪されるべきではない」という勧告を行い、アメリカの児童福祉における家庭中心主義の基礎となった。その後、1929年の世界恐慌とそれに続く長期不況を背景に、それまでの州ごとの救貧法による制限的な救済では間に合わなくなったことから、**社会保障法**（1935年）が成立する。アメリカの児童福祉は、この社会保障法に

ベヴァリッジ報告（1942年）
正式名称は「社会保険および関連サービス」（Social Insurance and Allied Services）。①貧困、②疾病、③無知、④不潔、⑤怠惰を5つの悪とし、社会保険制度で貧困問題に対応し、それが不可能な場合に公的扶助制度を用意することを提言した。児童手当提言の背景には、出生率低下への危機感も見られる。ベヴァリッジ報告の内容は戦後に法制化され、「ゆりかごから墓場まで」と呼ばれるイギリス社会保障制度の基礎となった。

デニス・オニール事件
両親の虐待によりいったん当局に保護され、里親に引き取られた13歳のデニス・オニールが、1945年1月に里親による虐待で死亡した事件。

ホスピタリズム（施設病）
施設などの乳幼児にみられた発達の遅れや情緒的な障害を指す。ボウルビィが戦後に施設における乳児の発達の遅れを「母性剥奪」と結びつけたことが有名。日本では三歳児神話の根拠にもなった。

クリーブランド事件
1987年、クリーブランドの総合病院で100人を超える子どもが性的虐待と診断され、当局に保護された事件。国内の注目を集め、家族分離の措置に関わった小児科医とソーシャルワーカーに対して批判が寄せられた。

よって初めて国レベルの政策課題となり、基本的な枠組みを与えられた[1]。

社会保障法で制度化された「要扶養児童扶助」(ADC)(1962年から「要扶養児童家庭扶助」〔AFDC〕)は、60年のあいだ、主に貧困母子世帯に対する扶助制度として機能した。しかし、1996年に廃止され、「個人責任および就労機会調整法」の中に設けられた「貧困家庭一時扶助」(TANF)へ再編された。受給者には就労要件や受給期間の制限が課され、締め付けが強くなる傾向にある。そのほか、貧困の世代間連鎖を断ち切ることを目的に、貧困世帯の子どもを対象とした**ヘッドスタート事業**が1965年から全国で展開されている[5]。

また、1960年代から児童虐待が社会問題として意識されるようになり、1974年に「児童虐待の防止及び対処措置法」が制定された。この法律は、その後の幾度にもわたる改正を経ながら、アメリカの連邦レベルにおける児童虐待対策の基本的枠組みとなっている[6]。

チルドレンズ・センター
就学前の子どもに対して総合的な乳幼児サービスを実施する場所。乳幼児向けサービスには、幼児教育、保育、社会サービス、保健医療サービス、親に対する就労訓練や情報提供・助言が含まれる。

社会保障法(1935年)
社会保障法は、老齢年金保険と失業保険からなる社会保険制度、老齢者・視覚障害者・要扶養児童などに対する公的扶助、母子保健サービス・肢体不自由児サービス・児童福祉サービスなどからなる社会福祉サービスの3部門から構成された。

ヘッドスタート事業
貧困線以下の世帯の未就学児と親を対象にした事業。教育プログラム、保健プログラム、親の関与を促進するプログラム、ソーシャルサービスの4つを柱とした包括的なプログラムが提供される。

B. 日本の子ども家庭福祉の歴史

[1] 明治・大正期の児童保護

(1) 恤救規則

明治維新以降、日本近代における子どもへの施策は、堕胎、人身売買、棄児、貧窮児などへの対策からはじまった[1]。1874(明治7)年には**恤救**(じゅっきゅう)**規則**が制定され、「独身」で働けない極貧の高齢者や廃疾者・疾病者と並び、13歳以下の「独身」で極貧の児童にも米代が支給されることになった。しかし、これらの施策は、明治政府が近代国家としての体裁を整え、中央集権的な制度を再編する必要性から導入されたもので、実質的な救済よりは制度の整備に意義があったといわれる。恤救規則は、貧民の救済が本来は「人民相互の情誼(じょうぎ)」で行われるべきであるという前提をもち、制度適用の範囲を、自分で生きていくことのできない「無告の窮民」(苦しさを訴える先がない困窮者)に限定する最小限なものであったと同時に、その救済の水準も非常に低く、実効性の面では不十分なものであった[8]。

(2) 民間の事業

こうした公的な救済制度の不備を背景に、子どもに対する支援は民間の慈善団体などによって担われることになった。孤児や棄児のための施設としては、カトリック系では修道女ラクロットらによる仁慈堂(1872〔明治5〕年、横浜)、宣教師ド・ロや岩永マキらによる浦上養育院(1874〔明治7〕年、長崎)、プロテスタント系では**石井十次**による**岡山孤児院**(1887〔明治20〕年)、仏教徒の慈善団体による福田会育児院(1879〔明治12〕

独身
ここでいう独身とは、戸籍上の家を同じくする家族がいないことを指す。家族がいれば救助の対象にはならない。ただし、その家族が70歳以上か15歳以下で病気または老衰している場合は、例外とされている[7]。

年、東京）など、その多くが明治期前半に設立された。

非行少年への対応に関しては、池上雪枝が1884（明治17）年に神道祈祷所に不良児を収容保護しているが、組織的な感化教育は、高瀬真卿による私立予備感化院の設立（1885〔明治18〕年）が始まりとされる(9)。**留岡幸助**は、不良少年の教育施設として**家庭学校**（1899〔明治32〕年）を設立した。

保育事業では**野口幽香**が、貧困家庭の子どもを対象とした**二葉幼稚園**（1900〔明治33〕年）を設立した。障害児の分野では、1878（明治11）年に**京都府立盲唖院**が開設され、視聴覚障害児教育の先駆となった。**石井亮一**は、知的障害児施設の**滝乃川学園**を設立した。また、整形外科医の**高木憲次**は、1916（大正5）年より肢体不自由児診療を行い、1932（昭和7）年に肢体不自由児の**光明学園**を設立した。

(3) 貧児・非行児に対する施策

1872（明治5）年には**学制**が公布され、近代的教育制度が始まった。背景には、近代化を急ぐ明治政府の殖産興業、富国強兵策がある。労働力と兵力の確保および資質の向上のために、公教育制度の整備が行われた。他方で、明治20～30年代の日本では、産業構造の転換によって都市下層社会が形成されていた。1886（明治19）年の**学校令**では、貧困家庭の児童に就学を猶予する規定があり、こうした世帯の子どもは教育を受ける機会を奪われていたといえる。さらに、不良少年や犯罪少年の増加が社会の関心を集めるようになり、それに対応した**感化法**が1900（明治33）年に成立した(1)。

1922（大正11）年には、**少年法**、ならびに**矯正院法**が成立する。少年法では18歳未満の犯罪少年、虞犯少年を対象とした保護処分と刑事処分が定められ、保護処分のための少年審判所と少年保護司が置かれた。また矯正院法で矯正院が設置された。

さらに、12歳未満の入職を禁止し、女性や15歳未満児童の労働時間を最長12時間に制限する**工場法**が1911（明治44）年に成立、1916（大正5）年に施行された。子どもや女性の保護に対する社会の関心を反映したものといえるが､資本家の激しい反対にあって不十分な内容に終わった(1)。

[2] 昭和初期・戦時体制における児童保護

(1) 救護法

1920年代後半の日本社会では、慢性不況および独占資本の確立によって、労働者や農業者などは経済的に逼迫し、社会不安が増大していた。そこで恤救規則の改正機運が盛り上がり、恤救規則に代わる**救護法**が1929

学制（1872年）
日本最初の近代学校制度に関する基本法令。全国を大学区、中学区、小学区に区分し、学区制によって小学校、中学校、大学校を設置することとしている。1879（明治12）年9月、教育令の公布とともに廃止された。

学校令（1886年）
1886年に公布された帝国大学令、師範学校令、小学校令、中学校令、諸学校通則の5単行勅令を指す。

感化法（1900年）
感化法は治安的性格が強いものだったとはいえ、その成立の背景には、不良少年の処遇について、懲罰から矯正へという社会の考え方の変化が見られる。感化法では、道府県に感化院を設置し、「満8歳以上16歳未満で親権を行う者や後見人がおらず、遊蕩や乞丐（こつがい＝乞食）をしたり悪交がある者」「懲治場留置の判決をうけた幼者」「裁判所の許可を経て懲戒場に入るべき者」を感化院に入院させ、刑罰ではなく、感化教育を行うものとした。

救護法（1929年）
施行は1930（昭和5）年からの予定であったが、財政的事情により1932（昭和7）年まで持ち越された。

（昭和 4）年に成立する。救護法は、恤救規則の慈恵的な性格を排し、救済の責任が国にあるとする公的扶助義務を明確にしたが、救済対象は、「65 歳以上の老衰者」「13 歳以下の幼者」「妊産婦」「不具廃疾、疾病、傷痍その他精神又は身体の障害により労務を行うに故障ある者」とされ、労働能力のある貧民を排除する制限扶助主義を残していた(10)。さらに、要救護者は「法の反射的利益」として保護を受けるに過ぎないとされて救済権はなく、また扶助の受給をもって選挙権をはく奪された。児童においては、救済対象が恤救規則と同様に 13 歳以下とされたが、家族制度の美風維持と濫救防止を理由に、扶養義務者がいるときは扶養が履行されなくても救済が受けられないなど、依然として制限的なものであった(11)。

法の反射的利益
公益目的実現のために、法が国や個人の行為を規制している結果として、間接的にもたらされる利益。権利として主張できず、利益の侵害があっても法の保護は受けられない。

救済権
権利が侵害された場合に、その救済を求める権利。

選挙権
日本では 1890 年以来、納税額によって選挙権を認める制限選挙制であったが、1925（大正 14）年に男子普通選挙制になった。女性の選挙権が認められたのは 1945（昭和 20）年である。

家族制度
1898（明治 31）年に民法が制定され、士族の家族制度をモデルとしつつ、近代的な特徴も融合させた「家」制度が整備された。家制度における家は国家の一単位であり、その家を家父長である戸主が代表する。戸主は家族員の扶養の義務を負う一方、家族員は戸主の統率下に置かれた。

(2) 少年教護法と児童虐待防止法

1933（昭和 8）年に、感化法を大幅に改正した**少年教護法**が成立した。少年教護法は、対象を「14 歳未満で不良行為をなし、又は不良行為をする虞ある者」とし、少年教護院を道府県の義務設置とするとともに、国も国立教護院を設置することができること、また教護院内に少年鑑別機関の設置を可能とし、道府県に少年教護委員を置くことを定めた。

同年、**児童虐待防止法**（1933 年）も成立し、14 歳未満の児童に対して、保護者が虐待したり、著しく監護を怠った場合の処分を定め、また身体障害をもつ子どもを観覧に供したり、乞食をさせるなどの行為を禁止および防止することを課題とした。その背景には、恐慌による食糧不足、身売り、心中、子殺しの頻発や、雇用主からの虐待行為などがあった(1)。なお、少年教護法および児童虐待防止法は、戦後に成立する児童福祉法（1947〔昭和 22〕年）に吸収され、廃止された。

(3) 戦時期の児童・母子への施策

1937（昭和 12）年には**母子保護法**が制定された。母子保護法は、13 歳以下の子どもを養育する母（または祖母）が、貧困のため生活や養育が困難である場合に、扶助を行うというものである。法制定のために、母性保護連盟を中心とした婦人運動も展開された。制定の直接的な契機は当時頻発していた母子心中であったが、「第二の国民」の健全育成という視点も含んでいた。

これに見られるように、この時期は社会が戦時色を強めるなか人口政策が重要課題となり、早婚や多子出産が奨励されるようになる。児童施策については、それまでの一部の子どもを対象にした「児童保護」にかわって、広く子ども全般を対象にした「児童愛護」「児童福祉」という用語が使われるようになったが、その中心に置かれたのは次世代再生産に直結する妊産婦および乳幼児愛護であった(12)。1937（昭和 12）年の保健所法の制定により、国民保健指導網の中枢機関とされた保健所が全国に展開され、妊産婦・乳幼児の衛生などを担当することになった。1938（昭和13）年には「国民体力の向上」「国民福祉の増進」を掲げた**厚生省**が発足し、社会局に児童課が設置されたほか、体力局では妊産婦・乳幼児・児童の衛生を管轄した(13)。一方で、**国民優生法**（1940〔昭和15〕年）においては、優生学的な思想から、障害者の強制断種なども規定された。

[3] 戦後の子ども家庭福祉

(1) 児童福祉法

戦時中に後退した児童保護は、第二次世界大戦後の社会的混乱のなかで、戦災孤児・浮浪児を対象に再出発することになる。1945（昭和20）年9月には「戦災孤児等保護対策要綱」、12月には「戦災・引揚孤児援護要綱」が決定され、1946（昭和21）年には社会局長から「浮浪児その他児童保護等の応急措置実施に関する件」が地方長官に通達された(12)。

1947（昭和22）年には、妊産婦・乳幼児の保健、要保護児童の保護とともに、児童の健全育成などを盛り込んだ**児童福祉法**が制定された。戦前に制定された児童虐待防止法、少年教護法は児童福祉法に包摂されたが、児童の定義はこれらの法律が対象としていた13歳以下ではなく「18歳未満」となった。**児童福祉司・児童委員・児童相談所**が新設され、要保護児童の保護のほか、妊産婦・乳幼児保健、母子手帳整備、また児童福祉施設として、**助産施設、乳児院、母子寮**（現：母子生活支援施設）、**保育所、児童厚生施設、養護施設**（現：児童養護施設）、**精神薄弱児施設**（知的障害児施設を経て、現：障害児入所施設）、**療育施設**（現：障害児入所施設）および**教護院**（現：児童自立支援施設）が規定された。1948（昭和23）年には**児童福祉施設最低基準**が公布された。

児童福祉法は、児童育成の公的責任を明記したほか、法の適用対象を児童全般とし、法律の名称も「児童保護」ではなく「児童福祉」であるなど、「ウェルフェア」だけでなく、子どもの福祉を積極的に助長するという「ウェルビーイング」としての性格をもつ(14)。ただ、当初は要保護児童への対応に重点が置かれ、一般児童への施策の拡大は1950年代の後半になってからであった(15)。また、戦災孤児や浮浪児への対応も、十分な成果をあげることはできず、1951（昭和26）年には**児童憲章**が制定されたものの、国民の児童福祉に対する理解はあまり進まなかった(1)。

1948（昭和23）年には、戦前の少年法、矯正院法が改正されて、**少年法、少年院法**が制定され、20歳未満の少年非行には、審判による保護処分を優先することになった(9)。

国民優生法（1940年）
ドイツの断種法をモデルにした法律で、障害者の強制断種などを定めた。強制断種の思想は戦後、優生保護法（1948〔昭和23〕年）に引き継がれた。優生思想的な条項は1996（平成8）年に削除され、名称も母体保護法に変更された。

優生学
eugenics
1883年、英国のF.ゴールトンが提唱した学問。人類の遺伝的構成の改善を目指して、劣悪な遺伝形質を淘汰し、優良な遺伝形質を保存・増加させようとするもので、19世紀末以降多くの国で流行した。

児童福祉法（1947年）
児童福祉法は、生活保護法（旧法1946〔昭和21〕年、新法1950〔昭和25〕年）、身体障害者福祉法（1949〔昭和24〕年）とともに「福祉三法体制」の一画をなした。

療育施設
盲児施設、ろうあ児施設、虚弱児施設、肢体不自由児施設が含まれていたが、前二者が1949（昭和24）年、後二者が1950（昭和25）年に分離独立し、療育施設という名称は児童福祉法からはなくなった(14)。

児童福祉施設最低基準（1948年）
児童福祉施設が守るべき水準について、児童福祉法45条の規定に基づき定められた。現在は「児童福祉施設の設備及び運営に関する基準」と名称変更されている。

児童憲章（1951 年）
1951 年 5 月 5 日に制定された児童のための憲章。児童の基本的人権を尊重し、その幸福をはかるために大人の守るべき事項を制定した道徳的規範（厚労省児童局長通知児発第二九六号）である。

母子福祉法（1964 年）
1981（昭和 56）年に「母子及び寡婦福祉法」、2014（平成 26）年に「母子及び父子並びに寡婦福祉法」と改称された。母子福祉法は、福祉三法（生活保護法・児童福祉法・身体障害者福祉法）および精神薄弱者福祉法（現：知的障害者福祉法）・老人福祉法（1963 年）と合わせて、福祉六法と呼ばれる。

重度精神薄弱児扶養手当法（1964 年）
1966（昭和 41）年に「特別児童扶養手当法」、1974（昭和 49）年に「特別児童扶養手当等の支給に関する法律」と改称された。

日本型福祉社会論
家族を、高齢者や子どものケア機能を担う主体として想定し、公的社会保障を補完的に位置付けようとする議論。西欧福祉国家のありかたを否定し、家族・地域・企業等による自助・互助を日本的な美徳として称揚した。

ベビーホテル
認可外保育施設の 1 つ。当時は法的規制が不十分であったことから乳幼児の死亡事故が多発し、社会問題化した。

(2) 1950 年代～ 80 年代

その後日本社会は、朝鮮戦争による特需を経て高度経済成長期を迎え、経済的には回復に向かった。その一方で、急速な都市化による生活様式の変化、地域社会の弱体化、能力主義などが、子どもの育つ環境に新たな課題を生むことになり、青少年問題に対する関心が高まるようになった。

児童福祉分野では、**児童扶養手当法**（1961〔昭和 36〕年)、**母子福祉法**（1964〔昭和 39〕年）、児童福祉法から独立して制定された**母子保健法**（1965〔昭和 40〕年)、**児童手当法**（1971〔昭和 46〕年）などの母子福祉政策が進められた。また、障害児（者）に関しては、**精神薄弱者福祉法**（現：知的障害者福祉法、1960〔昭和 35〕年)、**重度精神薄弱児扶養手当法**（現：特別児童扶養手当等の支給に関する法律、1964〔昭和 39〕年）が制定された。

児童福祉施設としては、1961（昭和 36）年に**情緒障害児短期治療施設**（現：児童心理治療施設）が創設され、1967（昭和 42）年に**重症心身障害児施設**（現：障害児入所施設）が児童福祉施設に位置づけられた。

なお、障害児分野においては戦災孤児や知的障害児を収容する**近江学園**（1946〔昭和 21〕年)、重症心身障害児の療育施設である**びわこ学園**（1963〔昭和 38〕年）を建て、「この子らを世の光に」と訴えた**糸賀一雄**の功績が特筆される。

しかしその後、1973（昭和 48）年のオイルショックを契機に景気後退期に入った日本では「**日本型福祉社会論**」が打ち出され、福祉の担い手として家族の責任が強調されるようになる。公的施策の役割は、むしろ家族機能が維持できるよう援助することであるとされ、児童福祉政策は抑制傾向となった。保育所の整備は 1960 ～ 70 年代にかけて進んだものの、保育ニーズの増加・多様化に対応しきれず、「ベビーホテル問題」などを生んだ。

(3) 1990 年代～

平成に入ると「**1.57 ショック**」を契機に少子高齢化が社会の大きな関心事となり、保育などの施策は少子化対策の一部として進められていくことになった。子ども福祉施策は、少子化対策と要保護児童福祉対策とに二分されていく[(16)]。少子化対策については、1994（平成 6）年に策定された「今後の子育て支援のための施策の基本的方向について」（**エンゼルプラン**）が最初の具体的な計画であり、その後 1999（平成 11）年に、エンゼルプランと緊急保育対策等 5 か年事業を見直した「重点的に推進すべき少子化対策の具体的実施計画について」（**新エンゼルプラン**）へ引き継がれた。2003（平成 15）年には**次世代育成支援対策推進法**と**少子化社会対策**

基本法が制定された。要保護児童福祉に関しては、「児童の権利に関する条約（子どもの権利条約）」の批准（1994〔平成6〕年）により子どもの権利への注目が高まり、**児童虐待防止法**（2000〔平成12〕年）等の法制化につながった。なお、この条約では、第3条に「児童に関するすべての措置をとるに当たっては、公的若しくは私的な社会福祉施設、裁判所、行政当局又は立法機関のいずれによって行われるものであっても、児童の最善の利益が主として考慮されるものとする」という条項があり、後の児童福祉法理念改定に結びつく。

1997（平成9）年には児童福祉法の大幅改正が行われ、保育所が措置制度から選択利用制へ移行した。この改正では、児童福祉施設の名称も変更され、養護施設が**児童養護施設**、母子寮が**母子生活支援施設**、教護院が**児童自立支援施設**となった。また、虚弱児施設が児童養護施設に統合され、児童福祉施設として**児童家庭支援センター**が創設された。さらに、2004（平成16）年改正では市町村の役割強化等が行われ、2008（平成20）年の改正では子育て支援事業が法律上位置づけられた。2012（平成24）年の改正では、障害種別に分かれていた障害児の入所施設が、障害児入所施設（医療型・福祉型）に一元化された。2016（平成28）年の改正では、児童福祉法の理念が70年ぶりに改定され、児童の「**最善の利益の優先**」が盛り込まれた。各施策の詳細については、次章以降の各論を参照されたい。

1.57ショック
1989（平成元）年の合計特殊出生率が1.57となり、戦後の最低記録を更新したことに対する衝撃を表したもの。それまでは1966（昭和41）年の1.58が最低値で、「ひのえうま」という特殊要因によるものだった。

注）

(1) 古川孝順『子どもの権利：イギリス・アメリカ・日本の福祉政策史から』有斐閣，1982，pp.17-25，84-86，145-160，211-280.
(2) 桑原洋子『英国児童福祉制度史研究』法律文化社，1989，pp.89-92.
(3) 田澤あけみ『20世紀児童福祉の展開』ドメス出版，2006，pp.53-55，265.
(4) 所道彦「イギリス」埋橋孝文・矢野裕俊編『子どもの貧困／不利／困難を考えるⅠ』ミネルヴァ書房，2015，pp.192-195.
(5) 室田信一「アメリカ」埋橋孝文・矢野裕俊編『子どもの貧困／不利／困難を考えるⅠ』ミネルヴァ書房，2015，pp.172-173.
(6) 土屋恵司「アメリカ合衆国における児童虐待の防止及び対処措置に関する法律」『外国の立法』219，2004，p.10.
(7) 小川政亮「恤救規則の時代」丸山博ほか編『日本における社会保障制度の歴史』講座社会保障 第3，至誠堂，1959，p.31.
(8) 宇都栄子「恤救規則の成立と意義」右田紀久恵・高澤武司・古川孝順編『社会福祉の歴史（新版）』有斐閣，2004，pp.210-218.
(9) 菊池正治ほか編著『日本社会福祉の歴史』ミネルヴァ書房，2003，p.30，159.
(10) 田多英範「昭和恐慌と社会事業立法」右田紀久恵・高澤武司・古川孝順編『社会福祉の歴史（新版）』有斐閣，2004，pp.259-271.
(11) 小川政亮「健康保険と救護法の時代」丸山博ほか編『日本における社会保障制度の歴史』講座社会保障 第3，至誠堂，1959，pp.68-71.

(12) 吉田久一『新・日本社会事業の歴史』勁草書房，2004，pp.267–294.
(13) 高澤武司「翼賛体制と社会事業の軍事的再編成」右田紀久恵・高澤武司・古川孝順編『社会福祉の歴史（新版）』有斐閣，2004，p.282.
(14) 網野武博「児童福祉法60年の歩み」児童福祉法制定60周年記念全国子ども家庭福祉会議実行委員会編『日本の子ども家庭福祉』明石書店，2007，pp.20–21.
(15) 高澤武司「敗戦と戦後社会福祉の歴史」右田紀久恵・高澤武司・古川孝順編『社会福祉の歴史（新版）』有斐閣，2004，pp.308–309.
(16) 柏女霊峰『子ども家庭福祉・保育の幕開け』誠信書房，2011，pp.23–24.

理解を深めるための参考文献

- **内閣府ウェブサイト「令和元年版　少子化社会対策白書」**

少子化対策の現状や、少子化対策の具体的実施状況についてデータを踏まえて、解説がされている。特に、人口構造の推移や、子どもの出生数・出生率の推移など少子化をめぐる現状や、これまでの少子化対策の展開について理解を深めることができる。

- **厚生労働省ウェブサイト「平成30年版　厚生労働白書　資料編」**

資料編には、制度の概要および基礎集計が掲載されている。厚生労働全般には、人口構造、人口の推移、世帯構成、出生数・出生率など基礎的なデータが掲載されている。また、雇用均等・家庭局には、子ども家庭福祉に関する基礎的な行政データが掲載されているので、子ども家庭福祉制度等の理解を深めることができる（ただし、雇用均等・家庭局は、2017（平成29）年7月11日付けの組織改正により、子ども家庭局となった）。

- **厚生労働統計協会編『国民の福祉と介護の動向(2019/2020)』厚生労働統計協会，2019.**

社会福祉各分野と介護保険の現状と動向を、最新の統計データや多様な関係資料に基づき、わかりやすく説明がされている。子ども家庭福祉の分野については、次世代育成支援対策・少子化対策の展開、子育て支援策、要保護児童対策、ひとり親家庭等支援施策、子どもの貧困対策などについて理解を深めることができる。

- **厚生労働統計協会編『国民衛生の動向（2019/2020）』厚生労働統計協会，2019.**

わが国における最新の衛生の状況や保健医療行政の動向について、最新の統計データや多様な関係資料に基づき、わかりやすく説明がされている。母子保健行政の歩みや、最新の母子保健施策を理解し、今後の施策の課題を理解することができる。

- **網野武博『児童福祉学—「子ども主体」への学際的アプローチ』中央法規出版，2002.**

児童福祉の理念・法制度・臨床・方法などさまざまなレベルから「児童福祉」を検証し、重要な提言を行っている。「受動的権利・能動的権利」や、「3つのPと3つのS」について、詳しく理解することができる。

- **森田ゆり『エンパワメントと人権—こころの力のみなもとへ』解放出版社，1998.**

エンパワメントの意味、子どもの人権、女たちの人権、多文化共生などについて、わかりやすく解説されている。特に人権侵害を回復するアプローチとしてのエンパワメントについて理解を深めることができる。

第2章 子どもの家庭福祉に関する法律

子ども家庭福祉サービスは、児童福祉法をはじめとしてさまざまな法律に基づいて実施されている。本章では、子ども家庭福祉の基本法である児童福祉法を中心に、さまざまな困難や課題を抱える子どもや子育て家庭を対象とした法律、子ども家庭福祉の社会手当に関する法律、そして少子化社会に対応するために推進されている子ども・子育て支援に関連する法律について学ぶ。

1

子ども家庭福祉に関する規定や法律が、どのような社会背景で作られてきたかを整理し、その変化を追うことで、子ども家庭福祉の理念を、より深く理解する。

2

児童福祉法は、戦災孤児の救済を契機に生まれ対象をすべての児童としたが、実際は戦災孤児対策が中心だった。その後、子ども家庭問題の変化、財政の動き、措置から契約への動き、国から都道府県、市町村へという動きに添って児童福祉法は改正を繰り返してきた。本章では、児童福祉法の改正年度とその内容について詳しく学ぶ。

3

特定のニーズを持つ子どもや家庭のためだけでない、すべての児童の最善の利益の優先を掲げた児童福祉法が、今後どのように発進するのか。少子化対策関連法の動きなどと、どう連動していくのかを考察する。

4

子ども家庭福祉に関連する法律はたくさん存在する。それらが、どうつながり、充実した支援に結びついているのか。また改善すべき点は何かを検討する。

1. 子ども家庭福祉に関するわが国の法体系

わが国の子どもおよび家庭の福祉に関する法は、多くの種類があり、そのすべてが、日本国憲法の下に制定（批准）されている。その数は、教育や司法関係など直接社会福祉の法でない関連法規まで合わせると、かなりの数にのぼる。子ども家庭福祉に関する代表的な法を、その性格で分類すると、下記のように分けることができる。

①国際的な取り決め（条約）

子ども家庭福祉の基盤となる理念を定めたもので、批准国はそれを守ることが義務づけられる。その国の最高法規（わが国では日本国憲法）の次に強い拘束力を持つ。

②子ども家庭福祉の基本理念を定めた法律

わが国の子ども家庭福祉の基本法である**児童福祉法**がこれにあたる。

③子ども家庭福祉の特定のニーズ・分野に関して対応を定めた法律

母子保健法、母子及び父子並びに寡婦福祉法、児童虐待の防止等に関する法律、子どもの貧困対策の推進に関する法律が代表的な法律で、このほか、成人も合わせた法としては、障害者総合支援法、発達障害者支援法がある。

④各種手当に関する法律

児童扶養手当法、特別児童扶養手当等の支給に関する法律、児童手当法の3法が中心となる。

⑤少子化対策関連法

少子化社会対策基本法、**次世代育成支援対策推進法、子ども・子育て関連3法**（**子ども・子育て支援法**など）、**育児・介護休業法**などが主な法律である。

⑥その他関連法規

少年法、配偶者からの暴力の防止及び被害者の保護等に関する法律（DV防止法）などがある。

主な法律の内容については次節で述べるが、児童の生活の安定として経済保障を定めた法律が、全体的に多いことが、わが国の子ども家庭関係法規の特徴であろう。子どもの貧困対策の推進に関する法律は比較的新しい法律で、相対的貧困も視野に入れた理念を定めた法律であるが、各種手当法や母子及び父子並びに寡婦福祉法に規定される貸付制度などは、絶対的貧困から子どもを守る具体的な支援を定めた内容となっている。

また、児童福祉法に定められた具体的生活支援内容の多くが、児童福祉施設での生活を基に規定されていることは、まず、第二次世界大戦後の児童福祉法制定時最大の課題が、家庭での養育が困難な子どもを対象に保護するというところから始まったということと無縁ではあるまい。

戦後70年以上経った現在、子ども家庭福祉の問題は多種多様化してきている。社会のニーズと、子ども・家庭のニーズの変容に即した法改正が今後も順次求められよう。以下、主な子ども家庭福祉の法や規定を説明する。

2. 子ども家庭福祉の基本的な法律

A. 児童福祉法の概要

児童福祉法は、わが国の子ども家庭福祉の中心立法で、まず、第1章の総則で、児童福祉の原理、児童育成の責任、すべての児童関係法規の施行において、この原理が尊重されることが述べられている。

児童福祉法は、1947（昭和22）年の制定後、度重なる改正が行われてきたが、冒頭の総則の改正は、長らく見送られてきた。しかし、児童の権利に関する条約の批准後20年以上経つ中で、2016（平成28）年6月に大幅に条文が改正されることになった。改正後の総則は以下のとおりである。

児童福祉法

（児童の福祉を保障するための原理）

第1条　全て児童は、児童の権利に関する条約の精神にのつとり、適切に養育されること、その生活を保障されること、愛され、保護されること、その心身の健やかな成長及び発達並びにその自立が図られることその他の福祉を等しく保障される権利を有する。

（児童育成の責任）

第2条　全て国民は、児童が良好な環境において生まれ、かつ、社会のあらゆる分野において、児童の年齢及び発達の程度に応じて、その意見が尊重され、その最善の利益が優先して考慮され、心身ともに健やかに育成されるよう努めなければならない。

②児童の保護者は、児童を心身ともに健やかに育成することについて第一義的責任を負う。

③国及び地方公共団体は、児童の保護者とともに、児童を心身ともに健やかに育成する責任を負う。

（原理の尊重）

第3条　前2条に規定するところは、児童の福祉を保障するための原理であり、この原理は、すべて児童に関する法令の施行にあたつて、常に尊重されなければならない。

改正前の児童福祉法との違いは、まず、児童の権利に関する条約の内容を具体的に1条に盛り込んだことである。ジュネーブ宣言や権利条約に盛り込まれている「**(児童の) 最善の利益の優先**」が明文化されたのが、もっとも大きな変更点であろう。

さらに、制定時にはなかった保護者の児童育成の責任を明記している点も特徴である。1947（昭和22）年の頃の時代背景としては、すべての児童を対象としながらも、事実上は戦争で被害を受けた子どもなど、要保護児童の保護が法の支援の中心であった。また、戦前は、子どもは親の支配のもとにあるという意識が強く、その親が死亡などを理由に子どもの養育に携われない場合のことを念頭に置いて、養育の責任を、国や地方公共団体も同様に持つことを明らかにすることに、大きな意義があった。この時代、子どもは、保護者の庇護の下に生まれ、育てられることは明白であり、それがかなわない子どもを国や地方公共団体が看るといった意味があった。

そういった制定時の状況に対し、現在は、共働きの家庭の増加、家庭の養育能力の脆弱化、保護者の孤立等が問題となり、どの家庭の子どもも等しく支援が必要な状態になってきている。児童虐待などの問題は深刻化する一方である。そういった状況等に鑑み、保護者（家庭）が、まず児童養育の第一義的責任を負うこととあらためて明示した上で、国や地方公共団体が、保護者とともに児童の育成に責任を負うとしたものと解釈できよう。

2016（平成28）年の改正児童福祉法では、この冒頭の原理に続き、国および地方公共団体の責務が再度詳しく条文として追加された。家庭においての支援に加え、市町村が基礎的な地方公共団体として児童福祉にかかわる支援を適切に行うべきこと、都道府県は市町村に助言や支援を行うこと、国は施策の整備や自治体への助言・措置を講ずべきことが述べられている。

1章の総則では、その他、児童や保護者、各種事業などに関する「定義」、児童福祉審議会、児童福祉の実施機関、児童福祉司、児童委員、保育士が規定されている。

その後の構成としては、2章では、福祉の保障というタイトルで、主に障害がある児童に関する療育や要保護児童の保護措置などの内容が、3章では事業や里親、施設が規定され、4章では費用など、全8章、73条から構成されている。

なお、2016（平成28）年の改正児童福祉法は、原理などが2016年の6月に公布と同時に施行されたが、大部分は2017（平成29）年4月1日に施行され、さらに一部は2018（平成30）年度に施行とされた。

B. 児童福祉法の対象および定義

この法律では児童を、第1章で述べたように、まず年齢によって規定し、名称も変えている。さらには、**障害児**として、身体、知的の障害がある児童に加え、**発達障害児**を含む精神障害のある児童も障害児と規定している。また、児童だけでなく、**妊産婦**や保護者も定義している。

通常、女性は、個人差はあるものの、生理的には出産後半年程度で元の身体機能に戻ると言われているが、児童福祉法では支援の対象として、それよりも長い出産後1年以内の女子としているのが興味深い。

児童福祉法
（児童）
第4条　この法律で、児童とは、満18歳に満たない者をいい、児童を左のように分ける。
一　乳児　満1歳に満たない者
二　幼児　満1歳から、小学校就学の始期に達するまでの者
三　少年　小学校就学の始期から、満18歳に達するまでの者
②この法律で、障害児とは、身体に障害のある児童、知的障害のある児童、精神に障害のある児童（発達障害者支援法第2条第2項に規定する発達障害児を含む。）又は治療方法が確立していない疾病その他の特殊の疾病であつて障害者の日常生活及び社会生活を総合的に支援するための法律第4条第1項の政令で定めるものによる障害の程度が同項の厚生労働大臣が定める程度である児童をいう。
（妊産婦）
第5条　この法律で、妊産婦とは、妊娠中又は出産後1年以内の女子をいう。
（保護者）
第6条　この法律で、保護者とは、第19条の3、第57条の3第2項、第57条の3の3第2項及び第57条の4第2項を除き、親権を行う者、未成年後見人その他の者で、児童を現に監護する者をいう。

C. 児童福祉法の改正の動き

児童福祉法は制定後早い時期から、施設種類を増やす、母子保健領域を独立させるなど大きな改正が間隔を空けて行われていたが、1997（平成9）年の大改正を境に、少しずつ細かい改正を繰り返す駅伝方式で、続けて改正がなされている（**表2-2-1**参照）。

1997（平成9）年の改正は、児童福祉法制定後50年を機に実施されたものであるが、その背景としては、急激に進んだ少子化と、児童や家庭の問題が、制定時の第二次世界大戦後とは大きく変わったということが大きい。また、子どもの問題以外の要因、すなわち高齢者や障害者支援の領域における法改正の動きや契約制度の動きに寄り添う改革であったことも否定はできない。この改革が、近年の児童福祉法改革の契機となって、以後駅伝方式で改正が続けられていくことになる。

1997（平成 9）年改正に続いて大きな改正は、2004（平成 16）年の改正である。これは、従来、一手に子ども家庭相談を担っていた児童相談所を、特別な、より継続的、専門的相談・支援を行う機関として変更し、第一義的相談は、市町村が担うこととするという改革である。児童相談所は都道府県および指定都市が義務設置の公的機関であり、児童福祉の第一線の現業機関として、相談から措置まで担当してきていた。社会福祉全体の動きとして、1990（平成 2）年の社会福祉関係八法改正などに代表されるように、社会福祉の支援を主に担う地方公共団体が、都道府県から市町村へと移り変わってきている動きを意識しての改革であることは明白である。この改正により、以前からの保育所の入所、八法改正による障害児への支援の手続きに続き、児童虐待や非行、子育ての相談といったそれ以外の相談も、原則として市町村が初期対応として担っていくことになった。

2016（平成 28）年には、児童福祉の理念に「児童の最善の利益の優先」が加えられ、児童の権利に関する条約に見合う大改正が行われたのは前述のとおりである。また、他にも、児童相談所の設置を中核市や特別区に求めること、情緒障害児短期治療施設の児童心理治療施設への名称変更など、大々的な改正も行われた。相談機関の設置は、地方公共団体の財政にも大きく影響することから、経過期間を設けて順次施行されていく予定である。

2017（平成 29）年改正では、児童虐待対応における司法関与が規定され、親権者等の意に反して 2 ヵ月を超えて一時保護する場合は、家庭裁判所の承認を得ることや、措置の承認申立てに対して、家庭裁判所が都道府県（児童相談所）に保護者指導を勧告することができることとされた。また、保護者に対する接近禁止命令の適用範囲の拡大が図られた。

2019（令和元）年には、児童虐待防止策として、親などによる体罰禁止の明文化、懲戒権のあり方の検討、児童相談所における子どもへの介入担当職員と親支援職員の分離、弁護士による助言や医師・保健師の配置などが定められた。

表 2-2-1　近年の児童福祉法改正の内容

改正年	主な改正内容
1997（平成 9）年	施設の名称および目的・対象の変更、保育所・母子生活支援施設・助産施設における行政との契約方式の導入など
2000（平成 12）年	児童福祉司、所長の任用資格に「社会福祉士」追加
2001（平成 13）年	保育士の法定化、児童委員の職務の明確化、主任児童委員の法定化、認可外保育所の監督強化、多様な保育所の運営参加許可
2003（平成 15）年	市町村保育計画の作成の規定整備
2004（平成 16）年	・市町村を第一義的相談窓口に位置づける ・乳児院と児童養護施設の年齢柔軟化 ・里親の教育強化、施設退所児童へ相談援助実施、家庭裁判所を経た施設入所を 2 年以内に ・保護者への指導の家庭裁判所の関与強化
2007（平成 19）年	・要保護児童対策地域協議会の努力義務設置化 ・立ち入り調査拒否への罰金の値上げ ・児童相談所長による親権代行の実施
2008（平成 20）年	・家庭的保育事業の実施…自宅で乳幼児を数人預かる「保育ママ」の実施 ・里親制度の種類の整備、手当の引き上げ、里親に対する相談・援助の支援の実施を明確化し、この業務を一定の要件を満たすものに委託可とする ・小規模住居型児童養育事業の創設…ファミリーホームの創設、養育者の要件を検討する ・要保護児童対策地域協議会の機能強化…対象を養育支援が特に必要な児童やその保護者、妊婦に拡大。要保護児童対策調整機関に、一定の要件を満たす者を置く努力義務を課す ・家庭支援機能の強化…児童相談所における保護者指導を児童家庭支援センター以外の一定の要件を満たす者に委託できる。児童家庭支援センターについて、施設に附設されるだけでなく、一定の要件を満たす医療機関や NPO 等がなることが可能に ・年長児の自立支援策の見直し…児童自立生活援助事業（自立援助ホーム）について、対象者の利用の申し込みに応じて提供するとともに、義務教育終了後の児童（18 歳未満）のほか、20 歳未満の支援を要する者を対象に追加する ・施設内虐待（被措置児童等虐待）の防止…被措置児童等虐待を発見した者に通告義務。虐待を受けた子ども自身も届け出できるように。通告や届出先に都道府県等のほか都道府県児童福祉審議会を追加など
2011（平成 23）年（2012〔平成 24〕年 4 月施行）	・親権停止（2 年を上限）および管理権喪失の審判等について、児童相談所の請求権付与 ・施設長等が、児童の監護等に関し、その福祉のために必要な措置をとる場合には、親権者等はその措置を不当に妨げてはならないことを規定 ・里親委託および一時保護中の児童に親権者等がない場合の児童相談所長の親権代行を規定 ・子育て援助活動支援事業の法定化
2012（平成 24）年	・障害者自立支援法（のちに障害者総合支援法）と連動した改正 ・障害児に「知的」「身体」とならび「精神に障害のある児童（発達障害児含む）」が追加 ・障害児関連施設が障害の対象別でなく、機能を重視して一元化（通園施設は児童発達支援センター、入所施設は障害児入所施設へと変更）
2016（平成 28）年	・「児童の最善の利益の優先」を明文化 ・児童相談所の中核市・特別区設置、母子健康包括支援センターの市町村設置 ・児童心理治療施設に名称変更　　など
2017（平成 29）年	児童虐待対応における司法関与（2 ヵ月を超える一時保護の承認、保護者指導勧告など）
2019（令和元）年	体罰禁止の明文化、児童相談所職員の子どもへの介入と親支援担当の分離など

出典）筆者作成.

3. 子ども家庭福祉を直接支える主な法律

A. 母子保健法

母子保健法は、母性並びに乳児および幼児の健康の保持および増進を図るため、母子保健に関する原理を明らかにするとともに、母性並びに乳児および幼児に対する保健指導、**健康診査**、医療その他の措置を講じ、もって国民保健の向上寄与することを目的とし、1965（昭和 40）年に分離、独立する形で制定された。この法が制定された結果、日本は、**乳幼児死亡率**の低下はもとより、近年でも**妊産婦死亡率**も抑えられてくるなど、めざましい進展を遂げている。

妊産婦死亡率や乳幼児死亡率
特に、妊産婦死亡率は先進諸国の中でも長く悪い水準（高い死亡率）が続いていた。まず乳幼児死亡率が改善され、次いで妊産婦死亡率も改善され、現在では世界有数の母子保健先進国となっている。

母子保健サービスは、従来、都道府県と市町村とで、実施主体が二分されていたが、社会福祉全体の動向に合わせ、母子健康手帳の交付や乳幼児健康診査の実施など、広く一般の児童や母親に対する支援は、原則として市町村が実施するように 1994（平成 6）年に改正され、準備期間を経て、1997（平成 9）年に完全実施となった。

2016（平成 28）年の改正では、**母子健康包括支援センター（子育て世代包括支援センター）**の規定が新たに加えられた。市町村は、必要に応じ、母子健康包括支援センターを設置するよう努めなければならないとし、母性や乳幼児の健康保持増進に関する実情把握や、相談に応ずること、保健指導、関係機関との連絡調整等の実施、健康診査、助産などの事業を行うことと規定している。また、児童福祉法に規定する子育て支援事業と協力していくことが定められた。

B. 母子及び父子並びに寡婦福祉法

母子家庭は、社会的に保護の対象として早くから位置づけられてきた。それは、母子家庭の稼働能力が、男性が主に働いて収入を得ている家庭に比べて低いことから来るものであった。第二次世界大戦後は、夫（父）に死別した母子家庭が多く、この法律は、経済的に苦しい母子家庭を対象として 1964（昭和 39）年に母子福祉法として制定され、母子家庭に母子福祉資金の貸付を行うことを支援の柱としてスタートした。その後、児童が成人した家庭では、依然として家計が苦しいのに、支援が打ち切られてしまうことが問題となり、対象に寡婦が加わり、母子及び寡婦福祉法と名称変更された。

母子家庭になった原因としては、死別中心から、離婚など生別家庭が年々増えて、現在では逆転している状態である。

さらには、同じひとり親家庭でありながら、対象外とされてきた父子家庭も、仕事と子育ての両立の難しさなどから、支援を必要とする声があがり、2014（平成26）年に、法律の対象を母子家庭等として、父子家庭も加えられることになり、名称が現在のように改められた。これにより、**母子福祉資金**、寡婦福祉資金に加えて、父子福祉資金が創設され、母子相談員が**母子・父子自立支援員**に名称変更されている。

C. 児童虐待の防止等に関する法律

児童虐待が増加の一途をたどり、児童相談所で受け付けた虐待関係相談の件数は、統計を取り始めた1990（平成2）年度から、2018（平成30）年度までの間に、実に**145倍**に増加している。

145倍
児童相談所が受け付けた虐待関係相談数は、統計を取り始めた1990（平成2）年度が1,101件であったが、2018（平成30）年度には15万9,850件（速報値）まで増加した。

児童福祉法に規定された虐待に関する条文は、あくまでも「要保護児童保護」という位置づけであり、保護者の下に置くことが、児童の養育上よくない場合に、行政が措置を行うという漠然とした規定にとどまっていた。そこで、児童虐待に関する定義や、早期発見、通告、通告を受けた場合の国や地方公共団体の責務・行うべき措置を定めたこの法律が、2000（平成12）年に制定された。本法律の中で、児童虐待は、以下のように定義されている。

児童虐待の防止等に関する法律
（児童虐待の定義）
第2条　この法律において、「児童虐待」とは、**保護者**（親権を行う者、未成年後見人その他の者で、児童を現に監護するものをいう。以下同じ。）がその監護する児童（18歳に満たない者をいう。以下同じ。）について行う次に掲げる行為をいう。
一　児童の身体に外傷が生じ、又は生じるおそれのある暴行を加えること。
二　児童にわいせつな行為をすること又は児童をしてわいせつな行為をさせること。
三　児童の心身の正常な発達を妨げるような著しい減食又は長時間の放置、保護者以外の同居人による前2号又は次号に掲げる行為と同様の行為の放置その他の保護者としての監護を著しく怠ること。
四　児童に対する著しい暴言又は著しく拒絶的な対応、児童が同居する家庭における配偶者に対する暴力（配偶者〔婚姻の届出をしていないが、事実上婚姻関係と同様の事情にある者を含む。〕の身体に対する不法な攻撃であって生命又は身体に危害を及ぼすもの及びこれに準ずる心身に有害な影響を及ぼす言動をいう。）その他の児童に著しい心理的外傷を与える言動を行うこと。
（児童に対する虐待の禁止）
第3条　何人も、児童に対し、虐待をしてはならない。

このように、児童福祉法よりは、虐待の内容が詳しく規定されているものの、親権の監護教育権との違いが明確に示されたわけではなく、あくまで、児童虐待とするかどうかの判断や児童のための措置は、現場の判断に任されているといっていい。そのことが、現場では支援の難しさにも繋がっている。なお、2017（平成29）年の改正により、保護者への指導に対しての司法関与が定められ、さらに2019（令和元）年の改正では、親権者は、児童のしつけに際して体罰を加えてはならないことが明記された（14条）。

D. 児童買春・ポルノ禁止法

正式には、「児童買春、児童ポルノに係る行為等の規制及び処罰並びに児童の保護等に関する法律」といい、1999（平成11）年に制定された名称に、2014（平成26）年に「児童の保護」が加わり改名された。本法は子どもに対する性的搾取および性的虐待が、子どもの権利を著しく侵害することの重要性に鑑み、国際動向も踏まえて、それらの行為の規制や処罰を定めたものである。

この法により、児童買春や児童ポルノの定義がなされたこと、それらの行為の禁止が定められたことに加え、自己の性的好奇心を満たす目的で所持した者にも1年以下の懲役または100万円以下の罰金を規定するなど、厳しい罰則規定が設けられた。また、本法では**国外犯処罰規定**も設けられている。

国外犯処罰規定
国内の刑法同様に、その行為が国外で行われた場合でも処罰の対象とすること。

さらには、成人の処罰だけでなく、心身に有害な影響を受けた子どもに対する保護として、警察や児童相談所、福祉事務所など関係機関が協力し、当該児童が身体的、心理的に回復し、個人の尊厳を保って成長することができるよう相談、指導、一時保護、施設入所などの措置を講ずるものとしている。

E. 子どもの貧困対策の推進に関する法律

この法律は、子どもの将来がその生まれ育った環境によって左右されることがないよう、貧困の状況にある子どもが健やかに育成される環境を整備するとともに、教育の機会均等などを図るため、基本原理を定め、国や地方公共団体の責務を明らかにし、貧困対策の基本事項を定めた法律である。2013（平成25）年に制定された。

子どもの貧困率
子ども全体に占める、等価可処分所得が貧困線に満たない世帯に属している子どもの割合。

わが国は、先進諸国の中で**子どもの貧困率**が高い国であり、そのことが子ども家庭福祉でも問題となっている。貧困の連鎖を許さないという強い姿勢はみられるが、この法律も基本理念や方針といった内容が大部分を占めており、具体的な貧困対策に関しての項目は、教育の支援、生活の支援、保護者に対する就労の支援、経済的支援など、必要な支援を充実させるとの規定にとどまり、具体的な施策の細かい内容までは規定されてはいない。そういった意味で、貧困状態にある子どもへの特別な支援を定めた法律というよりも、貧困状態に陥らせないといった国の基本方針を強調した法律とみなすことができる。

F. 生活困窮者自立支援法

従来生活困窮者への支援としては、縦割りの対象別の法や手当制度などがあったが、それでも生活が苦しい者は、最後の砦としての生活保護制度に頼らざるを得なかった。この法律は、いきなり生活保護に頼るのではなく、「生活困窮者」を個人の事情や状況により、現に経済的に困窮し、最低限度の生活を維持することができなくなるおそれのある者としている。本法は、それら生活困窮者に対し、尊厳の保持を図りつつ、就労の状況、心身の状況、地域社会からの孤立の状況その他の状況に応じて、包括的にかつ早期に行われる自立の支援について定めたものであり、2013（平成25）年に制定され、2018（平成30）年に改正が行われた。

特に子どもの支援との関係では、「**子どもの学習・生活支援事業**」がある。これは、生活困窮者である子どもに対し、学習の援助を行う事業や、生活困窮者である子どもおよび当該子どもの保護者に対し、子どもの生活習慣および育成環境の改善に関する助言を行う事業、さらには子どもの進路選択その他の問題につき、子ども本人や保護者からの相談に応じ情報提供や助言を行うという事業である。単に子どもの貧困対策というだけでなく、虐待を予防する効果も期待されている。

G. 少年法[1]

少年法は、少年の健全な育成を期し、非行のある少年に対して性格の矯正および環境の調整に関する保護処分を行うとともに、少年の刑事事件について特別の措置を講ずることを目的として、1948（昭和23）年に制定された法律である。

少年法では、20歳に満たない者を少年といい、審判（裁判）に伏すべき少年として、罪を犯した少年（14歳以上の刑罰法令に触れる少年のことで、一般に「**犯罪少年**」という）と、14 歳に満たないで刑罰法令に触れる行為をした少年（一般に「**触法少年**」という）、その性格または環境に照らして、将来、罪を犯し、または刑罰法令に触れる行為をする虞（おそれ）のある少年（一般に「**虞（ぐ）犯少年**」という）を挙げている。

非行の対応には、年齢により優先的に適応される法律が決められており、14 歳以上の者が警察に逮捕された場合には、まず少年法が優先され、検察官送致になり、その後**身柄付き**の場合は**家庭裁判所**に送られ、必要があれば少年審判にかけられる。一方、14 歳未満の者は、児童福祉法優先で児童相談所へ通告され、非行関係相談として扱われる。

身柄付き
書類だけでなく、本人が実際に行く場合のこと。

少年は可塑性が高く、一時期の過ちがあっても，正しい導きがあればやり直せるという観点に立つのが少年法であり、成人とは異なる特別な処分を規定している。成人の処罰とは違い、少年の名前や裁判は公表されず、前科にはならない。一方、児童福祉法における非行児童への対応の特徴は、このまま放置することが危険な「要保護児童」への対応という位置づけであり、あくまで、養育環境を整えることで、もって児童の健全育成を促すという違いがある。

H. 子ども・若者育成支援推進法

この法律は、子ども・若者が時代の社会を担い、その健やかな成長が我が国社会の発展の基礎をなすものであることに鑑み、社会生活を円滑に営む上での困難を有する子ども・若者の問題が深刻な状況であることを踏まえ、その健やかな育成や生活を営む上での支援についての基本理念を定めた法律で、2009（平成 21）年に制定され、2015（平成 27）年に一部改正が行われたものである。この法は、具体的な施策と言うよりも、これからの国および地方公共団体の関係機関が行うべき方向性を示した法であり、子ども・若者に対しては、教育、福祉、保健、医療、矯正、更生保護、雇用その他の各関連分野の知見を総合して支援を行うこととされた。この法を受けて、子ども・若者支援育成推進大綱として「子ども・若者ビジョン」が出された。また、国の方針に基づき、都道府県は、都道府県子ども・若者計画等を策定することとした。

I. いじめ防止対策推進法

いじめは、受けた子どもの教育を受ける権利を著しく侵害し、心身の健全な成長や人格の形成に重大な影響を与えるのみならず、その生命や身体に重大な危険を生じさせるものである。このことを踏まえ、子どもの尊厳を保持するために2013（平成25）年に文部科学省によって制定されたのが、いじめ防止対策推進法である。

この法律では、「いじめ」を「心理的又は物理的な影響を与える行為（インターネットを通じて行われるものを含む。）であって、当該行為の対象となった児童等が心身の苦痛を感じているものをいう」と定義した。つまり、いじめを行った者にどのような理由があろうとも、当該児童が嫌だと感じたら、それはいじめということである。

また、この法では、国や地方公共団体が行うべき対応と同時に、学校がとるべき予防的取組や迅速な対応、報告といった責務についても規定した。法が制定されてすでに7年が経過したが、いじめ問題の深刻化、陰湿化は依然改善されていない。この法律の正しい運用や効果が期待されるところである。

J. 売春防止法

この法律は、売春を助長する行為などを処罰するとともに、性行または環境に照らして売春を行うおそれのある女子（これを**要保護女子**という）に対する補導処分および保護更生の処置を講ずることによって、売春の防止を図ることを目的に、1956（昭和31）年に制定された。制定以前、日本には公娼制度があり、そこに生活苦から働かざるを得なかった女性が多く居たことから、本法はその解放を目指して作られた法律であった。しかし、実際には生活に困窮した女性たちは仕事に就けずに、さらに困窮することもあった。法の内容として、売春防止は規定しているものの、買春行為に関しては処罰規定がなく、また売春を生業とせざるを得ない女性の生活問題や心身の問題については、予防的措置は十分とはいいがたい状況が課題となっている。

この法律では、中心となる機関として、**婦人相談所**が規定されており、都道府県が義務設置とされ、一時保護所も有する。婦人相談所では、**婦人相談員**が女性からの相談に応じる。一時保護などを行っても生活が立ちゆかない要保護女子には**婦人保護施設**があり、入所措置がとられることがある。

近年、婦人相談所は、要保護女子を拡大解釈し、必ずしも売春行為とは直接関係がない女性でも相談に応じることが一般的になってきた。特に配偶者からの暴力被害の問題を抱える女性たちの相談は増加傾向にあり、DV防止法による「**配偶者暴力相談支援センター**」の機能を果たすところも出てきている。名称も婦人相談所では旧来の古い印象が伴うところから、「女性相談センター」などの訪れやすい名称に変更するところも出始めている。

K. DV 防止法

配偶者からの暴力（DV；domestic violence）は近年深刻な問題となっている。配偶者からの暴力は、犯罪となる行為をも含む重大な人権侵害であるにもかかわらず、被害者の救済が必ずしも十分に行われてこなかった。

被害者の多くは女性であり、女性の福祉の向上の面からも大きな課題となっていた。そこで、人権を真に擁護し、男女平等の実現をはかるために2001（平成13）年に制定されたのが本法である。

この法律でいう「配偶者」には、婚姻の届出をしていないが事実上婚姻関係と同様の事情にある者を含み、「離婚」には、婚姻の届出をしていないが事実上婚姻関係と同様の事情にあった者が、事実上離婚したと同様の事情に入ることを含んでいる。

配偶者からの暴力に係わる通報、相談、保護、自立支援の体制を整備することにより、配偶者からの暴力の防止および被害者の保護を図ることを目的として、基本方針や都道府県基本計画、配偶者暴力支援センター等（多くは都道府県が設置する婦人相談所がそれを兼ねている）の活動、被害者の保護、警察官による被害の防止、身体への暴力により生命または身体に重大な危害をうけるおそれが大きい時の「保護命令」などが規定されている。

また、被害者の多くが、子どもを有している母親であることから、配偶者（夫）から本人ならびに子どもの安全を守る場として、児童福祉法を根拠とする母子生活支援施設がシェルターとして利用されてきている。母子生活支援施設は、福祉事務所で入所契約を行うこともあり、本法では、「福祉事務所による自立支援」を条文に挙げている。福祉事務所は、生活保護法や児童福祉法、母子及び父子並びに寡婦福祉法、その他の法令の定めるところにより、被害者の自立を支援するために必要な措置を講ずるよう努めなければならないと規定している。

L. 発達障害者支援法

発達障害は、近年関心が高くなっている障害であるが、制度が未整備で手帳の交付についても、地方公共団体により差があり、精神保健福祉手帳であったり、知的障害関係の療育手帳であったりと、支援の法的根拠が不明確な障害であった。

2004（平成 16）年に制定された発達障害者支援法では、その定義を行い、国および地方公共団体、国民の責務や児童の発達障害の早期発見、早期の発達支援、保育、教育の適切な提供の義務を規定している。定義は以下のとおりである。

発達障害者支援法
（定義）
第 2 条　この法律において「発達障害」とは、**自閉症、アスペルガー症候群その他の広汎性発達障害、学習障害、注意欠陥多動性障害**その他これに類する脳機能の障害であってその症状が通常低年齢において発現するものとして政令で定めるものをいう。
2　この法律において「発達障害者」とは、発達障害がある者であって発達障害及び社会的障壁により日常生活又は社会生活に制限を受けるものをいい、「発達障害児」とは、発達障害者のうち 18 歳未満のものをいう。
3　この法律において「社会的障壁」とは、発達障害がある者にとって日常生活又は社会生活を営む上で障壁となるような社会における事物、制度、慣行、観念その他一切のものをいう。
4　この法律において「発達支援」とは、発達障害者に対し、その心理機能の適正な発達を支援し、及び円滑な社会生活を促進するため行う個々の発達障害者の特性に対応した医療的、福祉的及び教育的援助をいう。

M. 障害者総合支援法

この法律は、障害者自立支援法が、2012（平成 24）年に改正されたものであり、障害がある人たちの生活を支援していくための基本事項を定めた法律である。子どもに関しては、1 条の目的の中に、「児童福祉法その他障害者及び障害児の福祉に関する法律と相まって、障害者及び障害児が基本的人権を享有する個人としての尊厳にふさわしい日常生活又は社会生活を営むことができるよう、必要な障害福祉サービスに係る給付、地域生活支援事業その他の支援を総合的に行い、もって障害者及び障害児の福祉の増進を図る」とある。

子どもとしてその発達が保障されるという場合には児童福祉法が、障害がある人として、そのニーズに見合う支援が受けられるべきという視点では障害者総合支援法がより関係しているとみなすことができよう。障害者自立支援法のときには、子どもである前に、「障害」児ということが強調された感があったが、障害者総合支援法になって、再び、児童福祉法が基本となり、そこにこの法律が加わるという形になっている。

自閉症、アスペルガー症候群その他の広汎性発達障害
現在はこれらを総称して、自閉症スペクトラム障害と呼ぶこともある。

学習障害
学習障害（LD）とは、基本的には全般的知的発達に遅れはないが、聞く、話す、読む、書く、計算するまたは推論する能力のうち特定のものの習得と使用に著しい困難を示すさまざまな状態を指すもの（文部科学省ウェブサイトより）。

注意欠陥多動性障害
注意欠陥多動性障害（ADHD）とは、年齢あるいは発達に不釣り合いな注意力、および／または衝動性、多動性を特徴とする行動の障害で、社会的な活動や学業の機能に支障をきたすもの（文部科学省ウェブサイトより）。

4. 各種手当に関する法律

A. 児童扶養手当法

母子家庭への経済的支援は、主に父との死別の家庭を対象として、遺族年金制度によって支えられてきたが、その条件は厳しく、対象は限られていた。時代とともに、離婚家庭など生別のひとり親家庭が増加する中で、その厳しい家計を支える制度が望まれていた。そこで、母子家庭や父と生計を共にしていない子どもを育てている者への養育手当として、1961（昭和36）年に本法が制定された。

児童扶養手当は、当初父子家庭は対象外であったが、近年の経済状況や非正規雇用の増加、仕事と家事・育児の両立の難しさなどから、母子家庭同様に苦しい生活をおくる家庭が増加してきたため、2010（平成22）年8月からは、父子家庭の父にも支給されるように対象が拡大された。さらに、2012（平成24）年8月から、支給要件に、配偶者からの暴力（DV）で、「裁判所からの保護命令」が出された場合が加わった。

児童扶養手当は、当初遺族年金などの支給に該当しない家庭を念頭に置いていたことから、公的年金を受給する者は児童扶養手当を受給することができなかった。しかし、父子家庭も対象となり、家計補助、養育手当の意味合いがより強くなる中で、2014（平成26）年12月以降は、年金額が児童扶養手当額より低い者は、その差額分の児童扶養手当を受給できるよう改正されている。

手当の支給は申請方式をとっており、一定の所得に満たない家庭の親に支給されている。2019（令和元）年度の額は、児童1人の場合、全額支給は月額4万2,910円、一部支給は、所得に応じて4万2,900円から1万120円の間で決定される。児童2人目の加算額は、全額支給が1万140円、一部支給が1万130円から5,070円、児童3人目以降の加算額は、全額支給が6,080円、一部支給は、6,070円から3,040円の間で、これも所得に応じて決定される。なお、手当額は、**物価スライド制**が導入されている。

物価スライド制
物価の上下に合わせて支給額が変わる仕組み。年金制度はこの仕組みをとっている。

B. 特別児童扶養手当等の支給に関する法律

障害児（者）を養育している保護者・養育者もしくは障害がある本人に

対して支給される３種類の手当について定めた法律である。精神または身体に障害を有する児童については、**特別児童扶養手当**が、精神または身体に重度の障害を有する児童には**障害児福祉手当**が、精神または身体に著しく重度の障害を有する者には、特別障害者手当が支給される。

このうち、特別児童扶養手当は、1964（昭和39）年にできた制度で、当所、重度の知的障害児の養育を対象として発足した（当時の名称は重度精神薄弱児扶養手当）が、２年後に支給対象が拡大され、重度の身体障害児も加わった。この手当は現在、国が20歳未満の障害児を現に監護している父もしくは母に対して支給するものである。父母がないか、もしくは父母が監護しない場合において、当該障害児父母以外の者がその障害児を養育する（その障害児と同居して、これを監護し、かつ、その生計を維持する）ときは、その養育者に対して支給される。支給される手当の月額は、１級（重度）に該当する障害児１人につき５万2,200円、２級（中度）に該当する障害児１人につき３万4,770円（2019年度）である。

障害児福祉手当は、重度の障害児で、日常生活で常時介護を必要とする者を対象に、月額１万4,600円（2019年度）が年４回に分けて国から支給される手当である。この手当は、特別児童扶養手当との併給はできるが、障害年金との併給はできない。また、施設入所の際には支給されない。

C. 児童手当法

広く一般の児童を対象とした経済的支援策が児童手当である。児童手当法は1971（昭和46）年に制定され、翌年施行されたが、当初は第３子以降の児童を養育する家庭に支給される多子養育手当の性格が強かった。

その後、少子化の進行を受けて、第２子、第１子からと対象が拡大されたが、財源の関係などから、支給期間は、義務教育終了前から、次第に短縮され、現在は３歳未満が一律１万5,000円、３歳から小学校修了までが第１子と第２子が１万円、第３子以降１万5,000円、中学生一律１万円、所得制限以上の家庭の児童には、当分の間の特例給付として、一律5,000円が支給されることになった。児童手当は、物価スライドの適用もなく、性格がみえにくかったが、子ども・子育て支援法において、児童のための現金給付として位置づけられ、所管も同法を所管する内閣府に移った。

なお、財源には、国や地方公共団体に加え、**被用者**の場合は、事業主からの負担が一部当てられている（**図2-4-1**参照）。また、児童が施設に入所している場合や里親などに委託されている場合には、親ではなくその施設の設置者や里親などに支払われる。

被用者
雇用されて働く人。サラリーマン。

図 2-4-1　児童手当制度について

<table>
<tr><td>制度の目的</td><td colspan="3">○家庭等の生活の安定に寄与する
○次代の社会を担う児童の健やかな成長に資する</td></tr>
<tr><td>支給対象</td><td>○中学校修了までの国内に住所を有する児童
（15 歳に到達後の最初の年度末まで）</td><td>受給資格者</td><td>○監護生計要件を満たす父母等
○児童が施設に入所している場合は施設の設置者等</td></tr>
<tr><td rowspan="3">手当月額</td><td rowspan="3">○ 0 ～ 3 歳未満　一律 15,000 円
○ 3 歳～小学校修了まで
・第 1 子、第 2 子：10,000 円
（第 3 子以降：15,000 円）
○中学生　　　一律10,000 円
○所得制限以上一律 5,000 円
（当分の間の特例給付）</td><td>実施主体</td><td>○市区町村（法定受託事務）
※公務員は所属庁で実施</td></tr>
<tr><td>支払期月</td><td>○毎年 2 月、6 月および 10 月
（各前月までの分を支払）</td></tr>
<tr><td>所得制限
（夫婦と児童 2 人）</td><td>○所得限度額（年収ベース）
・960 万円未満</td></tr>
<tr><td rowspan="2">費用負担</td><td colspan="3">○財源については、国、地方（都道府県、市区町村）、事業主拠出金（※）で構成。
※事業主拠出金は、標準報酬月額および標準賞与額を基準として、拠出金率（2.9/1000）を乗じて得た額で、児童手当等に充当されている。</td></tr>
<tr><td colspan="3">
<table>
<tr><th></th><th></th><th>被用者</th><th>非被用者</th><th>公務員</th></tr>
<tr><td rowspan="2">0 ～ 3 歳未満</td><td>特例給付（所得制限以上）</td><td>国 2/3　地方 1/3</td><td>国 2/3　地方 1/3</td><td rowspan="2">所属庁 10/10</td></tr>
<tr><td>児童手当</td><td>事業主 7/15　国 16/45　地方 8/45</td><td>国 2/3　地方 1/3</td></tr>
<tr><td rowspan="2">3 歳～中学校修了前</td><td>特例給付（所得制限以上）</td><td>国 2/3　地方 1/3</td><td>国 2/3　地方 1/3</td><td rowspan="2">所属庁 10/10</td></tr>
<tr><td>児童手当</td><td>国 2/3　地方 1/3</td><td>国 2/3　地方 1/3</td></tr>
</table>
</td></tr>
<tr><td>財源内訳
（30 年度予算）</td><td colspan="3">［給付総額］　2 兆 1,694 億円　（2 兆 1,985 億円）
※（　）内は 29 年度予算額
（内訳）国負担分　：1 兆 1,979 億円（1 兆 2,175 億円）
地方負担分　：5,989 億円（6,087 億円）
事業主負担分：1,817 億円（1,832 億円）
公務員分　：1,909 億円（1,891 億円）</td></tr>
</table>

出典）内閣府ウェブサイト「児童手当制度の概要」 https://www8.cao.go.jp/shoushi/jidouteate/gaiyou.html

5. 少子化対策関連法

A. 少子化社会対策基本法

2003（平成 15）年 7 月に制定された少子化社会における施策の基本理念を規定した法律で、保護者とともに、国や地方公共団体、事業主が、社会、経済、教育、文化その他あらゆる分野における施策を推進していくべきことが述べられている。政府は、毎年、国会に、少子化の状況および少子化に対処するために講じた施策の概況に関する報告書を提出しなければならないとした。本法 7 条に基づき、少子化社会対策大綱を定めている。

B. 次世代育成支援対策推進法

次世代育成支援対策は、父母その他保護者が、子育ての第一義的責任を有するという基本的認識の下に、家庭その他の場において、子育ての意義についての理解が深められ、かつ、子育てに伴う喜びが実感されるように配慮して行わなくてはならないということを基本理念とした。この法律は2015（平成27）年3月までの時限立法だったが、2025（令和7）年3月までに延長された。

この法律の特徴は、国や都道府県、市町村の少子化対策に取り組むべき責務、行動計画の策定義務を規定したにとどまらず、一般事業主の責務、行動計画の策定について規定したことにある。

一般事業主の行動計画は、常時雇用する労働者の数が100人を超えるもの（101人以上のもの）に、一般事業主行動計画の策定と厚生労働大臣への届出を義務づけ、事業計画には、計画期間、目標、対策の内容および実施期間が明示されるものとした。なお、常時雇用する労働者が100人以下の事業主には努力義務とした。また、国は、こういった基準に適合する事業主を認定できるとし、愛称として「**くるみん認定**」という名称を用いた。

2015年4月からは、新たな認定（特例認定）制度が創設され、くるみん認定企業の中で、次世代育成支援対策の実施状況が特に優良な企業に対して「特例認定」を行うこととした。特例認定を受けた事業主は、**一般事業主行動計画**の策定・届出義務にかえて、次世代育成支援対策の実施状況を公表する義務を持つこととなった。

C. 子ども・子育て関連3法と子ども・子育て支援新制度

子ども・子育て関連3法とは、少子化対策に関する2012（平成24）年8月に制定された3法を指し、具体的には、「子ども・子育て支援法」、「就学前の子どもに関する教育、保育等の総合的な提供の推進に関する法律の一部を改正する法律（**認定こども園**法の一部改正法）」、「子ども・子育て支援法及び就学前の子どもに関する教育、保育等の総合的な推進に関する法律の一部を改正する法律の施行に伴う関係法律の整備等に関する法律（子ども・子育て支援法及び認定こども園の一部改正の施行に伴う関連整備法）」を指す。いずれも子ども・子育ての新制度に関する法律である。

3法の趣旨は、保護者が子育てについて第一義的責任を有するという次世代育成支援対策推進法でも規定した基本的認識を下に、幼児期の学校教育・保育・地域の子ども・子育て支援を総合的に推進するものである。

子ども・子育て支援制度は、その性格を大別すると、**子ども・子育て支援給付**と、**地域子ども・子育て支援事業**から成る。子ども・子育て支援給付の種類は、子ども・子育て支援法2章に規定されており、子どものための現金給付として児童手当が、子どものための教育・保育給付として、**施設型給付費**、特例施設型給付費、**地域型保育給付費**および特例地域型保育給付費が位置づけられている。施設型給付費は、認定こども園、幼稚園、保育所に共通する給付であり、地域型保育給付費は、**家庭的保育事業**（保育ママ）、**小規模保育事業**、**事業所内保育事業**、**居宅訪問型保育事業**を利用する保護者に支給される。地域子ども・子育て支援事業は、子ども・子育て支援法59条に規定されている。

これら、子ども・子育て支援制度の柱を整理すると以下のようになる。

①認定こども園、幼稚園、保育所を通じた共通の給付（「施設型給付」）および小規模保育等への給付（「地域型保育給付」）の創設

②認定こども園制度の改善（幼保連携型認定こども園の改善等）

・幼保連携型認定こども園について、認可・指導監督の一本化、学校および児童福祉施設としての法的位置づけを明確化する

・幼保連携型認定こども園の設置主体を、国、地方自治体、学校法人、社会福祉法人のみとし、株式会社の参入は不可とする

・認定こども園の財政措置を「施設型給付」に一本化

③地域の実情に応じた子ども・子育て支援（利用者支援、地域子育て支援拠点、放課後児童クラブなどの「地域子ども・子育て支援事業」）の充実

④基礎自治体（市町村）が実施主体とし、国・都道府県は重層的に支える

⑤社会全体による費用負担として、消費税引き上げによる財源確保が前提

⑥バラバラだった政府の推進体制を改め、内閣府に子ども・子育て本部を設置

⑦子ども・子育て会議の設置

有識者、労働者、子育て当事者、子育て支援者などが参加する

D. 育児・介護休業法

少子化改善のためには、子育てと仕事の両立の施策を推進することが急務である。本法律は、労働者が子育てや家族介護をしながら働き続けられることを目指し、1995（平成7）年に、従来の育児休業法に介護休業を加えて成立した法律であり、子育て部分に関しては、1歳に満たない児童を養育する労働者が取得することができる連続した休業を定めた法律である。

わが国では、育児休業の取得率は未だに高くなく、特に男性の取得率が低いのも問題となっている。2009（平成 21）年には、父母とも休業を取得した場合には、育児休業期間を 1 年 2 ヵ月まで延長できる改正がなされた。

また、雇用保険法の雇用継続給付の 1 つとして、育児休業給付も設けられたが、保育所の不足などの問題もあってか、第 1 子出産を機に退職する女性も依然として多い。国は、2016（平成 28）年にも再度法改正を行い、さらに育児休業が取得しやすい状況をめざしている。改正法は 2017（平成 29）年 1 月 1 日より施行されている（**図 2-5-1** 参照）。

図 2-5-1　平成 28 年改正育児・介護休業法の概要（育児休業に関する部分の抜粋）

多様な家族形態・雇用形態に対応した育児期の両立支援制度の整備
・子の監護休暇の半日単位の取得を可能とする。
・有期契約労働者の育児休業の取得要件を、①当該事業主に引き続き雇用された期間が過去 1 年以上あること、②子が 1 歳 6 ヵ月に達する日までの間に労働契約が満了し、かつ、契約の更新がないことが明らかでない者とし取得要件を緩和する。
・特別養子縁組の監護期間中の子、養子縁組里親に委託されている子その他これらに準ずるものについては育児休業制度等の対象に追加する。
妊娠・出産・育児休業・介護休業をしながら継続就業しようとする男女労働者の就業環境の整備・妊娠・出産・育児休業・介護休業等を理由とする、上司・同僚による就業環境を害する行為を防止するため、雇用管理上必要な措置を事業主に義務づける。

出典）厚生労働省ウェブサイトをもとに筆者作成.

注）

(1)　平戸ルリ子「少年非行への対応」公益財団法人児童育成協会監修／新保幸男・小林理編『子ども家庭福祉』新・基本保育シリーズ 3，中央法規出版，2019.

理解を深めるための参考文献

● **厚生労働統計協会編『国民の福祉と介護の動向（2019/2020）』厚生の指標増刊，厚生労働統計協会，2019.**
新しい法や制度の改革が分かりやすく解説されていて、全体像から詳細なことに至るまで把握できる。

● **山崎聡一郎『こども六法』弘文堂，2019.**
子ども向けとあなどることなかれ、大人の学習にも大変役立つ本。日本の法律の内容や仕組みが絵付きでわかりやすく説明されていて、楽しく、それでいてポイントを絞って理解できる。

第3章 子ども家庭福祉の実施体制

子ども家庭福祉サービスは、実際に子どもや子育て家庭にどのように提供されているのだろうか。本章では、子ども家庭福祉の実施主体である行政機関、相談機関、関連機関、児童福祉施設などの役割について理解する。また、実際に子どもや子育て家庭にサービスを提供する専門職の役割、そして権利擁護の仕組み、さらに、このようなサービスを支える財源の仕組みなどについて学ぶ。

1

子ども家庭福祉の施策・サービスの実施について重要な役割を担っている地方公共団体の役割が、児童福祉法に明記されていることを理解する（第1節）。

2

子ども家庭福祉の行政機関（国、都道府県、市町村等）、相談機関（児童相談所、福祉事務所など）、関連機関等の役割について理解する（第2節）。

3

児童福祉法に規定された12種類の児童福祉施設の目的、設置状況、運営、職員について（第3節）、さらに専門職について理解を深める（第4節）。

4

子どもやその家族の権利を擁護する制度やサービスの内容を理解するとともに、サービスの質の向上を目指す取組みについて学ぶ（第5節）。

5

実際の子ども家庭福祉の予算を中心に国の財源の仕組みや、NPO法人の財源の仕組みについて理解する（第6節）。

1. 国、都道府県、市町村の役割

児童や家庭に対する支援を行うこと、子ども家庭福祉制度の運用については、国および地方公共団体（都道府県・市町村）の責任が児童福祉法に規定されている。

2016（平成28）年の児童福祉法の一部改正により、児童に対する第一義的責任がまず保護者にあることが示されたとはいえ、国や地方の行政に育成責任があることはいうまでもなく、むしろこれまで以上に育成責任や役割を果たしていくことが求められている。近年、児童虐待防止施策においても関係機関の権限強化の法整備が続いており、児童福祉行政の果たす役割は大きくなっている。一方、児童福祉施設や障害児の通所支援等、児童福祉の多くは社会福祉法人やNPO法人等の民間団体の運営であり、また、拡充が期待される里親制度や特別養子縁組においては、民間の個人が担い手になるなど、児童福祉特有の公私の役割関係も存在している。

児童福祉法第２条
全て国民は、児童が良好な環境において生まれ、かつ、社会のあらゆる分野において、児童の年齢及び発達の程度に応じて、その意見が尊重され、その最善の利益が優先して考慮され、心身ともに健やかに育成されるよう努めなければならない。
第２項
児童の保護者は、児童を心身ともに健やかに育成することについて第一義的責任を負う。
第３項
国及び地方公共団体は、児童の保護者とともに、児童を心身ともに健やかに育成する責任を負う。

保護者の第一義的責任が示されたことは、家庭の育成責任、自己責任を強調することが目的ではなく、保護者がその役割や責任を果たせるよう、国や地方の行政が支援することを目的としている。これは「児童の最善の利益」のために、保護者の意向も尊重しつつ、家庭の育成機能がより高まるような支援を行うことを意図したものと捉えることができる。

特に児童虐待対応では児童のみならず、家庭に対してもさまざまな支援を行うことが必要とされる。それが結果的に児童の利益につながることになるからである。一方、虐待リスクの高い家庭に対しては、行政には立ち入り調査や一時保護等、法律に基づく権限を行使して児童の安全確保が求められる場合もある。近年、行政機関による児童虐待への対応をめぐっては国民世論の高まりもあり、国と地方の行政には児童を心身ともに健やかに育成する責任が求められている。

こうした深刻な児童虐待のみならず、子どもの貧困、在宅生活の維持が困難な障害児等、子どもの最善の利益に照らした施策を講じることが求められる。児童や家庭の状況によっては児童福祉施設入所の措置等、社会的養護の活用が児童の安定した生活の確保につながる。

社会的養護には乳児院、児童養護施設、福祉型障害児入所施設、医療型障害児入所施設等の児童福祉施設、また、グループホームと呼ばれる地域小規模児童養護施設などの施設養護がある。多くが社会福祉法人等の民間団体によって設立されているが、近年では公立施設であっても民間委託等によるものもあり、公的機関と民間団体との役割関係にも変化が生じている。

また、家庭養護と位置づけられる里親制度やそこから発展したファミリーホームなどがある。里親制度は長らく取り組まれてきた社会的養護の機能の1つであるが、委託される児童数も里親登録数も伸び悩んできた経緯がある。「**新しい社会的養育ビジョン**」(2017〔平成29〕年)にも示されたように、民間団体による事業のみならず、民間人による要保護児童の受け入れ等、里親制度やファミリーホーム、特別養子縁組制度の拡充が求められる。

こうした新しい社会的養護の仕組みは国が制度を定めて、都道府県や市町村が実施する上で、多くの民間団体、民間人を必要とする。今後、さらに公私の協働による子ども家庭福祉施策が進行することになる。

児童福祉法第３条の２

国及び地方公共団体は、児童が家庭において心身ともに健やかに養育されるよう、児童の保護者を支援しなければならない。ただし、児童及びその保護者の心身の状況、これらの者の置かれている環境その他の状況を勘案し、児童を家庭において養育することが困難であり又は適当でない場合にあつては児童が家庭における養育環境と同様の養育環境において継続的に養育されるよう、児童を家庭及び当該養育環境において養育することが適当でない場合にあつては児童ができる限り良好な家庭的環境において養育されるよう、必要な措置を講じなければならない。

2. 行政のしくみと機関

A. 行政機関

［1］国の役割

子ども家庭福祉行政を所管する国の機関は「厚生労働省」であり、法案の作成、企画・調整、監査・指導、予算措置等を担っている。なかでも子ども・子育て支援に関わる部局として、2017（平成29）年、「子ども家庭局」が組織再編により新設された。この局は総務課、保育課、家庭福祉課、子育て支援課、母子保健課の5つの課で構成されている。こうした子ども家庭福祉施策に特化した行政組織の誕生により、子どもを取り巻く多様な課題のなかでも、政府が重点課題とする、少子化対策、子育て支援、児童虐待防止対策と連携した社会的養護の推進等が図られることになる。

> 児童福祉法第３条の３第３項
> 国は、市町村及び都道府県の行うこの法律に基づく児童の福祉に関する業務が適正かつ円滑に行われるよう、児童が適切に養育される体制の確保に関する施策、市町村及び都道府県に対する助言及び情報の提供その他の必要な各般の措置を講じなければならない。

また、国の役割には児童福祉法3条の3第3項にあるように、市町村や都道府県の施策が適切かつ円滑に行われているか、児童が適切に養育される体制の確保が十分であるか、監督することが定められており、市町村や都道府県に対して助言、情報提供、その他必要な措置を行う責務がある。

子ども家庭福祉に関するその他の国の機関として「内閣府子ども・子育て本部」が内閣府に設置されている。子ども・子育て支援のための基本的な政策や少子化対策に係る企画立案・総合調整を行っている。なかでも、少子化対策の大綱の作成および推進、子ども・子育て支援給付等の子ども・子育て支援法に基づく事務、認定こども園に関する制度に関する業務を担当する。それらの円滑な施策の推進のためには、厚生労働省、学校教育施策に関しては文部科学省、両者との連携が必要であり、内閣府子ども・子育て本部はその要として機能している。

図 3-2-1　社会福祉の実施体制の概要

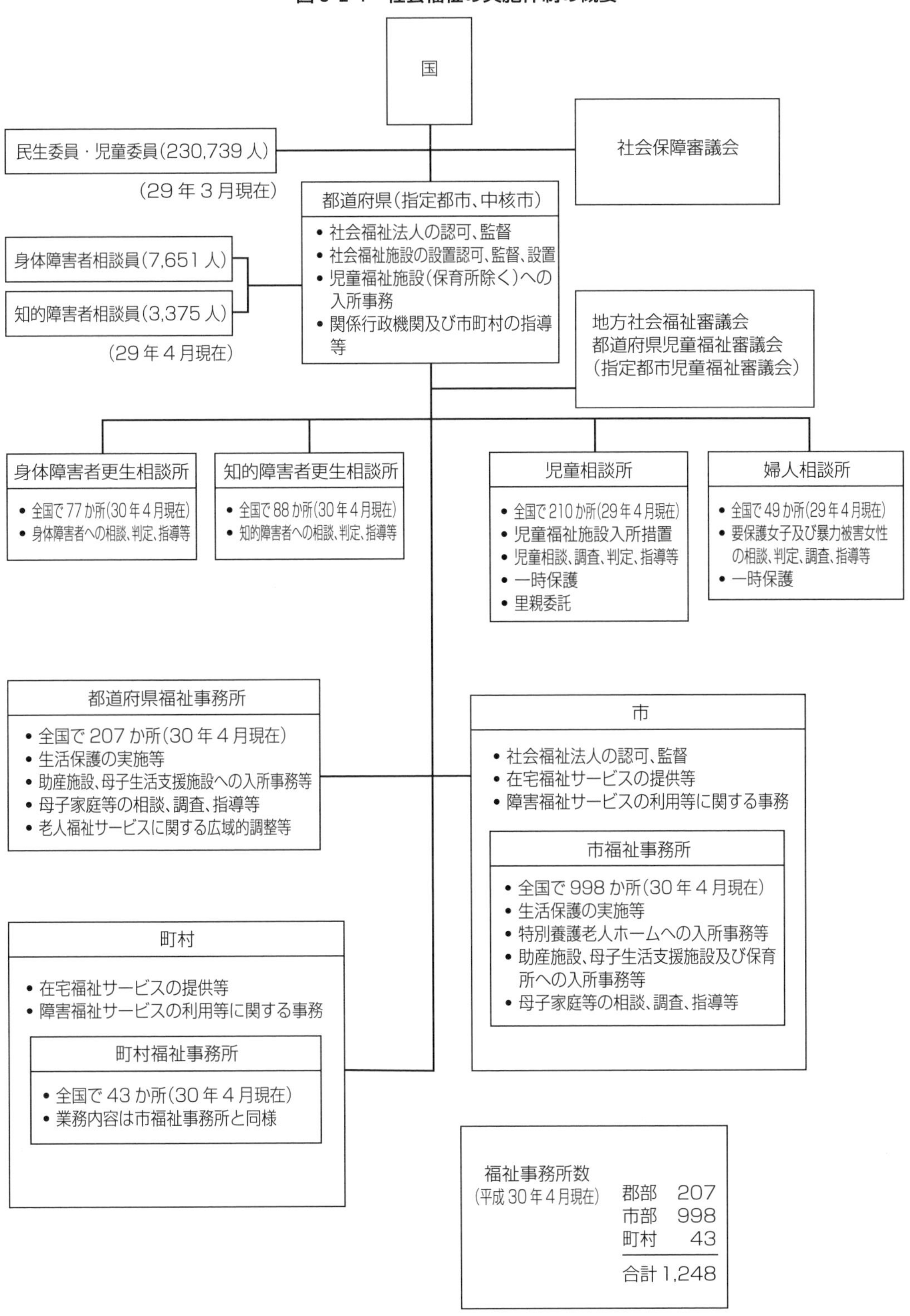

出典）厚生労働省ウェブサイト「平成 30 年版厚生労働白書　資料編」p.191 の図「社会福祉の実施体制の概要」.

[2] 都道府県・政令指定都市等の役割

都道府県は広域の地方公共団体として、その全域にわたる統一した対応を必要とする業務を行うが、子ども家庭福祉の領域においては市町村（特別区を含む）に対して、児童の福祉に関する業務が適正かつ円滑に行われるよう必要な助言および適切な援助を行うこととされる。

政令指定都市は政令で定める都市として、市でありながら都道府県とほぼ同格の権限をもって児童福祉に関する施策を実施しており、都道府県に設置が義務づけられる行政機関等を有することができる。また、**中核市**は、政令指定都市より権限は狭められるが、保健所の業務のほか、民生、保健衛生、環境保全、都市計画について政令指定都市に次ぐ権限が認められている。

児童福祉法第３条の３第２項

都道府県は、市町村の行うこの法律に基づく児童の福祉に関する業務が適正かつ円滑に行われるよう、市町村に対する必要な助言及び適切な援助を行うとともに、児童が心身ともに健やかに育成されるよう、専門的な知識及び技術並びに各市町村の区域を超えた広域的な対応が必要な業務として、第十一条第一項各号に掲げる業務の実施、小児慢性特定疾病医療費の支給、障害児入所給付費の支給、第二十七条第一項第三号の規定による委託又は入所の措置その他この法律に基づく児童の福祉に関する業務を適切に行わなければならない。

政令指定都市（地方自治法 252 条の 19 第 1 項）
政令で指定される人口 50 万人以上の市をいう。子ども家庭福祉領域では「児童福祉に関する事務」「母子保健に関する事務」など都道府県が処理することとされているものの全部または一部の業務を政令に基づいて行っている。

中核市（地方自治法 252 条の 22 第 1 項）
政令で指定される人口 20 万人以上の市をいう。政令指定都市が処理することができる事務のうち、一部を除いた業務を政令に基づき行っている。子ども家庭福祉の領域では、保育所などの設置認可・監督、母子・寡婦福祉資金の貸付けなどの業務を行っている。

また、都道府県は児童福祉法に基づく施策の実施にあたって、同法 11 条に業務が規定されている。第 1 の役割として児童および妊産婦の福祉に関する市町村の業務の実施に関して必要な実情の把握を行うことである。第 2 の役割として市町村相互間の連絡調整を図ること、市町村に向けた情報提供を行うこと、市町村職員の研修その他必要な援助を行うこと、これらに付随する業務を行うものとされている。主な業務は以下のとおりである。

①広域的な見地から実情の把握に努めること。
②児童に関する家庭等からの相談に対して専門的な知識や技術を必要とするものに応ずること。
③児童およびその家庭にとって必要な調査ならびに医学的、心理学的、教育学的、社会学的および精神保健上の判定を行うこと。
④児童およびその保護者にとって③の調査または判定に基づいて心理または児童の健康および心身の発達に関する専門的な知識および技術を必要とする指導その他必要な指導を行うこと。
⑤児童の一時保護を行うこと。
⑥里親に関する業務を行うこと。
⑦養子縁組に関わる当事者等の相談に応じ、必要な情報の提供、助言その

他の援助を行うこと。

図3-2-1で示すように、都道府県には児童福祉法８条等に基づいて設置が義務づけられた機関や施設等がある。児童福祉審議会、児童相談所、福祉事務所、地方版子ども・子育て会議がこれにあたる。

児童福祉審議会は児童福祉に関する事項を調査審議する機関として児童福祉法に規定されている。ただし、社会福祉法に規定する地方社会福祉審議会に児童福祉に関する事項を調査審議させる都道府県もある。これらの審議機関は都道府県知事等の諮問に答えること、関係行政機関に意見を具申することなどの役割がある。

> 児童福祉法第８条
> （前略）規定によりその権限に属させられた事項を調査審議するため、都道府県に児童福祉に関する審議会その他の合議制の機関を置くものとする。（後略）

「**児童相談所**」は児童福祉法12条に規定された行政機関であり、都道府県のみならず政令指定都市にも設置義務がある。児童相談所は「児童相談所運営指針」に基づいて運営されており、市町村と適切な役割分担・連携を図りながら、児童に関する家庭等からの相談に応じている。2006（平成18）年から**中核市**や同程度の人口規模の市、2017（平成29）年から特別区（東京23区）も設置できるようになった。

「**福祉事務所**」は社会福祉法14条に規定された行政機関であり、都道府県と市（特別区を含む）に設置義務がある。都道府県が設置する福祉事務所の管轄は福祉事務所を設置していない町村であり、生活保護法、児童福祉法、母子及び父子並びに寡婦福祉法に定める施策のうち、都道府県が行う事務とされているものである。

「**地方版子ども・子育て会議**」は子ども・子育て支援法77条に基づく審議会その他の合議制の機関として、都道府県や市町村に設置する努力義務を課している。地域の子育て支援事業の計画等の調査審議を行う機関である。

[3] 市町村の役割

市町村は最も住民に身近な地方公共団体であり、多くの直接的な住民サービスの担い手として位置づけられている。子ども家庭福祉においてもその役割を果たせるよう、児童の福祉に関する支援業務を適切に行わなければならないことが児童福祉法３条の３に規定されている。

また、**子ども・子育て支援法**や**母子保健法**に基づく各種支援事業等があり、地域における子ども家庭福祉は多様な法制度の枠組みによって住民サービスが提供されている。

市町村は児童福祉法に基づく施策の実施にあたって、同法10条に業務が規定されている。児童および妊産婦の福祉に関する業務について、主な業務は以下のとおりである。

①必要な実情の把握に努めること

②必要な情報の提供を行うこと

③家庭その他からの相談に応ずることならびに必要な調査および指導を行うことならびにこれらに付随する業務を行うこと。

④上記の他、児童および妊産婦の福祉に関し、家庭その他につき、必要な支援を行うこと。

⑤事務を適切に行うために必要な体制の整備に努めること。

⑥事務に従事する職員の人材の確保および資質の向上のために必要な措置を講じなければならないこと。

上記③の業務においては、市町村が児童相談所との連携を図らなければならないものとして以下のことを市町村長の責務としている。

⑦専門的な知識および技術を必要とするものについては、児童相談所の技術的援助および助言を求めなければならない。

⑧医学的、心理学的、教育学的、社会学的および精神保健上の判定を必要とする場合には、児童相談所の判定を求めなければならない。

図3-2-1で示すように、市町村には児童福祉法等に基づいて設置する機関や施設、事業等がある。福祉事務所、児童福祉審議会、市区町村子ども家庭総合支援拠点、市町村保健センター、子育て世代包括支援センター、要保護児童対策地域協議会、地方版子ども・子育て会議、地域子ども・子育て支援事業などがある。

要保護児童対策地域協議会
第4章10節の図4-10-4「要保護児童対策地域協議会の概要」を参照（p.212）。

「**福祉事務所**」は社会福祉法14条に規定された行政機関であり、都道府県と市（特別区を含む）に設置義務があるが、町村でも任意で設置することができる。**福祉六法**に定める援護、育成、更生の措置に関する事務を行う行政機関である。多くの福祉事務所で**家庭児童相談室**を設置しており、家庭相談員を配置して児童相談所等と連携しながら相談に応じている。

「**要保護児童対策地域協議会**」は2004（平成16）年に児童福祉法25条の2第2項により法定化されたもので、地方公共団体が設置することができる（努力義務）。2016（平成28）年時点で99.2％（1,727ヵ所）の市区町村が設置済みである。対象児童を早期に発見し、早期に適切な支援や保護を行うため、児童に関わる関係団体等が情報を共有し合い、支援内容を協議する機関である。

「児童福祉審議会」は児童福祉法8条の3に基づき、市町村も設置することができる。市町村児童福祉審議会は市町村長の管理に属しており、諮問に対して調査審議を行い答申することや関係機関へ意見具申を行う機関である。

「市町村保健センター」は市町村が設置するもので、都道府県が設置する保健所と連携して母子保健サービスを提供している。母子保健法に基づき、健康診査、保健指導、訪問指導等が行われる。

「**子育て世代包括支援センター**」は2016（平成28）年の母子保健法の改正により、母子健康包括支援センター（法律上の名称）として創設された。市町村において母子保健サービス、子育て支援サービスを包括的に行い、妊娠期から子育て期にわたり、切れ目なく提供するものである。

「**市区町村子ども家庭総合支援拠点**」は2016（平成28）年の児童福祉法等の一部改正により、基礎的な地方公共団体である市町村においては、児童および妊産婦の福祉に関する支援業務を適切に行うことが明確化されたことにより創設された組織である。設置および運営等については「市区町村子ども家庭総合支援拠点設置運営要綱」に規定されている。

この事業の目的はコミュニティを基盤にしたソーシャルワークの機能を担いながら、すべての児童とその家庭および妊産婦等を対象として、その福祉に関して必要な支援に係る業務全般を行うことである。具体的な業務内容は以下のとおりである。

①子ども家庭支援全般に係る業務（実情の把握、情報の提供、相談等への対応、総合調整）、②要支援児童および要保護児童等への支援業務（危機判断とその対応、調査、アセスメント、支援計画の作成等、支援および指導等、都道府県（児童相談所）による指導措置の委託を受けて市区町村が行う指導）、③関係機関との連絡調整、④その他の必要な支援。

子育て世代包括支援センター
第4章10節の図4-10-5「子育て世代包括支援センターの概要」を参照（p.212）。

市区町村子ども家庭総合支援拠点
第4章10節の図4-10-6「市区町村子ども家庭総合支援拠点の概要」を参照（p.213）。

B. 審議機関

子ども家庭福祉行政に関する審議機関には、国が設置する社会保障審議会、地方公共団体が設置する児童福祉審議会がある。

国が設置する**社会保障審議会**は厚生労働省設置法6条および7条に基づき、①厚生労働大臣の諮問に応じて社会保障に関する重要事項を調査審議すること、②厚生労働大臣または関係各大臣の諮問に応じて人口問題に関する重要事項を調査審議すること、③上記①②に規定する重要事項に関し、厚生労働大臣または関係行政機関へ意見具申することを責務としている。社会保障審議会には分科会があり、必要に応じて部会を置くことができる。社会福祉関係では「福祉文化分科会」があり、子ども家庭福祉に関する部会では「児童部会」「少子化対策特別部会」などがある。

地方公共団体においても、審議会やその他の合議制の機関が設置されている。都道府県・政令指定都市では、**児童福祉審議会**が児童福祉法8条に基づき設置が義務づけられており、都道府県知事等の諮問に応じること、関係行政機関への意見具申を行う役割があるが、社会福祉法に規定する地方社会福祉審議会に児童福祉に関する事項を調査審議させる都道府県・政令指定都市もある。

児童福祉審議会の多様な役割のなかでも、**児童虐待等への対応**において児童相談所が保護した児童の入所措置等の援助方針に関して、児童や保護者の意向が一致しない場合、児童福祉審議会へ諮問することが児童福祉法26条の6に規定されている。よって児童福祉審議会は外部の多様な専門職（医師、弁護士等）の参加により、児童相談所の援助決定の客観性の確保と専門性の向上を図る機関、児童の最善の利益について判断を委ねられる機関でもある。また、児童相談所は児童福祉審議会に対して、実施した立入調査、質問、臨検等、一時保護の実施状況、重大な児童虐待の事例その他の事項を報告しなければならないことが**児童虐待防止法**13条の4に規定されており、児童相談所の運営に関わるチェック機能の役割も果たしている。

国の子ども・子育て会議は子ども・子育て支援法72条に基づき、内閣府子ども・子育て本部に設置が義務づけられたものである。子育て支援のための基本的な政策や少子化対策に係る企画立案・総合調整の役割がある。

都道府県・政令指定都市、市町村においては、同法77条に基づき、地方版子ども・子育て会議の設置が努力義務とされている。審議される「**子ども・子育て支援事業計画**」の策定過程においては、有識者や関係団体、支援当事者等が参画し意思決定が行われる。

C. 相談機関

［1］児童相談所

児童相談所は、子ども家庭福祉の第一線の現業機関として、都道府県、指定都市に設置義務が課され（児童福祉法12条、同法59条の4、地方自治法156条）児童に関する各般の問題について、家庭その他からの相談に応じ、児童が有する問題または児童の真のニーズ、児童の置かれた環境等を的確に捉え、個々の児童や家庭等に最も効果的な援助を行い、子どもの福祉を図るとともにその権利を保護すること（以下「相談援助活動」という）を主たる目的として設置される児童福祉行政の中核的な行政機関である。2019（平成31）年4月1日現在、児童相談所数＝215ヵ所、一時保護所数＝139ヵ所設置されている。

なお、児童福祉法59条の4第1項により、中核市および児童相談所の設置を希望する市（**特別区**を含む）については任意に設置することができる行政機関である。現在、中核市については、横須賀市、金沢市、明石市に児童相談所が設置されている。

また、児童相談所設置市の事務範囲は、指定都市が行う事務と同様、相談業務、援助活動を実施するための児童福祉施設の設置の認可、里親の認定、要保護児童の保護措置および児童福祉法の適用がある少年について**強制的措置**を必要とする時の家庭裁判所送致等の実施を一貫して行う必要があるとされている。

さらに都道府県知事は、児童相談所設置市の長に対し、児童相談所の円滑な運営が確保されるように必要な勧告、助言または援助をすることができる（法59条の4第4項）としている。

(1) 児童相談所の機能

①市町村援助機能

児童相談所は、市町村による児童家庭相談への対応について、市町村相互の連絡調整、市町村に対する情報の提供その他必要な援助を行う。

児童相談所は子どもに関する家庭その他からの相談のうち、専門的な知識および技術を要するものに応ずる（法12条）。また、専門的な知識および技術等を必要とする相談について、市町村から児童相談所の技術的援助や助言などを求められた場合、必要な措置を講じなければならない（法12条2項）。

子ども本人やその家族など一般の相談者が、自らの相談が専門的な知識および技術等を要するものであるか否かを判断することは通常困難であり、児童相談所においては、相談の受付自体は幅広く行いつつ、その内容に応じて、市町村等の関係機関中心の対応とする、あるいは自らが中心となって対応していくことが適当である。

また、**要保護児童**を発見した者は、市町村、都道府県の設置する福祉事務所または児童相談所に通告しなければならないこととされている。児童相談所は、地域住民や関係機関から直接通告を受けて、あるいは通告を受けた市町村や都道府県の設置する福祉事務所から送致を受けて、援助活動を展開する（**図3-2-2**）。

なお、児童相談所の権限強化等として、児童相談所から市町村への事務送致が新設されている。

特別区
特別区とは、東京都23区をいう。特別地方公共団体の一種で、原則として市に関する規定が適用される。2016（平成28）年の児童福祉法改正により、政令で定める特別区は児童相談所設置市として、児童相談所を設置することができるようになり（児童福祉法59条の4第1項）、翌年4月より施行されている。ちなみに、荒川区、江戸川区、世田谷区の3区は、2020（令和2）年度に児童相談所を開設する予定である。

強制的措置
児童福祉法が認める児童保護手段の1つであり、一時保護（法33条）中または児童福祉施設（法7条）入所中の児童に対して、一時的かつ強制的に、その行動の自由を制限しまたはその自由を奪うような措置を必要とするときをいう（法27条の3参照）。

要保護児童
保護者のない児童または保護者に監護させることが不適当であると認められる児童をいう。

図 3-2-2　市町村・児童相談所における相談援助活動系統図

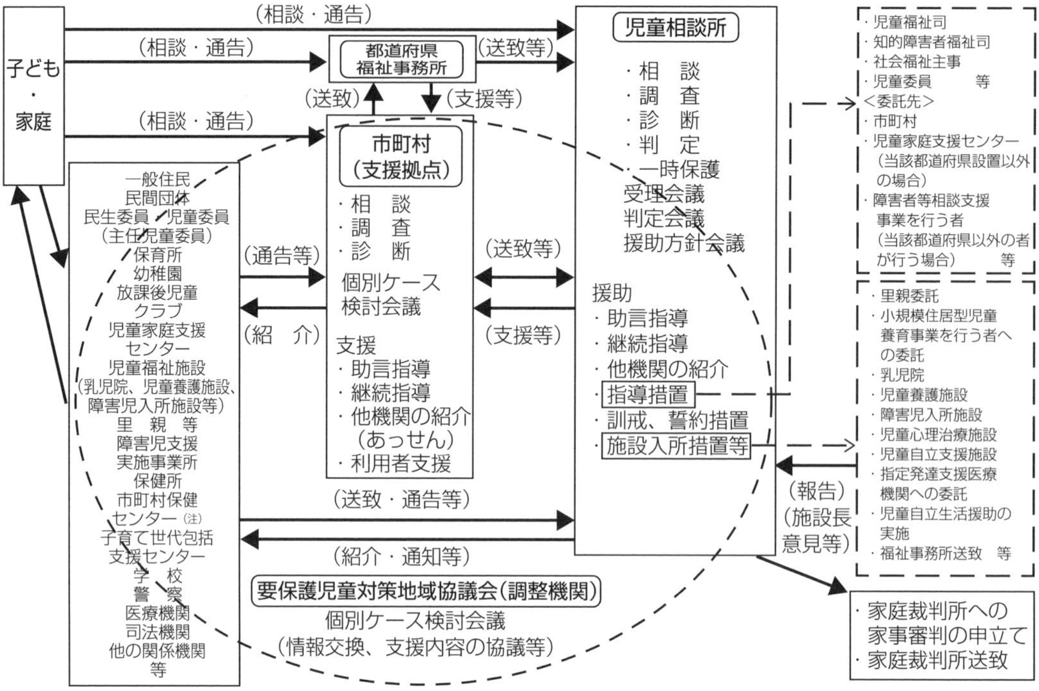

子ども・家庭
（相談・通告）
（相談・通告）
（相談・通告）
都道府県
福祉事務所
（送致等）
（送致）
（支援等）
児童相談所
・相　談
・調　査
・診　断
・判　定
・一時保護
受理会議
判定会議
援助方針会議
援助
・助言指導
・継続指導
・他機関の紹介
・指導措置
・訓戒、誓約措置
・施設入所措置等
市町村
（支援拠点）
・相　談
・調　査
・診　断
個別ケース
検討会議
支援
・助言指導
・継続指導
・他機関の紹介
（あっせん）
・利用者支援
（送致等）
（支援等）
（通告等）
（紹　介）
一般住民
民間団体
民生委員・児童委員
（主任児童委員）
保育所
幼稚園
放課後児童
クラブ
児童家庭支援
センター
児童福祉施設
（乳児院、児童養護施設、障害児入所施設等）
里　親　等
障害児支援
実施事業所
保健所
市町村保健
センター（注）
子育て世代包括
支援センター
学　校
警　察
医療機関
司法機関
他の関係機関
等
（送致・通告等）
（紹介・通知等）
要保護児童対策地域協議会（調整機関）
個別ケース検討会議
（情報交換、支援内容の協議等）
・児童福祉司
・知的障害者福祉司
・社会福祉主事
・児童委員　　等
<委託先>
・市町村
・児童家庭支援センター
（当該都道府県設置以外の場合）
・障害者等相談支援
事業を行う者
（当該都道府県以外の者が行う場合）　等
・里親委託
・小規模住居型児童
養育事業を行う者への委託
・乳児院
・児童養護施設
・障害児入所施設
・児童心理治療施設
・児童自立支援施設
・指定発達支援医療
機関への委託
・児童自立生活援助の
実施
・福祉事務所送致　等
（報告）
（施設長
意見等）
・家庭裁判所への
家事審判の申立て
・家庭裁判所送致

注：市町村保健センターについては、市町村の児童家庭相談の窓口として、一般住民等からの通告等を受け、相談得助業務を実施する場合も想定される。

出典）厚生労働省「児童相談所の運営指針について」図-2.

②相談機能

子どもに関する家庭その他からの相談のうち、専門的な知識および技術を必要とするものについて、必要に応じて子どもの家庭、地域状況、生活歴や発達、性格、行動等について専門的角度から総合的に調査、診断、判定（総合診断）し、それに基づいて援助指針を定め、自らまたは関係機関等を活用し一貫した子どもの援助を行う機能（法 12 条 2 項）である。実際の業務としては、調査の場合には、児童福祉司等が、児童、保護者等と面接したり、福祉事務所、児童委員等に文書で照会したりして行っている。また、判定、診断は児童心理司が心理テスト等を児童の状況に合わせたテストバッテリーを組みながら実施して、知能の発達状況、感情や情緒の成熟、性格等を理解することや医師の医学的診断もあわせて実施されている。

③一時保護機能

組織の大きな児童相談所に、児童を宿泊させ短期間保護することができる設備が付設されている。これを一時保護所といい、虐待などにより緊急保護を行う場合、行動観察など判定や治療のために必要な場合、施設入所を待機している場合などに、必要に応じて子どもを家庭から離して一時保護する機能（法12条2項、12条の4、33条）をもつ。一時保護所には保育士や児童指導員等の職員が配置されており、児童の個別的状況を考慮しながら生活指導を中心とした援助を行っている。

なお、2017（平成29）年の児童福祉及び児童虐待の防止等に関する法律の一部を改正する法律では、家庭裁判所による一時保護の審査の導入が行われ、親権者等の意に反して2ヵ月を超えて行う場合には、家庭裁判所の承認を得なければならないとされた。

④措置機能

調査・診断・判定に基づき、児童にとって最も適切な処置、取扱いを決定する。これを措置といい、関係職員の合議によって検討および確認される。主な内容としては以下の通りである。

- 子どもまたはその保護者を児童福祉司、児童委員、市町村、児童家庭支援センター等に指導させる。
- 子どもを小規模住居型児童養育事業を行う者、もしくは里親に委託する。または、子どもを児童福祉施設、もしくは指定発達支援医療機関に入所させ、もしくは委託する。

（法26条、27条、32条による都道府県知事〔指定都市または児童相談所設置市の市長を含む〕の権限の委任）

これらの措置については、執行責任の重大性などから、児童福祉法の規定では、都道府県知事（指定都市または児童相談所設置市の市長を含む）の権限で行われることになっているが、実際には児童相談所長が委任を受けて責任をもって実施している。

子どもを小規模住居型児童養育事業を行う者、もしくは里親に委託する。または、子どもを児童福祉施設、もしくは指定発達支援医療機関に入所させ、もしくは委託する
この場合の児童福祉施設は、保育所、母子生活支援施設、助産施設、児童厚生施設を除いたもの。

(2) 児童相談所の組織と職員

児童相談所の組織については、総務部門、相談・判定・指導・措置部門、一時保護部門の3部門をもつことを標準としている。

職員構成としては、所長、**児童福祉司**、**受付相談員**、児童心理司、心理療法担当職員、医師（精神科医、小児科医）、児童指導員、保育士、保健師、その他の専門職員などの職員が配置され、それぞれの職務を分担している。

児童福祉司
児童相談所に必置される児童福祉に関する専門職員。

受付相談員
相談援助での初回面接をするインテーク面接相談者。

なお、児童虐待防止対策の強化を図るための児童福祉法等の一部を改正する法律（令和元年6月19日成立）による児童相談所の体制強化および関係機関間の連携強化等では、都道府県は、児童相談所が措置決定その他の法律関連業務について、常時弁護士による助言・指導の下で適切かつ円滑に行うため、弁護士の配置またはこれに準ずる措置を行うものとするとされた。

また、児童相談所に、医師および保健師のいずれもの配置を義務化し、併せ、小児科医、精神科医、法医学者など事案に即した専門性を有する医療関係者との連携体制の強化を図るとしている。

さらに、一時保護等の介入的対応を行う職員と保護者支援を行う職員を分ける等の措置を講ずるものとするとされ、児童相談所において、機能に応じて部署や職員を分けることのほか、専門人材の確保および育成に関する方策など、体制整備を推進することについて、国において、その取組内容を示すとともに、都道府県等において、体制整備に関する計画策定を進められることになった。

(3) 職員資格と専門性

①職員資格

児童相談所の職員の資格については、法12条の3および13条ならびに則1条の6および2条によるほかそれぞれの専門職種の資格法によっている。

児童福祉司については、専門性の確保・向上を図りつつ、人材登用の幅を広げる観点から、2004（平成16）年の児童福祉法改正により2005（平成17）年4月から、現行制度の下で任用が認められている大学において社会学、心理学または教育学を専修する学科等を修めて卒業した者について、新たに福祉に関する相談業務に従事した一定の経験を求めるとともに、一定の実務経験などを前提としつつ、保健師や保育士といった幅広い人材の登用を新たに認めることとされた。児童心理司は法12条の3第4項に定める「同項第2号に該当する者又はこれに準ずる資格を有する者」であることが必要である。また、心理療法担当職員は、児童福祉施設の設置及び運営に関する基準75条3項に定める「心理療法を担当する職員」と同様の資格を有する者であることが望ましいとしている。

②職員の専門性

児童福祉に関する相談業務に携わる職員には、子どもの健全育成、子どもの権利擁護をその役割として、要保護児童やその保護者などに対して、援助に必要な専門的態度、知識技術をもって対応し、一定の効果を上げることが期待されている。そのためには、自らの職責の重大性を常に意識するとともに、専門性（**専門的態度、専門的知識、専門的技術**）を獲得するよう努めなければならない。

特に、所長は、子どもを守る最後の砦として一時保護や親子分離といった強力な行政権限が与えられた行政機関である児童相談所の責任者であり、その判断は、これを誤れば、子どもの命を奪うことにもつながりかねない極めて重大なものである。所長は、こうした極めて重大な権限行使の最終的判断を担うという職責の重大性を常に意識し、業務に従事すること

専門的態度
- 子どもや保護者の基本的人権の尊重
- 児童家庭相談に対する意欲と関心
- 自己受容・自己変革

専門的知識
- 人間や子どもに関する知識
- 児童家庭相談に関する知識（児童の権利に関する条約や児童福祉法など関連する条約・法令に関する知識を含む）
- 児童家庭相談の周辺領域に関する知識

専門的技術
- 対人援助に関する技術
- 児童家庭相談に関する技術
- 児童家庭相談の周辺領域に関する技術

が必要とされる。

(4) 相談の対象・受付件数・種類と対応

①相談の対象

児童相談所が対象とする子どもは18歳未満である。ただし、以下については例外規定が設けられている。

- 罪を犯した満14歳以上の子どもの家庭裁判所への通告（法25条）
- 18歳以上の未成年者に係るもの
- 里親等に委託されている子どもの満20歳に達するまでの委託の継続および児童福祉施設等に入所等している子どもの満20歳に達するまでの措置の継続（法31条）
- 18歳以上の未成年者について児童相談所長が行う**親権喪失**、親権停止および管理権喪失の審判請求およびこれらの審判の取消しの請求ならびに未成年後見人の選定および解任の請求（法33条の7から法33条の9まで）。
- 里親等委託中の18歳以上の未成年者で親権を行う者または未成年後見人のないものに対する親権代行（法33条の6第1項）。
- 妊婦からの相談

妊婦からの相談については、相談の趣旨を十分に受け止めた上で、保健所や市町村保健センターとの十分な連携のもと、必要に応じ適切な機関にあっせんするとともに、早期発見・早期対応および一貫した指導・援助の実施に努めるとしている。

②相談受付件数

児童相談所における受付件数は、**図3-2-3**の通りである。

1990（平成2）年頃までの、相談受付件数の伸び率はあまり変化がなかったが、その後増加傾向が見られており、2017（平成29）年では、46万件を超える件数となっている（**表3-2-1**）。

親権喪失
父または母による虐待または悪意の遺棄があるとき、その他父または母による親権の行使が著しく困難または不適当であることにより子の利益を著しく害するとき、家庭裁判所が、申立により、父または母について、親権喪失の審判をすること（民法834条）。

図 3-2-3　児童相談所における相談受付件数

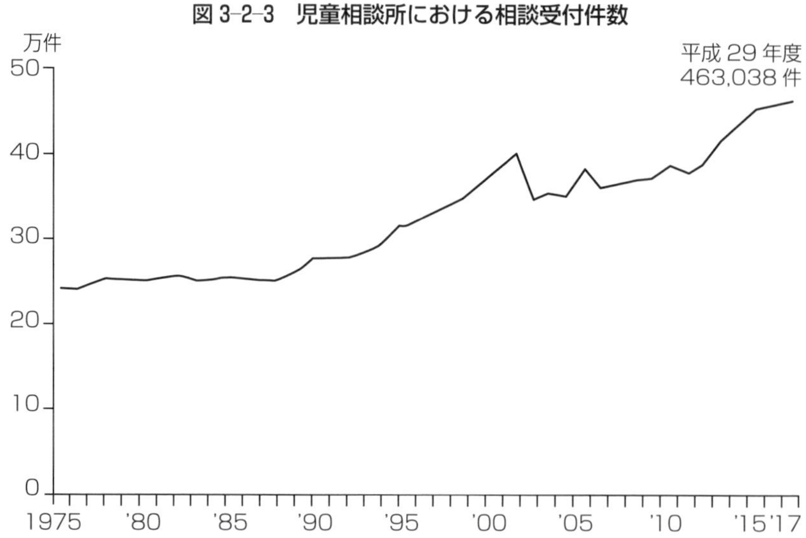

資料　厚生労働省「福祉行政報告例」
注　1）年度中に相談種別が決定した件数である。
　　2）平成 22 年度は，東日本大震災の影響により，福島県を除いて集計した数値である。
出典）厚生労働統計協会編『国民の福祉と介護（2019/2020）』厚生労働統計協会，2019，p.241.

③相談の種類と各種相談の対応の基本

相談の種類は子どもの福祉に関する各般の問題にわたるが、大きくは養護相談、障害相談、非行相談、育成相談、その他の相談に分類される。なお、相談種別対応件数の年次推移については**表 3-2-1** の通りである。

表 3-2-1　児童相談所における相談の種類別対応件数の年次推移

（単位：件）	平成 25 年度		26 年度		27 年度		28 年度		29 年度	
		構成割合（%）		構成割合（%）		構成割合（%）		構成割合（%）		構成割合（%）
総　　数	391 997	100.0	420 128	100.0	439 200	100.0	457 472	100.0	466 880	100.0
養護相談	127 252	32.5	145 370	34.6	162 119	36.9	184 314	40.3	195 786	41.9
障害相談	172 945	44.1	183 506	43.7	185 283	42.2	185 186	40.5	185 032	39.6
育成相談	51 520	13.1	50 839	12.1	49 978	11.4	45 830	10.0	43 446	9.3
非行相談	17 020	4.3	16 740	4.0	15 737	3.6	14 398	3.1	14 110	3.0
保健相談	2 458	0.6	2 317	0.6	2 112	0.5	1 807	0.4	1 842	0.4
その他の相談	20 802	5.3	21 356	5.1	23 971	5.5	25 937	5.7	26 664	5.7

出典）厚生労働省「平成 29 年度福祉行政報告例の概況」を一部修正.

●養護相談

子ども虐待、養育困難などに関する相談が主な内容となる。

保護者の不在、棄児、離婚等による養育困難児童、保護者の病気、虐待・放任のケース等、家庭環境のアセスメントが大きな比重を持っており、それぞれの相談に応じて的確にアセスメントする必要がある。

特に子ども虐待のケースの場合には、地域における関係機関から構成され、子どもやその保護者に関する情報の交換や支援や援助内容の協議を行う、要保護児童対策地域協議会の市町村における設置や運営を支援するなど、虐待の予防・早期発見から虐待を受けた子どもの保護・自立支援に至るまでの関係機関による連携体制づくりに努める。通告がありながらも、保護者等に相談を受ける動機づけが乏しい場合も多く、一方で判断や対応を誤ると死亡等の重大な事態を招きかねないため、とりわけ迅速な対応と的確な判断が求められる。援助方針を検討するに当たっては、常に子どもの最善の利益に留意し、場合によっては、施設入所の承認を得るための家庭裁判所に対する**家事審判**の申立てや**親権喪失宣告**の請求も検討する。なお、この際においても保護者等に対して相談援助技術を駆使しながら十分な指導と調整を行う。

虐待および長期にわたり要養護状態に置かれている子どもについては、その環境が子どもの心身の発達に及ぼす影響等に特に留意し、調査、診断、判定、援助において十分に配慮する。

●障害相談

障害相談は、発達障害、知的障害、肢体不自由、重症心身障害、視覚障害、言語障害、自閉症等の障害のある児童に関する相談である。医師の診断を基礎として展開されることが考えられるが、生育歴、周産期の状況、家族歴、身体の状況、精神発達の状況や情緒の状態、保護者や子どもの所属する集団の状況等について調査・診断・判定をし、必要に応じた援助に結びつける必要がある。専門的な医学的治療が必要な場合には、医療機関等にあっせんするとともに、その後においても相互の連携に留意する。

●非行相談

窃盗、傷害、放火等の**触法行為**があった児童や浮浪、乱暴等の行為のみられる**虞犯**(ぐ)児童に関する相談である。児童相談所への通告等がありながらも、子ども、保護者等に相談を受ける動機づけが十分でないものもあるため、高度のソーシャルワーク技術が求められる。

学校等所属集団からの相談や通告については、所属集団との連携が不可欠であり、事前の打合せを綿密に行い、相互の役割分担を明確にするとともに、**子どもの最善の利益**の確保ならびに子どもの意向、保護者の意思に

家事審判
児童福祉法28条1項では、保護者が子どもを虐待、著しくその監護を怠り、その他保護者に監護させることが著しく子どもの福祉を害する場合において、施設入所などの措置をとることが親権者または後見人の意に反するとき、児童相談所長は、家庭裁判所の承認を得て施設入所などの措置をとることができるとしている。

親権喪失宣言
親が親権を濫用したり、親として著しく不行跡と認められる場合、児童相談所長は家庭裁判所に対し親権喪失の請求を行うことができる。

触法行為
刑罰法令に触れるものの本人が14歳未満であるため刑事事件は問われない行為のこと（少年法3条1項2号）。

虞犯(ぐ)
たび重なる家出や深夜徘徊、暴走族や暴力団関係者など不道徳な人との交際、いかがわしい場所への出入り、性的逸脱など、将来刑罰法令に触れる行為を行うおそれのある問題行動のことである。

子どもの最善の利益
児童の権利に関する条約が1989年11月20日第44回国連総会にて採択された。その中の第3条で「子どもの最善の利益」が謳われている。

十分配慮する必要がある。個々の子どもや家庭にのみ焦点を当てるのではなく、その子どもを含む集団全体を対象とし、関係機関との十分な連携にも留意する。その際、各機関との情報交換を密にし、その子どもや家庭に対する共通の認識に立った一体的な援助活動が行えるよう努める。

触法行為に係るものも含め非行少年に関する通告を受けた場合には、児童福祉の観点から調査を十分に行うことが必要となる。

●育成相談

育成相談は不登校、性格行動相談、しつけ、適性等に関する相談である。子どもの生育歴、性格や欲求の状態、親子関係や近隣、所属集団等との関係が主として調査・診断・判定の対象となる。

適切な助言指導で終結することもあるが、担当教師、施設職員等関係者との適切な連携による援助を必要とする場合には、相互理解を深めるよう留意する。継続的な援助が必要な場合には、相互理解を深めるよう留意し、子ども、保護者等に対し、問題解決に対する動機づけを十分に行い、各種のソーシャルワーク、カウンセリング、心理療法等の技法による援助を行う。

●その他の相談

児童相談所は、里親希望に関する相談、夫婦関係等についての相談等、上記（養護相談、障害相談、非行相談、育成相談）のいずれにも含まれない相談を受けた場合にも、相談に来所した人の気持ちを十分理解したうえで対応し、児童相談所の役割を超えるものや、保健所等関係機関での援助が子ども、保護者等の福祉向上につながると考えられるものについては、適切な機関にあっせんすることも重要である。保健に関する相談については、特に医師や保健師との十分な連携を図る必要がある。

●いじめ相談

上記の（養護相談、障害相談、非行相談、育成相談、その他の相談）の各種相談の一環として行われる「いじめ」に関する相談に対応するに当たっては、子どもの錯綜する気持ちに十分配慮して、安心できる雰囲気を作り、悩みを一緒に考えるという姿勢で相談に臨むとともに、保護者に対しても苦悩する心情に十分配慮することが重要である。また、子ども本人や保護者への援助を行うとともに、いじめの原因、態様、程度等の状況に応じて、学校や教育委員会と十分な連携を図るとともに、必要に応じ、医療機関、警察等とも協力をしつつ対応を進めることが必要である。

(5) 援助指針の重要性

児童相談所は受理した相談について、種々の専門職員の関与による調査・診断・判定を行い、それに基づいて援助指針を作成し援助を行う。援助指針の決定は、できるだけ迅速に行うよう努める必要がある。

援助の内容としては、自らが有している機能を活用する指導のほか、児童福祉施設、里親への措置、他の機関への送致、あっせん等があるが、いずれの場合においても具体的な**援助指針**の作成は必要不可欠であり、また、それに基づき行われた援助の結果を追跡、確認し、援助指針の検証や新たな指針の作成を進めていく。

児童福祉施設または里親委託の措置をする場合には、援助指針（里親委託の措置の場合は自立援助計画）を策定し、それに基づき行われた援助について定期的に検証を行い、必要に応じて方針等の見直しを行うことが重要である。

[2] 福祉事務所・家庭児童相談室

(1) 福祉事務所とは

福祉事務所とは、社会福祉法14条に規定されている「福祉に関する事務所」をいい、福祉六法（生活保護法、児童福祉法、母子及び父子並びに寡婦福祉法、老人福祉法、身体障害者福祉法および知的障害者福祉法）に定める援護、育成または更生の措置に関する事務を司る第一線の社会福祉行政機関である。都道府県および市（特別区を含む）は設置が義務づけられており、町村は任意で設置することができる。1993（平成5）年4月には、老人および身体障害者福祉分野で、2003（平成15）年4月には、知的障害者福祉分野で、それぞれ施設入所措置事務等が都道府県から町村へ移譲されたことから、都道府県福祉事務所では、従来の福祉六法から福祉三法（生活保護法、児童福祉法、母子及び父子並びに寡婦福祉法）を所管することとなった。

市の福祉事務所においては、必要に応じて地域福祉や介護保険などの事務のほか、民生委員、災害救助等広く社会福祉全般に関する事務を司っている場合もある。

福祉事務所には、社会福祉法15条に基づいて**所長**、**査察指導員**、**現業員**、**事務員**が配置されている。このほか、各法等により老人福祉指導主事（郡部は任意、市部は必置）、身体障害者福祉司（市部任意）、知的障害者福祉司（市部任意）、家庭児童相談員（任意）、母子・父子自立支援員（任意）などが配置されている。

(2) 福祉事務所の組織

福祉事務所は条例に基づき設置される。組織名称は、条例によりたとえば「本市では保健福祉部のうち、生活福祉課、児童家庭課、高齢者支援課、障害福祉課の4課を社会福祉法の「福祉事務所」とする。福祉事務所

援助指針
子どもの最善の利益を追求するための指針であり、効果的な援助を実施するためには、個々の子どもとその家族の複雑な支援ニーズを適切に把握・評価し、具体的で実効性のある指針の策定が必要不可欠である。当該指針に基づき、支援を実施するからこそ、子どもの自立支援を効果的に推進することが可能となることに留意し、適切に対応すること。援助指針は、児童相談所の果たす役割を明らかにするとともに、児童相談所と子ども、保護者、関係機関、施設等をつなぐ橋渡しの役割を果たすものである。

所長
都道府県知事または市町村長（特別区の区長を含む）の指揮監督を受けて、所務を掌理する。

査察指導員
所の長の指揮監督を受けて、現業事務の指導監督を司る（資格要件：社会福祉主事）。

現業員
所の長の指揮監督を受けて、援護、育成または更生の措置を要する者等の家庭を訪問し、または訪問しないで、これらの者に面接し、本人の資産、環境等を調査し、保護その他の措置の必要性の有無およびその種類を判断し、本人に対し生活指導を行う等の事務を司る（資格要件：社会福祉主事）。

事務員
所の長の指揮監督を受けて、所の庶務を司る。

長は保健福祉部長が兼務する」などと規定され役所の内部組織として位置づけられている。

①都道府県福祉事務所（郡部福祉事務所）

生活保護法、児童福祉法、母子及び父子並びに寡婦福祉法に定める援護または育成の措置に関する事務のうち、都道府県が処理することとされているものを司るところとする（社会福祉法14条5項）とされている。担当業務は以下の通りである。

- 生活保護関係：地方事務所の管轄する町村の生活保護世帯の実態把握や処遇等
- 生活困窮者自立支援関係：生活困窮者自立相談支援事業等の計画・実施
- 児童・家庭福祉関係：DVへの対応やひとり親家庭等への支援、児童福祉施設監督事務等
- その他：管内町村への連絡調整事務

②市福祉事務所

生活保護法、児童福祉法、母子及び父子並びに寡婦福祉法、老人福祉法、身体障害者福祉法および知的障害者福祉法に定める援護、育成または更生の措置に関する事務のうち、市町村が処理することとされているものを司るところとする（社会福祉法14条6項）。担当業務は以下の通りである。

- 生活保護関係：市内の生活保護ケースの実態把握や処遇など。
- 生活困窮者自立支援関係：生活困窮者自立相談支援事業等の計画・実施
- 児童・家庭福祉関係：各種子育て支援事業の実施、保育所の入所、児童厚生施設の運営管理、ひとり親家庭等への貸付金等支援、各種児童手当・医療費助成関係など。
- 身体・知的障害者福祉：障害者福祉計画担当、障害者手帳の申請・交付、支援法に基づく認定事務、各種支援サービス、施設入所、日常生活用具・補装具の申請、自立支援医療（更生医療）・育成医療、障害者福祉手当関係、医療費助成など。
- 高齢者福祉関係：高齢者保健福祉計画担当、老人ホームへの措置入所、在宅介護支援センター関係、老人クラブ助成、緊急通報システムの整備、敬老事業など。
- その他：各法（介護保険法、国民健康保険法など）に定められる市町村の事務や、その他地域福祉等の社会福祉全般に関する事務として市町村福祉事務所で扱うもの。

(3) 家庭児童相談室とは

家庭児童相談室は福祉事務所の家庭児童福祉に関する相談指導業務を強

化する目的で、1964（昭和39）年から都道府県または市町村の福祉事務所に設置されている。これは、1958（昭和33）年の第2回国際児童福祉研究会議（東京開催）を契機に、児童福祉の方向として、保護児童を施設に入所させて保護する施策を強化するのではなく、家庭で生活する児童に対して、問題の発生を未然に防止・予防する相談援助活動を積極化すべきであるという考え方が強調されるようになってきたためである。

このような児童福祉における方向性に呼応して、わが国においても地域に密着した児童福祉の相談援助活動が強化される機関として家庭児童相談室が設置されるようになった。また、これは、福祉事務所の業務が生活保護の業務中心となり、本来福祉事務所の業務とされる児童相談に十分に対応できない状態を改善するとともに、広域な範囲を担当する児童相談所における相談援助活動が、住民にとっては利便性が不十分である点を補完した施策でもあった。

①家庭児童相談室の業務内容

家庭児童相談室は子どもの健全育成に関する専門的な相談を受付け、市町村内の関係機関との連携を行い地域全体で子育てを支援していくための施設であるが、福祉事務所が行う児童福祉に関する業務のうち、専門的技術を必要とする業務を行っている。

家庭児童相談室には**社会福祉主事**および**家庭相談員**が配置され、子育てに関する相談、地域の生活環境などに関する相談、子どもの発達に関する相談、幼児や学童の行動上の問題に関する相談などに応じる。相談の形態は来所による面接相談や電話相談のほか、必要に応じ家庭訪問による面接相談も行っている。家庭児童相談室は、相談内容にあわせ、児童相談所、保健所、学校、警察署、主任児童委員、民生児童委員との連携や地域住民との連絡・広報などの活動も行っている。児童の養育に欠ける問題、養育についての経済問題、不良な地域環境等の環境福祉に関する相談、児童の発達に関する相談、保育施設、学校等集団生活における生活行動上の問題に関する相談などが多く寄せられている。

②家庭児童相談室のあり方

都道府県福祉事務所の大半に設置されていた家庭児童相談室については、これまで郡部（町村部）における身近な児童家庭相談窓口としての役割を果たしてきたが、児童福祉法の改正により、市町村が児童家庭相談の第一義的な窓口となったことから、役割が重複するため、機関としての（郡部）家庭児童相談室は基本的には整理される方向にあると考えられる。しかし、これまで家庭児童相談室が担ってきた町村のサポート機能や蓄積されてきた家庭児童相談室のノウハウを継承するための方策として、

社会福祉主事
都道府県、市および福祉事務所を設置する町村に置かれる職であり、福祉事務所を置かない町村においても社会福祉主事を置くことができる（社会福祉法18条1項、2項）。また、社会福祉主事として任用されるための資格のことを、社会福祉主事任用資格という。

家庭相談員
福祉事務所内にある家庭児童相談室において、児童を育てる上でいろいろな問題を抱えている親に対し、助言や指導を行っている。相談としては児童の不登校や学校での人間関係、家族関係、性格・生活習慣の問題、発達や言葉の遅れ、非行など多岐にわたっており、問題を抱えた児童の保護者と直接会って相談にのるほか、電話や手紙などでも対応している。

人事の活用や市町村のサポートの拠点機関としての役割や市町村の相談機関としての活用などの意見が出されている。

市における家庭児童相談室は、児童家庭相談の重要な役割を担っており、近年、新たに設置する自治体が増加している。こうした市の家庭児童相談室については、これまでの児童家庭相談の経験を活かした市の児童家庭相談の中核となることが期待されている。

［3］児童家庭支援センター

(1) 児童家庭支援センターの役割としくみ

児童家庭支援センターは、1997（平成 9）年の児童福祉法改正で制度化され、児童に関する家庭その他からの相談のうち、専門的な知識および技術を必要とするものに応じるとともに、児童相談所からの委託を受けた児童およびその家庭への指導、その他の援助を総合的に行う機関である。全国 132 ヵ所（令和元年 9 月現在）に設置されている。

2008（平成 20）年に一部改正された児童福祉法では児童家庭支援センターについて「地域の児童の福祉に関する各般の問題につき、児童に関する家庭その他からの相談のうち、専門的な知識及び技術を必要とするものに応じ、必要な助言を行うとともに、市町村の求めに応じ、技術的助言その他の必要な援助を行うほか、第 26 条第 1 項第 2 号及び第 27 条第 1 項第 2 号の規定による指導を行い、あわせて児童相談所、児童福祉施設等との連絡調整その他厚生労働省令の定める援助を総合的に行うことを目的とする施設とする」（法 44 条の 2）と示された。平成 20 年の児童福祉法改正で、市町村の求めに応じ、技術的助言その他必要な援助を行うことも業務に加えられた。児童家庭福祉センターは、乳児院、母子生活支援施設、児童養護施設、児童心理治療施設、児童自立支援施設のいずれかに付置されていたが、児童福祉施設における要保護児童に対する支援に限らず、里親支援を担うための児童家庭支援センターの設置などが期待され、付置規定が削除された。また、単独設置も可能となった。さらに、2011（平成 23）年 4 月の実施要綱改正で、里親やファミリーホームの支援を行うことが明記された。

(2) 児童家庭支援センターの事業内容

児童家庭支援センターの事業は、以下のようなものがある。

- 児童に関する家庭その他からの相談のうち、専門的な知識および技術を必要とするものに応じる。
- 市町村の求めに応じ、技術的助言その他必要な援助を行う。
- 児童相談所において、施設入所までは要しないが要保護性がある児童、施設を退所後間もない児童等、継続的な指導措置が必要であると判断された児童およびその家庭について、指導措置を受託して指導を行う。

- 里親およびファミリーホームからの相談に応ずる等、必要な支援を行う。
- 児童相談所、市町村、里親、児童福祉施設、要保護児童対策地域協議会、民生委員、学校等との連絡調整を行う。

児童家庭支援センターでは、児童虐待の発生予防や親子関係の再構築支援、心のダメージの回復を目指した専門的ケアを実施しており、併せて家族全体が抱える問題への伴走型の支援や一人ひとりのニーズに合わせたアフターケア（自立支援）を実践している。なお、児童に関する家庭その他からの相談のうち、特に施設を退所した者等について、生活、就業に関して相談できる体制を整備するとともに、退所者等の自助グループにおいて意見交換や情報交換を行う場の提供等を行う事業について、「**退所児童等アフターケア事業実施要綱**を定め、2010（平成22）年4月1日から実施している。

また、社会的養護施設と地域とをつなぐソーシャルワーク機能を持つ支援拠点として、子育て短期支援事業（ショートステイ）の利用調整、市町村の実施する乳幼児健診事業運営の支援、要保護児童対策地域協議会の機能強化や児童虐待防止に関する研修への協力等々、それぞれの児童家庭支援センターが地域の実情やニーズに応じた地域支援事業を展開している。

退所児童等アフターケア事業実施要綱
児童養護施設退所者等は、地域社会において自立生活を送る際にはさまざまな生活・就業上の問題を抱えながら、自らの努力で生活基盤を築いていかなければならない。このため、これらの子ども（18歳以上の者を含む。以下同じ）に対し生活や就業に関する相談に応じるとともに、子どもが相互に意見交換や情報交換等を行えるよう自助グループ活動を支援するなど、地域社会における社会的自立の促進を図ることを目的とする事業の実施要綱。

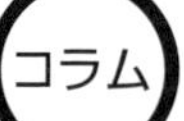

虐待に対応する児童相談所職員のジレンマ

私は、児童相談所で虐待対応チームのメンバーとして仕事をしてきました。身体的虐待は外に見えやすいので、福祉の関係者をはじめ、教育・医療関係者にも理解されやすく、怪我をしている、家に帰ると子どもの安全面でのリスクがある等の場合は、重症度の高いケースと判断されてきました。このようなケースであれば、児童相談所内でも、子どもの状況が非常にひっ迫しているということで、保護せざるを得ないという結論が出されます。一方で、ネグレクトケースというのは、家庭訪問すると、食事や就寝時間が不規則、洗濯がされていない、あるいは家の中がかなり汚れているという状況なのですが、それだけでは支援や介入につなげられないことがよくあります。中には、地域の関係機関から、「こんなに酷いから、ネグレクトだから保護してくれ」と要望が寄せられることもあります。しかし、情報が断片的で、確かにリスクはあるだろうけれども、どれくらいのハイリスクな状況なのかということが分からず、判断に困ることが多々ありました。しかし実際には、そうしたケースで、保護や支援が必要な場合が相当数あるのです。

もちろん虐待対応チームでは、どのようなケースに関しても、通報があれば出向いて行き、調査し、アセスメントを行います。しかし、児童相談所の援助方針会議では、慢性的なネグレクトケースに対しては、なかなか保護の方針がでない傾向があるのも事実です。ネグレクトケースの子どもよりも、緊急に保護を必要としている子どもが優先されることも多いのではないでしょうか。

子ども虐待の背景には、家族の問題、経済的な問題など、複雑な生活課題が入り組んでいる場合が多いといえます。1つひとつのケースを大切にして、アプローチすることが重要です。そして支援していく際の基本になるのは、実際に虐待があったかどうかということだけでなく、もっと広い意味で、家庭のもつニーズの部分に注目していくことです。虐待相談を受けるときも、家族の生活課題やニーズから、ネグレクトの部分に着目すると、かなり違う見方ができるのではないかと考えています。そしてネグレクトに関するアセスメントを丁寧にしていくことで、適切な支援につなげていくことが重要だと考えます。

D. 関連機関

[1] 保健所・市町村保健センター

保健所は、地域保健法5条に規定された公的機関であり、地域における公衆衛生に関する中核的な拠点である。都道府県、政令市、中核市、その他政令で定める市、特別区に設置される。

保健所の主な事業内容は同法6条に規定されており、以下の通りである。①地域保健に関する思想の普及および向上に関する事項、②人口動態統計その他地域保健に係る統計に関する事項、③栄養の改善および食品衛生に関する事項、④住宅、水道、下水道、廃棄物の処理、清掃その他の環境の衛生に関する事項、⑤医事および薬事に関する事項、⑥保健師に関する事項、⑦公共医療事業の向上および増進に関する事項、⑧母性および乳幼児ならびに老人の保健に関する事項、⑨歯科保健に関する事項、⑩精神保健に関する事項、⑪治療方法が確立していない疾病その他の特殊の疾病により長期に療養を必要とする者の保健に関する事項、⑫エイズ、結核、性病、伝染病その他の特殊の疾病により長期に療養を必要とする者の保健に関する事項、⑬衛生上の試験および検査に関する事項、⑭その他地域住民の健康の保持および増進に関する事項。

保健所には地域保健法施行令5条で定められた職員として、医師、歯科医師、薬剤師、獣医師、保健師、助産師、看護師、診療放射線技師、臨床検査技師、管理栄養士、歯科衛生士、統計技術者、その他必要と認める職員などが配置されている。

市町村保健センターは1994（平成6）年の地域保健法の改正により、その18条に規定された公的機関であり、住民に対して健康相談、保健指導および健康診査、その他地域保健に関する必要な事業を行うことを目的としている。

1997（平成9）年には母子保健サービスの提供主体が保健所から市町村へ委譲されており、子ども家庭福祉に関する事業として、①健康診査（1歳6か月児健康診査、3歳児健康診査等）、②保健指導（妊産婦とその配偶者、乳幼児の保護者等）、③母子健康手帳の交付、④訪問指導（妊産婦、新生児、未熟児等）、⑤療養援護等（未熟児養育医療）などがある。

2016（平成28）年の母子保健法の改正により、**子育て世代包括支援センター**（法律上は母子健康包括支援センター）が創設された。今後、妊娠期から子育て期にわたり、必要な支援を切れ目なく提供するための仕組みが構築されていく中で、連携機関として市町村保健センターの役割は大きい。

市町村保健センターと子育て世代包括支援センターの連携
「子育て世代包括支援センター業務ガイドライン」には、「市区町村の実情に応じて、子育て世代包括支援センターとしての機能を有する窓口は、市町村保健センターや利用者支援事業実施機関などが想定されている」とある。実際には、子育て世代包括支援センターは、利用者支援事業（母子保健型）または市町村保健センターを中心に実施されているところが多い。

[2] 家庭裁判所

家庭裁判所は裁判所法に基づき設置された司法機関であり、家庭に関する事件の審判（家事審判）や調停（家事調停）とともに、少年法が定める保護事件の審判（少年審判）などの業務を行っている。特に児童虐待対応等、児童相談所と家庭裁判所との連携強化が求められており、児童の最善の利益の判断に深く関わっている。

ここでは、特に児童福祉法に規定されている家庭裁判所の役割を中心に述べていく。なお、少年法に規定されている家庭裁判所の役割については、**第4章2節**で詳しく述べる。

児童福祉法25条の要保護児童発見者の通告義務規定において、その対象が罪を犯した満14歳以上の児童については、家庭裁判所に通告しなければならないことになっている。

保護者が、その児童を虐待し著しくその監護を怠り、その他保護者に監護させることが著しく当該児童の福祉を害する場合、都道府県の採るべき措置として、児童福祉法27条1項3号の規定により、児童を小規模居住型児童養育事業を行う者もしくは里親に委託するか、乳児院、児童養護施設、障害児入所施設、児童心理治療施設、児童自立支援施設に入所させることができる。しかし、児童相談所の入所措置等の援助方針と保護者の意向が一致しない場合、また児童福祉審議会による調査審議において入所措置等の妥当性が認められたことに対しても不同意の場合、児童福祉法28条の規定により家庭裁判所の承認を得て、その措置を採ることができる。

2017（平成29）年の児童福祉法等の改正により、虐待を受けている児童等の保護を図るため、里親委託・施設入所の措置の承認の申立てがあった場合に、家庭裁判所が都道府県に対して保護者指導を勧告することができる等、児童の保護についての司法関与を強化する等の措置を講じられるようになった。**図3-2-4**に示すように、虐待を受けている児童等の保護者に対する指導への司法関与について、①里親委託・施設入所の措置の承認（児童福祉法28条）の申立てがあった場合に、家庭裁判所が都道府県に対して保護者指導を勧告することができ（新設②）、都道府県は、当該保護者指導の結果を家庭裁判所に報告する（同法28条4項）（新設⑤）。②①の勧告を行い、却下の審判をする場合（在宅での養育）においても、家庭裁判所が都道府県に対して当該保護者指導を勧告することができる（同法28条7項）（新設⑥）。③①および②の場合において、家庭裁判所は、勧告した旨を保護者に通知する（同法28条5項・8項）（新設③）。

家庭裁判所による一時保護の審査の導入についても、2017（平成29）年の児童福祉法の改正により、児童相談所長等が行う一時保護について、

図 3-2-4　虐待を受けている児童等の保護者に対する指導への司法関与

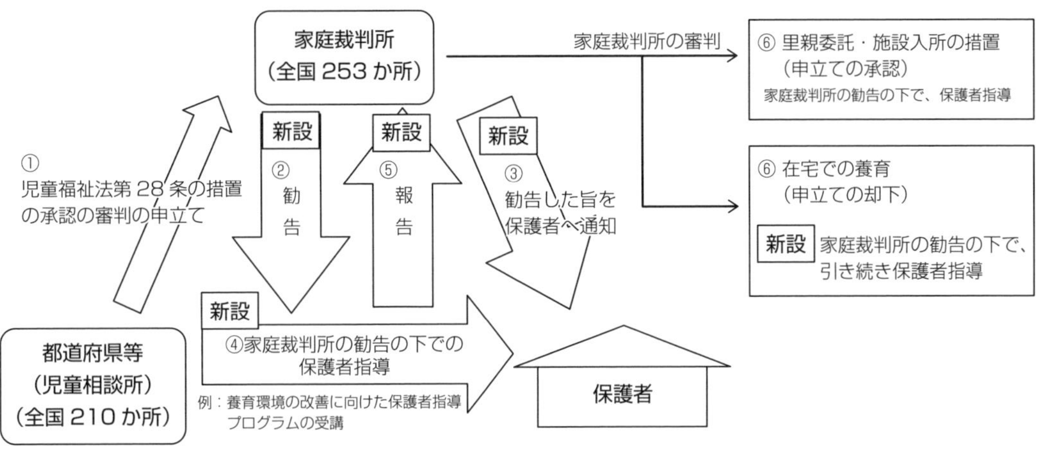

出典）厚生労働ウェブサイト「平成 29 年全国児童福祉主管課長・児童相談所長会議資料（平成 29 年 8 月 17 日）」p.116.

親権者等の意に反して2ヵ月を超えて行う場合には、家庭裁判所の承認を得なければならない（同法 33 条 5 項）とされた。

また、家庭裁判所が、罪を犯した児童や刑罰法令に触れる行為をした児童、将来罪を犯すおそれのある児童や刑罰法令に触れる行為をするおそれのある児童について、児童自立支援施設等に送致する保護処分の決定をした場合、都道府県は入所措置を採らなければならない（同法 27 条の 2)。

E. 児童委員の役割と民生委員との関係

児童委員は児童福祉法に基づき、市町村の区域ごとに配置され、**民生委員**と兼ねることになっている（16 条 1 項・2 項)。いずれの委員も厚生労働大臣から委嘱され、都道府県知事の指揮監督を受け、地域の実情に合わせて福祉に関する幅広い活動を行い、住民と行政、専門機関等をつなぐ重要な役割を担っている。

民生委員は民生委員法（1 条）に「社会奉仕の精神をもつて、常に住民の立場に立つて相談に応じ、及び必要な援助を行い、もつて社会福祉の増進に努めるものとする」とある。民生委員は住民の福祉の増進を図る立場として、以下の職務が規定されている（同法 14 条)。

①住民の生活状態を必要に応じ適切に把握すること。②生活に関する相談に応じ、助言その他の援助を行うこと。③福祉サービスを適切に利用するために必要な情報の提供、その他の援助を行うこと。④社会福祉事業者と密接に連携し、その事業または活動を支援すること。⑤福祉事務所その

他の関係行政機関の業務に協力すること。⑥その他、住民の福祉の増進を図るための活動を行うこと。

児童委員は担当区域の子どもや子育て世帯、妊婦等の福祉の増進を図ることを職務としている。地域の児童福祉や母子保健に関する機関や団体等と連携して相談支援を行う立場であり、以下の職務が児童福祉法 17 条に規定されている。

①児童、妊産婦について生活および取り巻く環境の状況を適切に把握すること。②児童、妊産婦について保護、保健その他福祉に関し、サービスを適切に利用するために必要な情報の提供その他の援助および指導を行うこと。③児童、妊産婦に係る社会福祉を目的とする事業を経営する者または児童の健やかな育成に関する活動を行う者と密接に連携し、その事業や活動を支援すること。④児童福祉司または福祉事務所の社会福祉主事の行う職務に協力すること。⑤児童の健やかな育成に関する気運の醸成に努めること。

1994（平成 6）年、区域担当のない**主任児童委員**が創設された。職務は①児童の福祉に関する機関と区域担当の児童委員との連絡調整を行うこと。②区域担当の児童委員の活動に対する援助および協力を行うことである（同法 17 条 2 項）。たとえば、児童相談所や保健所、学校等の関係機関と区域担当児童委員との連携や調整、個別ケースでの区域担当児童員が悩んだ際の支援等である。

F. 民間児童福祉関連団体

［1］社会福祉法人、NPO、ボランティア等の役割

(1) 社会福祉法人

社会福祉法（社会福祉法 22 条）において社会福祉法人とは、「社会福祉事業を行うことを目的として、この法律の定めるところにより設立された法人」と定義され、「社会福祉事業」とは、社会福祉法 2 条に定められている第一種社会福祉事業および第二種社会福祉事業をいう。社会福祉法等の一部を改正する法律（2016〔平成 28〕年 3 月成立・公布、2017〔平成 29〕年 4 月 1 日施行）により、福祉サービスの供給体制の整備および充実を図るために、社会福祉法人の経営組織の見直し、事業運営の透明性の向上および財務規律の強化、介護人材の確保を推進するための取組みの拡充、社会福祉施設職員等退職手当共済制度の見直し等を目的として、次のような「社会福祉法人制度の改革」が図られた。①経営組織のガバナンスの強化、②事業運営の透明性の向上、③財務規律の強化、④地域における公益的な取組を実施する責務化、⑤行政の関与のあり方、などである。この法改正により、社会福祉法人は、社会福祉事業のほか公益事業および収益事業を行うことができることとなった。(**図 3-2-5**)。このように、社会福祉法人は、これまで福祉サービスの供給にあたり重要な役割を果たしてきたが、社会的な変化の中で、福祉サービスの利用の仕組みが措置から契約に移行し、NPO 法人や株式会社などの多様な経営主体による福祉サービスへの参入が進んだことにより、社会福祉法人の役割も変化している。

図 3-2-5　社会福祉法人とは

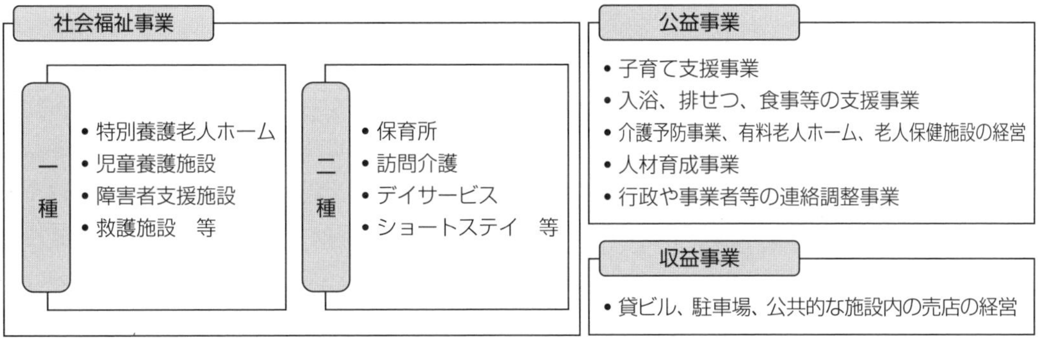

社会福祉事業

一種
- 特別養護老人ホーム
- 児童養護施設
- 障害者支援施設
- 救護施設　等

二種
- 保育所
- 訪問介護
- デイサービス
- ショートステイ　等

公益事業
- 子育て支援事業
- 入浴、排せつ、食事等の支援事業
- 介護予防事業、有料老人ホーム、老人保健施設の経営
- 人材育成事業
- 行政や事業者等の連絡調整事業

収益事業
- 貸ビル、駐車場、公共的な施設内の売店の経営

出典）厚生労働省ウェブサイト「社会福祉法人の概要」.

(2) NPOによるサービス

「NPO」は、Non-Profit Organizationの略で、直訳すると「非営利組織」となるが、意味を正確に伝えるために「民間非営利組織」と訳されている。利益を得て配当することを目的とする組織である企業に対し、NPOは社会的な使命を達成することを目的にした組織であるといえる。ここでいう「民間」とは「政府の支配に属さないこと」であり、「非営利」とは、利益をあげてはいけないという意味ではなく、「利益があがっても構成員に分配しないで、団体の活動目的を達成するための費用に充てること」という意味を持つ。1998（平成10）年、**特定非営利活動促進法**（NPO法）の施行によりNPOの法人格が認められるようになり、2019（令和元）年12月末日現在、5万1,410法人が認証を受けている。特定非営利活動のうち第1号（保健・医療または福祉の増進を図る活動）で認証を受けている法人は2万9,845件となっている（2019年9月30日現在）。さらに、2001（平成13）年には認定NPO法人制度が創設され、総認定法人数は2019年12月末日現在で1,139件となっている[(1)]。

地域子育て支援拠点事業は、子ども・子育て支援法に規定された地域子ども・子育て支援事業の1つである。地域公共施設や保育所、児童館等の地域の身近な場所で乳幼児のいる子育て中の親子の交流や育児相談、情報提供等を実施しているが、運営をNPOなどに委託しているところもあり、多様な主体の参画による地域の支え合いを実施している（**図3-2-6**）。

また、その他の児童福祉に関するNPOでは、文化・芸術の分野で活動するものや、NPOを支援する中間支援組織型のもの、児童虐待等の特定の課題に対して相談、調査、支援、研究、社会啓発、予防などに取り組む全国的な組織なども発足している。

(3) ボランティアの役割

ボランティア（volunteer）とは、もともと自らの意志により参加した志願兵のことを指す言語であり、自主的に社会活動などに参加し、奉仕活動をする人のことを指す。日本では、1993（平成5）年4月に告示された『国民の社会福祉に関する活動への参加の促進を図るための措置に関する基本的な指針（福祉活動参加指針）』で「ボランティアについて明確な定義を行うことは難しいが、一般的には『自発的な意志に基づき他人や社会に貢献する行為』を指してボランティア活動と言われており、活動の性格として、『自主性（主体性）』、『社会性（連帯性）』、『無償性（無給性）』等があげられる。ボランティア活動を行い、実費や交通費、さらにはそれ以上の金銭を得る活動を『有償ボランティア』と呼ぶ例もある。」と示された。これを受けて、ボランティア活動を振興するために、全国社会福祉協

特定非営利活動
特定非営利活動とは、特定非営利活動促進法別表（第2条関係）において挙げられている活動である。第1号「保健、医療又は福祉の増進を図る活動」をはじめ、計20種類がある。

特定非営利活動法人（NPO法人）
NPO法人を設立するためには、特定非営利活動を行うことが主目的であること等について所轄庁（都道府県または政令指定都市）の認証を受けることが必要である。申請書類の一部は、受理した日から1ヵ月間縦覧に供され、市民の目からも点検される。設立の認証後、登記することにより法人として成立する。（内閣府ウェブサイト「公益法人制度とNPO法人制度の比較について」）

認定NPO法人制度
寄附に関して税制上の優遇措置が適用される制度。NPOへの寄附を促進するために導入された。国税庁長官が認定を行う制度であったが、2012（平成24）年より所轄庁が認定を行う現在の形になった。

図 3-2-6　平成 30 年度 地域子育て支援拠点事業の実施状況（運営主体別）

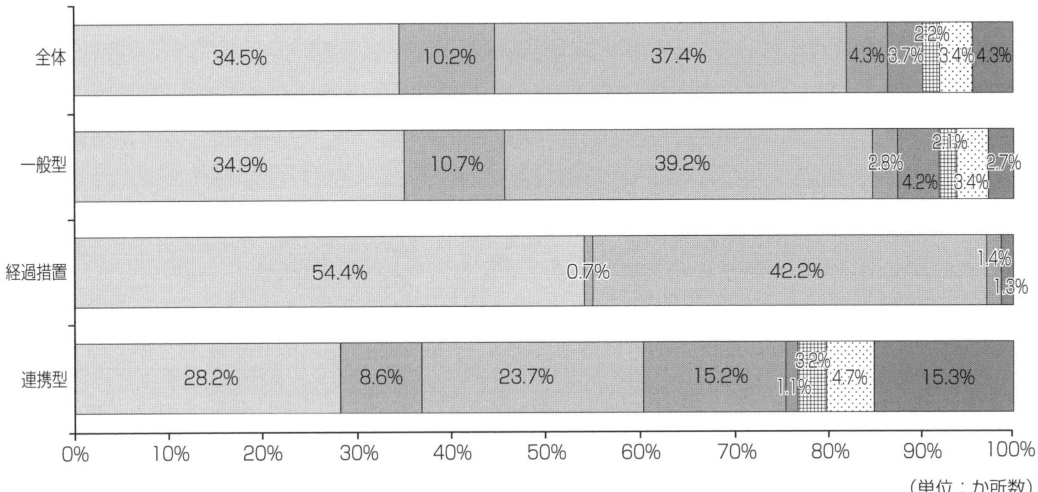

（単位：か所数）

	直営	NPO 法人	社福法人	社協	学校法人	株式会社	任意団体等	その他	計
全体	2,490	736	2,697	309	268	157	249	312	7,218
一般型	2,163	660	2,427	174	258	129	208	176	6,195
経過措置	80	1	62	2	0	0	0	2	147
連携型	247	75	208	133	10	28	41	134	876

※出張ひろばは除く

出典）厚生労働省ウェブサイト「平成 30 年度　地域子育て支援拠点事業実施状況」.

議会（以下、全社協）の全国ボランティア活動振興センターにより「ボランティア活動推進 7 カ年プラン」(1993〔平成 5〕年）が策定された。

児童福祉サービスにおけるボランティア活動としては、児童養護施設では、学習指導、子どもたちとの遊び、行事の手伝い等を行うことや、**障害児施設・事業**では、本の読み聞かせ、お話し相手、楽器の演奏など遊び相手などがあり、職員だけでは手が行き届かない直接支援以外の余暇活動などを中心にボランティア活動が日常的に行われている。

障害児施設・事業
障害児通所支援（児童発達支援・医療型児童発達支援・放課後等デイサービス・居宅訪問型児童発達支援・保育所等訪問支援）障害児入所支援（福祉型障害児入所施設・医療型障害児入所施設）を指す。

施設や事業者などがボランティアを受け入れる理由として、施設に対する理解が広がることや、近隣地域の住民に施設に関わってもらうことで関係を深めたい、職員では、できない活動がボランティアではできる、等があがっている(2)。専門性や地域性を活かしたボランティアの受け入れを目指していくことが、施設や事業所にとっても自らの存在意義を高め、職員の質やサービスの質の向上につながるとして積極的な活用が進められている。

［2］営利法人の参入状況

2000（平成 12）年の社会福祉基礎構造改革によって多様な事業者の参

入が促進され、保育所については、待機児童数の状況など地域の需給状況等を総合的に勘案し、民間企業など社会福祉法人以外の参入が認められることになった。

図 3-2-7　平成 28 年 保育所設置主体割合（平成 28 年 10 月 1 日）

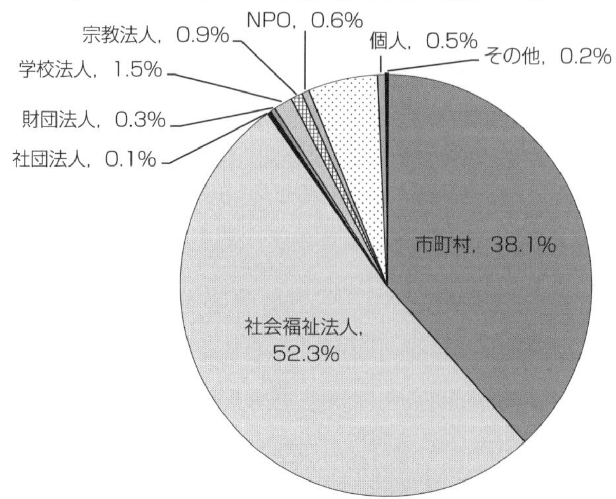

出典）厚生労働省ウェブサイト「保育所の設置主体別認可状況等について（平成 28 年 10 月 1 日現在)」平成 28 年市区町村・設置主体保育所数の表より八重樫牧子作成．

「保育所の設置認可等について」の一部改正について（平成 26 年 12 月 12 日雇児発 1212 第 5 号）
本通知の「第 1　保育所設置認可の指針」に、①認可制度の見直し、②地域の状況の把握および保育所認可にかかわる基本的な需要の考え方、③認可申請に係る審査等が規定されている。

保育所の設置認可等については、「保育所の設置認可等について」（平成 12 年 3 月 30 日児発第 295 号厚生省児童家庭局長通知）により行われてきたが、2012（平成 24）年 8 月に成立した子ども・子育て関連 3 法において、児童福祉法（35 条 5 項各号）に保育所の設置認可に関する審査基準等が定められ、該当地域で保育需要が充足されていない場合には、設置主体を問わず、審査基準に適合している者から保育所の設置に係る申請があった場合には、認可するものとするとされたため、「保育所の設置認可等について」の取扱いについては、廃止され、「『保育所の設置等について』の一部改正について」（平成 26 年 12 月 12 日雇児発 1212 第 5 号）に基づいて実施されている。保育所の設置主体は、社会福祉法人や市町村が多くを占めているが、その他にも多様な主体が保育所設置に参入している(3)（**図 3-2-7**）。

注）

(1)　内閣府「NPO ホームページ」各統計データ.

(2)　石井祐理子「社会福祉施設における運営主体とボランティア受け入れに関する一考察」『京都光華女子大学研究紀要』第 52 号，2014，pp.121-130.

(3)　厚生労働省ウェブサイト「保育所等関連状況とりまとめ（平成 31 年 4 月 1 日)」（全体版).

3. 児童福祉施設

A. 児童福祉施設の種類と目的

[1] 児童福祉施設の種類

子ども家庭福祉における施設サービスは、児童やその保護者、家族などに適切な環境を提供し、養護、保護、訓練、育成、そして自立支援などを行うものである。児童福祉法7条に、「児童福祉施設とは、助産施設、乳児院、母子生活支援施設、保育所、幼保連携型認定こども園、児童厚生施設、児童養護施設、障害児入所施設、児童発達支援センター、児童心理治療施設、児童自立支援施設及び児童家庭支援センターとする」と12種類の児童福祉施設が規定されている。

この他にも、子ども家庭福祉に関わる施設として、**自立援助ホーム**（児童自立生活援助事業、児童福祉法6条の3、児童福祉法33条の6）、母子・父子福祉センター（母子及び父子並びに寡婦福祉法9条）、母子・父子休養ホーム（母子及び父子並びに寡婦福祉法39条）などがある。児童福祉法に規定されている児童福祉施設の種類、目的、対象者（利用者）などは**表3-3-1**のとおりである[(1)]。

なお、2012（平成24）年4月から、障害児支援の強化を図るため、従来の障害種別で分かれていた障害児施設については、入所による支援を行う施設は障害児入所施設（福祉型と医療型）、通所による支援を行う施設は児童発達支援センター（福祉型と医療型）に一元化された。また、同年の認定こども園法の改正により、幼保連携型認定こども園が「学校及び児童福祉施設としての法的位置付けを持つ単一の施設」として創設された。

児童福祉施設は、2017（平成29）年10月1日現在、全国に4万137ヵ所設置されている。なかでも保育所等は2万7,137ヵ所と児童福祉施設の約7割弱であり、約240万人が利用している[(1)]。施設数と在所者数は**表3-3-1**のとおりである。

[2] 児童福祉施設の類型

児童福祉施設は、設置目的によって、①養護系施設（保護、養護、自立支援などを行うことを目的とする施設）、②障害児系施設（障害児に対して保護、療育、訓練、自活訓練などを行うことを目的とする施設）、③育

自立援助ホーム（児童自立生活援助事業）
15歳（義務教育終了）から20歳未満の児童で、児童養護施設等を退所した者、またはその他の都道府県知事が必要と認めたものに対し、共同生活を営む住居（自立援助ホーム）において、児童が経済的にも精神的にも自立できるように、相談その他の日常生活上の援助、生活指導、就業の支援等を行う施設。2016（平成28）年の改正では22歳の年度末までの大学等就学中の者などが追加された。全国で154ヵ所。

母子・父子福祉センター
無料または低額な料金で、母子家庭等に対して、各種の相談に応ずるとともに、生活指導および生業の指導を行う等の福祉のための便宜を総合的に供与する。全国に54ヵ所。

母子・父子休養ホーム
無料または低額な料金で、母子家庭等に対して、レクリエーションその他休養のための便宜を供与する。全国に2ヵ所。

表 3-3-1　児童福祉施設の種類と目的

NO	施設名		種別	入(通)所・利用別	施設の目的と対象者	施設数・在所者数
1	助産施設（36 条）		第 2 種	入所	保健上必要があるにもかかわらず、経済的理由により、入院助産を受けることができない妊産婦を入所させて、助産を受けさせる	387ヵ所
2	乳児院（37 条）		第 1 種	入所	乳児（保健上、安定した生活環境の確保その他の理由により特に必要のある場合には、幼児を含む）を入院させて、これを養育し、あわせて退院した者について相談その他の援助を行う	138ヵ所 2,851人
3	母子生活支援施設（38 条）		第 1 種	入所	配偶者のない女子又はこれに準ずる事情にある女子及びその者の監護すべき児童を入所させて、これらの者を保護するとともに、これらの者の自立の促進のためにその生活を支援し、あわせて退所した者について相談その他の援助を行う	227ヵ所 8,100人
4	保育所（39 条）		第 2 種	通所	保育を必要とする乳児・幼児を日々保護者の下から通わせて保育を行う	22,926ヵ所 2,014,307人
5	幼保連携型認定こども園（39 条の 2）		第 2 種	通所	義務教育及びその後の教育の基礎を培うものとしての満 3 歳以上の幼児に対する教育及び保育を必要とする乳児・幼児に対する保育を一体的に行い、これらの乳児又は幼児の健やかな成長が図られるよう適当な環境を与えて、その心身の発達を助長する	3,620ヵ所 331,292人
6	児童厚生施設（40 条）	児童館	第 2 種	利用	屋内に集会室、遊戯室、図書館等必要な設備を設け、児童に健全な遊びを与えて、その健康を増進し、または情操をゆたかにする	4,541ヵ所
		児童遊園	第 2 種	利用	屋外に広場、ブランコ等必要な設備を設け、児童に健全な遊びを与えて、その健康を増進し、または情操をゆたかにする	2,380ヵ所
7	児童養護施設（41 条）		第 1 種	入所	保護者のない児童（乳児を除く。ただし、安定した生活環境の確保その他の理由により特に必要のある場合には、乳児を含む）、虐待されている児童その他環境上養護を要する児童を入所させて、これを養護し、あわせて退所した者に対する相談その他の自立のための援助を行う	608ヵ所 25,636人
8	障害児入所施設（42 条）（福祉型）（医療型）		第 1 種	入所	障害児を入所させて、保護、日常生活の指導、独立自活に必要な知能技能の付与及び治療（治療は医療型のみ）を行う	福祉型:263ヵ所 6,774人 医療型:212ヵ所 7,432人
9	児童発達支援センター（43 条）（福祉型）（医療型）		第 2 種	入所	障害児を日々保護者の下から通わせて、日常生活における基本的動作の指導、独立自活に必要な知能技能の付与又は集団生活への適応のための訓練及び治療（治療は医療型のみ）を提供する	福祉型:528ヵ所 27,460人 医療型:99ヵ所 2,468人
10	児童心理治療施設（49 条の 2）		第 1 種	入所	家庭環境、学校における交友関係その他の環境上の理由により社会生活への適応が困難となった児童を、短期間入所させ、又は保護者の下から通わせて、社会生活に適応するために必要な心理に関する治療及び生活指導を主として行い、あわせて退所した者について相談その他の援助を行う	44ヵ所 1,374人
11	児童自立支援施設（44 条）		第 1 種	入所	不良行為をなし又はなすおそれのある児童及び家庭環境その他の環境上の理由により生活指導等を要する児童を入所させ、又は保護者の下から通わせて、個々の児童の状況に応じて必要な指導を行い、その自立を支援し、あわせて退所した者について相談その他の援助を行う。	58ヵ所 1,264人
12	児童家庭支援センター（44 条の 2）		第 2 種	入所	地域の児童の福祉に関する各般の問題につき、児童に関する家庭その他からの相談のうち、専門的な知識及び技術を必要とするものに応じ、必要な助言、指導を行い、あわせて児童相談所、児童福祉施設などとの連絡調整その他の援助を総合的に行うことを目的とした児童福祉施設に付属する施設。	114ヵ所

注 1）種別の第 1 種は第 1 種社会福祉事業、第 2 種は第 2 種社会福祉事業のことである。
　2）施設数・在所人数は、厚生労働省「社会福祉施設等調査報告」2017（平成 29）年 10 月 1 日現在である。
出典）厚生労働統計協会『国民の福祉と介護の動向 2019/2020』p.296 の第 45 表社会福祉施設数・定員・在所者数・常勤換算従事者数と，p.322 の社会福祉施設等の目的・対象者数の一覧（3-2）を参照し，八重樫牧子が作成．

成系施設（子どもの健全な育成を図ることを目的とする施設）、④保健系施設に分けることができる(2)。

生活形態によってみると、①入所施設（利用者が24時間生活する施設）、②通所施設（1日のうち主に昼間利用する施設）、③利用施設（1日のうち一定時間自由に利用する施設）に分けられる(2)。

また、医療法に規定する病院・診療所として必要な設備・職員を必置とする医療型施設と、規定上その必要を要しない福祉型施設に大別することができる。さらに、児童福祉施設は行政機関による入所措置・決定を必要とする施設と、児童や保護者の自由意志により利用できる施設とに分けることもできる(3)。

B. 児童福祉施設の設置と運営

[1] 設置について

児童福祉施設に関しては、国が設置している施設として、**児童自立支援施設**（**国立武蔵野学院、国立きぬ川学院**）および**福祉型障害児入所施設**（**国立秩父学園**）がある。これらの国立施設は児童の自立支援、指導、保護、治療、援助にあたっている。都道府県に設置義務がある施設は児童自立支援施設で、各都道府県、指定都市の条例により設置をしている。市町村はあらかじめ必要事項を都道府県知事に届け出ることにより施設の設置ができる。地方公共団体以外の者による設置は都道府県知事の認可を得る必要がある。

国立武蔵野学院
国立武蔵野学院は、厚生労働省組織令135条による国立児童自立支援施設として設置されており、145条において「特に専門的な指導を要する子どもを入所させて、その自立支援を行うこと、あわせて全国の児童自立支援施設の向上に寄与するための事業を行うこと」と規定されている。国立武蔵野学院附属児童自立支援専門員養成所（昭和22年創設）では、児童自立支援専門員と、その他社会福祉に従事する職員の養成を行っている（国立武蔵野学園ホームページより）。

[2] 運営について

児童福祉施設の設備・運営については、2011（平成23）年の児童福祉法改正（2012〔平成24〕年4月施行）により、都道府県が条例で基準を定め、その基準は児童の身体的、精神的および社会的な発達のために必要な生活水準を確保しなければならないと規定された（児童福祉法45条の1）。都道府県が条例で定める基準（以下「最低基準」）には、厚生労働省令で定める基準（児童福祉施設の設備及び運営に関する基準、以下「設置運営基準」）に「従うべき基準」と「参酌する基準」がある。設置運営基準に従うべき基準には、児童福祉施設に配置する職員やその数、居室等の床面積、児童の適切な処遇の確保するための運営事項などがある（同法45条の2）。

児童福祉施設の設置及び運営に関する基準では2条で「都道府県が条例で定める基準（以下「最低基準」）は、児童福祉施設に入所している者

表 3-3-2　児童福祉施設における配置職員

NO	施設名	配置職員
1	助産施設 （17 条 1 項～ 2 項）	第一種助産施設とは、医療法の病院または診療所である助産施設。一般の産婦人科病棟の一部であり、助産施設としての専従職員（医師、助産師、看護師など）が配置されているわけではない。第二種助産施設とは、医療法の助産所である助産施設。医療法に規定する職員のほか、1 人以上の専任または嘱託の助産師。嘱託医は、産婦人科の診療に相当の経験を有する者。
2	乳児院 （21 条 1 項～ 7 項、22 条）	小児科の診療に相当の経験を有する医師または嘱託医、看護師（保育士、児童指導員）、個別対応職員、家庭支援専門相談員、里親支援専門相談員、栄養士、調理員（調理業務の全部を委託する施設は調理員不要）。心理療法を行う必要があると認められる乳幼児またはその保護者 10 人以上に心理療法を行う場合には、心理療法担当職員。
3	母子生活支援施設 （27 条 1 項～ 6 項、30 条）	母子支援員（母子生活支援施設において母子の生活支援を行う者）、嘱託医、少年を指導する職員、個別対応職員、調理員。心理療法を行う必要があると認められる母子 10 人以上に心理療法を行う場合には、心理療法担当職員。保育所に準ずる設備を設けるときは保育士。
4	保育所 （33 条 1 項～ 2 項）	保育士、嘱託医、調理員（調理業務の全部を委託する施設は調理員不要）。乳児 4 人以上を入所させる保育所に係る保育士の数の算定について、当該保育所に勤務する保健師，看護師，准看護師 1 人に限って、保育士とみなすことができる。
5	幼保連携型認定こども園 （5 条 1 項～ 5 項）	各学級ごとに担当する専任の主幹保育教諭、指導保育教諭又は保育教諭、調理員（調理業務の全部を委託する施設は調理員不要）、主幹養護教諭、養護教諭又は養護助教諭、事務職員。
6	児童厚生施設 （38 条）	児童の遊びを指導する者。
7	児童養護施設 （42 条 1 項～ 7 項）	児童指導員、嘱託医、保育士、個別対応職員、家庭支援専門相談員、里親支援専門相談員、栄養士（児童 40 人以下は不要）、調理員（調理業務の全部を委託する施設は調理員不要）。乳児が入所している施設は看護師。心理療法を行う必要があると認められる児童 10 人以上に心理療法を行う場合には、心理療法担当職員。実習設備を設けて職業指導を行う場合には職業指導員。
8	福祉型障害児入所施設 （49 条 1 項～ 15 項）	嘱託医（精神科又は小児科の診療に相当の経験を有する者）、児童指導員、保育士、栄養士（児童 40 人以下は不要）、調理員（調理業務の全部を委託する施設は調理員不要）、児童発達支援管理責任者（障害児通所支援又は障害児入所支援の提供の管理を行う者として厚生労働大臣が定めるものをいう）。心理指導を行う必要があると認められる児童 5 人以上に心理指導を行う場合には、心理指導担当職員。職業指導を行う場合には職業指導員。主に自閉症児を入所させる施設の場合：医師は児童を対象とする精神科の診療に相当の経験を有する者、看護師（児童おおむね 20 人につき 1 人以上）。盲ろうあ児を入所させる施設の場合：嘱託医は、眼科または耳鼻咽喉科の診療に相当の経験を有する者。主として肢体不自由のある児童を入所させる場合：1 項に規定する職員及び看護師。栄養士（児童 40 人以下は不要）、調理員（調理業務の全部を委託する施設は調理員不要）。
	医療型障害児入所施設 （58 条の 1 項～ 7 項）	主として自閉症児を入所させる施設：医療法に規定する病院として必要な職員、児童指導員、保育士、児童発達支援管理責任者。理学療法士又は作業療法士。医師は肢体の機能の不自由な者の療育に関して相当の経験を有する医師。主として重症心身障害児を入所させる施設：心理指導を担当する職員、医師（内科、精神科、小児科、外科、整形外科またはリハビリテーション科などの診療に相当の経験を有する医師）。主として肢体不自由のある児童を入所させる施設：1 項に規定する職員及び理学療法士又は作業療法士。
9	福祉型児童発達支援センター （63 条 1 項～ 9 項）	嘱託医、児童指導員、保育士、栄養士（児童 40 人以下は不要）、調理員（調理業務の全部を委託する施設は調理員不要）、児童発達支援管理責任者。日常生活を営むのに必要な機能訓練を行う場合には機能訓練担当職員（日常生活を営むのに必要な機能訓練を担当する職員をいう）。嘱託医は精神科または小児科の診療に相当の経験を有する者。主として難聴児を通わせる児童発達支援センター：1 項に規定する職員、言語聴覚士。嘱託医は眼科又は耳鼻咽喉科の診療に相当の経験を有する者。主として重症心身障害児を通わせる児童発達支援センター：1 項に規定する職員、看護師。嘱託医は内科、精神科、小児科、外科、整形外科又はリハビリテーション科などの診療に相当の経験を有する者。
	医療型児童発達支援センター （69 条）	医療法に規定する診療所として必要な職員、児童指導員、保育士、看護師、理学療法士または作業療法士、児童発達支援管理責任者。
10	児童心理治療施設 （73 条 1 項～ 4 項）	医師（精神科又は小児科の診療に相当の経験を有する者）、心理療法担当職員、児童指導員、保育士、看護師、個別対応職員、家庭支援専門相談員、栄養士、調理員（調理業務の全部を委託する施設は調理員不要）。
11	児童自立支援施設 （80 条 1 項～ 6 項）	児童自立支援専門員（児童自立支援施設において児童の自立支援を行う者をいう）、児童生活支援員（児童自立支援施設において児童の生活支援を行う者をいう）、嘱託医、精神科の診療に相当の経験を有する医師または嘱託医、個別対応職員、家庭支援専門相談員、栄養士（児童 40 人以下は不要）、調理員（調理業務の全部を委託する施設は調理員不要）。心理療法を行う必要があると認められる児童 10 人以上に心理療法を行う場合には、心理療法担当職員。実習設備を設けて職業指導を行う場合には、職業指導員。
12	児童家庭支援センター （88 条の 3）	相談・支援を担当する職員、心理療法等を担当する職員。

出典）幼保連携型認定こども園以外の児童福祉施設職員の法的根拠：「児童福祉施設の設備及び運営に関する基準」など，幼保連携型認定こども園職員の法的根拠：「幼保連携型認定こども園の学級の編制，職員，設備及び運営に関する基準」を踏まえて，八重樫牧子が作成．

が、明るくて、衛生的な環境において、素養があり、かつ適切な訓練を受けた職員の指導により、心身ともに健やかにして、社会に適応するように育成されることを保障するものとする」としている。また、4条の1に「児童福祉施設は、最低基準を超えて、常に、その設備及び運営を向上させなければならない」とあり、すでに最低基準を超えている施設は、最低基準を理由として設備または運営を低下させてはならない、ともされている（同基準4条の2)。具体的には採光、換気や保健衛生など施設の設備および構造、健全な心身、熱意、専門性など職員の一般的要件、ケアの原則、帳簿の整理などが最低基準に達しない施設については、改善勧告、改善命令、事業の停止命令、許可の取消し、施設の閉鎖命令などがとられることがある。

[3] 職員について

児童福祉施設の設備及び運営に関する基準に規定されている職員は、**表3-3-2**の通りである。ただし、幼保連携型認定こども園の職員については、幼保連携型認定こども園の学級の編制、職員、設備及び運営に関する基準による。

注)

(1) 厚生労働統計協会『国民の福祉と介護の動向 2019/2020』「厚生の指標」増刊, 66（10), p.296. 厚生労働省社会福祉施設等調査報告, 2017年10月1日現在

(2) 山縣文治『児童福祉論』ミネルヴァ書房, 2005, p.105.

(3) 柏女霊峰「児童福祉施設」山縣文治・柏女霊峰編『社会福祉用語辞典 第9版』ミネルヴァ書房, 2013, p.143.

4. 子ども家庭福祉制度における専門職

A. 相談援助を主とする行政機関の専門職員

[1] 児童相談所

(1) 児童福祉司

児童相談所に配置が義務づけられた職員である(児童福祉法13条1項)。その数は政令で定める基準を標準として都道府県が定め(同法13条2項)、その職務は「児童相談所長の命を受けて、児童の保護その他児童の福祉に関する事項について、相談に応じ、専門的技術に基づいて必要な指導を行う等児童の福祉増進に努める」(同法13条4項)である。

職務内容は**児童相談所運営指針**に示されており、以下の通りである。

①子ども、保護者等から児童の福祉に関する相談に応じること
②必要な調査、**社会診断**(子ども、保護者等の置かれている環境、問題と環境の関連、社会資源の活用の可能性等を明らかにし、どのような援助が必要であるかを判断するために行うもの)
③子ども、保護者、関係者等に必要な支援・指導を行うこと
④子ども、保護者等の関係調整(家族療法など)を行うこと

任用の要件は、都道府県知事の指定する児童福祉司等養成校を卒業、又は都道府県知事の指定する講習会の課程を修了した者。大学で心理学、教育学もしくは社会学を専修する学科等を卒業し、指定施設で1年以上相談援助業務に従事したもの。医師、社会福祉士、社会福祉主事として2年以上児童福祉事業に従事した者であって、厚生労働大臣が定める講習会の課程を修了したもの。上記と同等以上の能力を有する者であって、厚生労働省令で定めるもの(同法13条3項)である。

児童相談所の体制強化を図るため、他の児童福祉司が職務を行うため必要な専門的技術に関する指導および教育を行う児童福祉司(スーパーバイザー)を配置している。その要件は児童福祉司としておおむね5年以上勤務した者でなければならない(同法13条5項)。

児童心理司
児童相談所において心理学の専門的知識や技術に基づく心理判定業務に携わる職員である。従来は心理判定員と呼ばれていたが、厚生労働省の児童相談所運営指針の改正に伴い、2005(平成17)年より児童心理司の呼称が用いられるようになった。

(2) 児童心理司

心理に関する専門的な知識および技術を必要とする指導を司る所員として配置が義務づけられた職員である(児童福祉法12条の3第6項1号)。児童相談所運営指針に位置づけられている名称である。その数は政令で定

める基準を標準として都道府県が定める（同法12条の3第7項)。

具体的な職務内容は**児童相談所運営指針**に示されており、以下のとおりである。

①子ども、保護者等の相談に応じ、診断面接、心理検査、観察等によって子ども、保護者等に対し**心理診断**を行うこと

②子ども、保護者、関係者等に心理療法、カウンセリング、助言指導等の指導を行うこと

任用の要件は、医師であって精神保健に関して学識経験を有する者または大学において心理学を専修する学科等の課程を修めて卒業した者等とする（児童福祉法12条の3第6項1号)。

特に心理診断においては、心理学的諸検査や面接、観察等を通じて子どもの人格全体の評価および家族の心理学的評価を担当する。その際、児童の能力や適性の程度、問題の心理学的意味、心理的葛藤や適応機制の具体的内容、家族の人間関係等について解明することが求められる。

[2] 福祉事務所

(1) 社会福祉主事

社会福祉主事は社会福祉法15条に基づいて、福祉に関する事務所、すなわち福祉事務所に配置された所員である。主な職務は福祉六法（生活保護法、児童福祉法、身体障害者福祉法、知的障害者福祉法、老人福祉法、母子及び父子並びに寡婦福祉法）に基づく福祉サービスに関する相談、援助を行うことである。

主な業務は生活保護世帯の受給手続き等の支援であるが、子ども家庭福祉分野との関連では、児童手当等の各種手当の受給手続き、母子生活支援施設への入所手続き、2015（平成27）年度から本格的に始まった子ども・子育て支援新制度に基づく保育施設等のサービス給付、地域子育て・子育て支援事業等がある。

任用の要件は社会福祉法19条に規定があり、「都道府県知事又は市町村長の補助機関である職員とし、年齢20年以上の者であつて、人格が高潔で、思慮が円熟し、社会福祉の増進に熱意があり、かつ、学校教育法に基づく大学、旧大学令に基づく大学、旧高等学校令に基づく高等学校又は旧専門学校令に基づく専門学校において、厚生労働大臣の指定する社会福祉に関する科目を修めて卒業した者。都道府県知事の指定する養成機関又は講習会の課程を修了した者。社会福祉士。厚生労働大臣の指定する社会福祉事業従事者試験に合格した者。上記に掲げる者と同等以上の能力を有すると認められる者として厚生労働省令で定めるもの」としている。

(2) 家庭相談員

福祉事務所に設置された**家庭児童相談室**に、家庭相談員が配置される。業務は子ども家庭福祉に関わる相談・援助であり、通知「家庭児童相談室の設置運営について」を根拠として、市や郡部を単位に、地域に密着して比較的軽易な相談を担当する。家庭児童相談室には社会福祉主事も配置されており、連携して対応するが、相談内容により児童相談所、保健所、学校、児童委員等と連携して行うこともある。

(3) 市区町村子ども家庭総合支援拠点の職員

児童虐待発生時の迅速、的確な対応を目的とする児童福祉法の改正により、2017（平成29）年度から市区町村にソーシャルワークを中心とした機能を担う、**市区町村子ども家庭総合支援拠点**の設置に努めることになった。これは既存の家庭児童相談室の機能を包含することになるため、家庭児童相談室の機能を核として支援拠点の機能を拡充していくことも想定されるが、原則として以下の職員を置くことができる。また、必要に応じて安全確認対応職員、事務処理対応職員を置くことができる。

①子ども家庭支援員

主な職務は実態の把握、相談対応、総合調整、調査、支援および指導等、他関係機関等との連携である。資格等は社会福祉士、精神保健福祉士、医師、保健師、保育士の資格を有する者等、通知に示された18項目に該当する者である。なお、当分の間、厚生労働大臣が定める基準に適合する研修を受けた者も認められることになる。

②心理担当支援員

主な職務は心理アセスメント、子どもや保護者等の心理的側面からのケアである。資格等は大学や大学院において、心理学を専修する学科またはこれに相当する課程を修めて卒業した者等である。

③虐待対応専門員

主な職務は虐待相談、虐待が認められる家庭等への支援、児童相談所、保健所、市町村保健センター等、関係機関との連携および調整である。資格等は社会福祉士、精神保健福祉士、医師、保健師等、通知に示された18項目に該当する者である。なお、当分の間、厚生労働大臣が定める基準に適合する研修を受けた者も認められることになる。

B. 児童福祉施設の専門職員

[1] 児童福祉施設

各種の児童福祉施設においては、児童等の生活の支援をするための専門職が配置されており、厚生労働省令による通知「児童福祉施設の設備及び運営に関する基準」により資格要件や職員配置が定められている。

(1) 児童指導員

多くの児童福祉施設に配置されており、他の専門職と連携して養護を必要とする児童が健全に成長できるように、生活環境の整備や生活指導を行うことを職務とする。具体的には、生活指導、学習指導、職業指導といった児童との直接的な関わりとともに、児童自立支援計画の策定、内部の連絡調整、施設外では保護者や学校、児童相談所との連絡調整等、多岐にわたる。

資格要件は「児童福祉施設の設備及び運営に関する基準」43条によって規定されており、社会福祉士の資格を有する者、精神保健福祉士の資格を有する者、学校教育法の規定による大学において、社会福祉学、心理学、教育学もしくは社会学を専修する学科またはこれらに相当する課程を修めて卒業した者、その他合わせて10項目のうち、該当する者でなければならない。

(2) 保育士

児童福祉法18条の4に規定する国家資格であり、多くの児童福祉施設に配置されている、他の専門職と連携して養護や保育を必要とする児童が健全に成長できるように、直接的なケアを行うことを職務とする。具体的には、児童の心身のケア、食事、入浴、排泄等の身辺の世話、掃除等の環境整備、自立支援等、多岐にわたる。

(3) 家庭支援専門相談員

ファミリーソーシャルワーカー（FSW）ともいい、乳児院、児童養護施設、児童自立支援施設、児童心理治療施設では配置が義務づけられている。

児童福祉法48条の3では、「（前略）市町村、児童相談所、児童家庭支援センター、教育機関、医療機関その他の関係機関との緊密な連携を図りつつ、親子の再統合のための支援その他の当該児童が家庭（家庭における養育環境と同様の養育環境及び良好な家庭的環境を含む。）で養育されるために必要な措置を採らなければならない」と規定しており、**親子関係再構築支援**における、中心的な役割をもつ。

家庭支援専門相談員の資格要件は、児童福祉施設の設備及び運営に関する基準の21条に規定されており、社会福祉士もしくは精神保健福祉士の資格を有する者、乳児院において乳幼児の養育に5年以上従事した者または児童福祉法13条2項各号のいずれかに該当する者（児童福祉司資格）である。

(4) 里親支援専門相談員

里親支援ソーシャルワーカーともいい、里親支援を行う児童養護施設と乳児院に配置される。その職務は児童相談所の里親担当職員、里親委託等推進員、里親会等と連携して、所属施設の入所児童の里親委託の推進、退所児童のアフターケアとしての里親支援を行うが、所属施設からの退所ではない児童を含めた地域支援としての里親支援も行う。

里親支援専門相談員の資格要件は、厚生労働省雇用均等・児童家庭局長通知「家庭支援専門相談員、里親支援専門相談員、心理療法担当職員、個別対応職員、職業指導員及び医療的ケアを担当する職員の配置について」において、「社会福祉士若しくは精神保健福祉士の資格を有する者、児童福祉法第13条第2項各号のいずれかに該当する者（児童福祉司資格）、児童養護施設等（里親を含む）において児童の養育に5年以上従事した者であって、里親制度への理解及びソーシャルワークの視点を有するものでなければならない」とされる。

(5) 心理療法担当職員

虐待等による心的外傷等のため心理療法を必要とする児童等に遊戯療法、カウンセリング等の心理療法を実施し、安心感・安全感の再形成および人間関係の修正等を行うことを職務とする。乳児院、児童養護施設、母子生活支援施設、児童自立支援施設に配置される。

乳児院、児童養護施設、母子生活支援施設に配置される心理療法担当職員は、上記の通知によれば、「学校教育法の規定による大学において、心理学を専修する学科若しくはこれに相当する課程を修めて卒業した者であって、個人及び集団心理療法の技術を有するもの又はこれと同等以上の能力を有すると認められる者」とされる。

児童自立支援施設に配置される心理療法担当職員は、上記の通知によれば、「学校教育法の規定による大学において、心理学を専修する学科若しくはこれに相当する課程を修めて卒業した者又は同法の規定による大学において、心理学に関する科目の単位を優秀な成績で修得したことにより、同法102条2の規定により大学院への入学を認められた者であって、個人及び集団心理療法の技術を有し、かつ、心理療法に関する1年以上の経験を有するもの」とされる。

(6) 個別対応職員

被虐待児等の個別の対応が必要な児童への1対1の対応、保護者への援助等を行うことを職務とする。児童養護施設、乳児院、児童心理治療施設、児童自立支援施設、母子生活支援施設に配置される。資格要件は特にない。

(7) 職業指導員

勤労の基礎的な能力および態度を育て、児童がその適性、能力等に応じた職業選択を行うことができるよう、適切な相談、助言、情報の提供、実習、講習等の支援により職業指導を行うことを職務とする。実習施設を設けて職業指導を行う児童養護施設、児童自立支援施設に配置される。資格要件は特にない。

(8) 児童自立支援専門員、児童生活支援員

児童自立支援施設では児童福祉施設の設備及び運営に関する基準 80 条の規定によって、児童の自立支援を行う児童自立支援専門員、児童の生活支援を行う児童生活支援員を置かなければならないとされる。

児童福祉法 44 条においては、「(前略) 不良行為をなし、又はなすおそれのある児童及び家庭環境その他の環境上の理由により生活指導等を要する児童を入所させ、又は保護者の下から通わせて、個々の児童の状況に応じて必要な指導を行い、その自立を支援し、あわせて退所した者について相談その他の援助を行う (後略)」とある。児童相談所からの入所措置だけでなく、家庭裁判所における少年審判の保護処分として送致された児童もおり、こうした児童に対して生活指導を中心に、職業指導、学科指導、家庭環境調整等を行うことが職務である。

児童自立支援専門員の資格要件は、児童福祉施設の設備及び運営に関する基準 82 条に規定があり、医師であって精神保健に関して学識経験を有する者、社会福祉士の資格を有する者、都道府県知事の指定する児童自立支援専門員を養成する学校その他の養成施設を卒業した者、その他合わせて 8 項目のいずれかに該当する者でなければならない、とされる。

児童生活支援員の資格要件は、児童福祉施設の設備及び運営に関する基準 83 条に規定があり、保育士の資格を有する者、社会福祉士の資格を有する者、3 年以上児童自立支援事業に従事した者、とされる。

(9) 母子支援員

母子生活支援施設において、保育士、少年を指導する職員 (通称：少年指導員) 他とともに母子の生活を支援するため、自立支援計画の策定とそれに基づく支援を行う。母子支援員の職務は家庭生活の支援、児童の養育に関する相談、就労支援、関係機関との連絡調整、退所後の生活の安定のための助言等である。

母子支援員の資格要件は、児童福祉施設の設備及び運営に関する基準 28 条に規定があり、都道府県の指定する児童福祉施設の職員を養成する学校その他の養成施設を卒業した者、保育士の資格を有する者、社会福祉士の資格を有する者、精神保健福祉士の資格を有する者、その他合わせて

5項目のいずれかに該当する者でなければならない、とされる。

(10) 児童の遊びを指導する者

児童厚生施設である児童遊園と児童館に配置されなければならない職員であり、児童福祉施設の設備及び運営に関する基準39条には、「(前略) 児童の自主性、社会性及び創造性を高め、もつて地域における健全育成活動の助長を図るようこれを行うものとする」と職務が規定されている。

資格要件は、上記通知の38条に規定があり、都道府県の指定する児童福祉施設の職員を養成する学校その他の養成施設を卒業した者、保育士の資格を有する者、社会福祉士の資格を有する者、その他合わせて6項目に該当する者でなければならない、とされる。

(11) 放課後児童支援員

児童福祉法6条の3第2項に規定された、放課後児童健全育成事業（放課後児童クラブ）に配置される職員であり、子ども子育て支援新制度によって創設されたものである。

2014（平成26）年に出された通知「放課後児童健全育成事業の設備及び運営に関する基準」5条に規定された支援については、「(前略) 小学校に就学している児童であって、その保護者が労働等により昼間家庭にいないものにつき、家庭、地域等との連携の下、発達段階に応じた主体的な遊びや生活が可能となるよう、当該児童の自主性、社会性及び創造性の向上、基本的な生活習慣の確立等を図り、もって当該児童の健全な育成を図ることを目的として行われなければならない」とされる。

資格要件は、保育士の資格を有する者、社会福祉士の資格を有する者、その他合わせて8項目に該当する者であり、都道府県、指定都市が行う研修を修了した者でなければならない、とされる。

参考文献

- 厚生労働省ウェブサイト「新しい社会的養育ビジョン」(平成29年8月2日).
- 厚生労働省ウェブサイト「子ども虐待対応の手引き（平成25年8月改正版)」.

5. 子ども家庭福祉サービスと権利擁護

A. 児童福祉法における児童福祉サービスと権利擁護

「苦情への対応」については、児童福祉法45条の規定に基づき、「児童福祉施設の設備及び運営に関する基準」(1948〔昭和23〕年) の14条の3に明記されている。

児童福祉施設は、入所している者またはその保護者等からの苦情に迅速かつ適切に対応するために、苦情を受け付けるための窓口を設置する等の必要な措置を講じなければならないことや、乳児院、児童養護施設、障害児入所施設、児童発達支援センター、児童心理治療施設および児童自立支援施設は、必要な措置として、苦情の公正な解決を図るために、苦情の解決にあたって施設の職員以外の者を関与させなければならないこと、また、児童福祉施設は、その行った援助に関し、都道府県または市町村から指導または助言を受けた場合は、それに従って必要な改善を行わなければならないこと、そして運営適性化委員会が行う調査にできる限り協力しなければならないことが定められている。

B. 児童福祉サービスで実施されている内容

[1] 苦情解決制度

2000 (平成12) 年の社会福祉事業法から社会福祉法への改正によって、福祉サービス事業の多くが措置制度から利用方式になり、そのような中で利用者の立場や意見を擁護する仕組みとして苦情解決制度が盛り込まれた。そこでは、すべての社会福祉事業者が苦情解決の仕組みに取り組むことを規定された。

具体的な内容は、サービス内容に不満や要望がある場合、第1に利用者と事業者の話し合いの仕組みを行い、施設など事業者側の職員が苦情受付担当者となり、利用者からの苦情内容を受け付け、利用者が希望すれば事業者が選任した第三者委員を交えて話し合いを行う。苦情解決責任者は事業所の施設長や理事が担う。解決ができなかった場合に、第2として、都道府県の社会福祉協議会に公正・中立な第三者機関として学識経験者から構成された運営適正化委員会が設置されているため、そこに申し出る。

児童福祉施設の多くは施設内のわかりやすい場所に苦情・相談の受付方法や連絡先を掲げており、施設の中にはウェブサイト上などに掲載している。

[2] 運営適正化委員会

運営適正化委員会
利用者が福祉サービスを適切に利用することができるように支援する仕組みとして社会福祉法83条の規定により都道府県社会福祉協議会に、公正・中立な第三者機関として設置されている。福祉サービスの苦情について相談を受け付け、解決に向けて助言や調査、あっせんなどを行う。委員会の委員は、公正性および多様な事例に対して適正に機能を発揮するために、「社会福祉に関し学識経験を有する者」、「法律に関し学識経験を有する者」、「医療に関し学識経験を有する者」の各分野から選任される。

運営適正化委員会における福祉サービスの苦情解決とは、「福祉サービスに関する利用者等からの苦情を適切に解決すること」と社会福祉法に規定されている。福祉サービスの苦情解決における「苦情の対象」は、社会福祉法2条に規定する社会福祉事業（第1種、第2種社会福祉事業）において提供されるすべての福祉サービスとされている。「苦情の範囲」は、「処遇の内容」「利用契約の締結、履行、介助」と通知されていて、「苦情の申出人の範囲」は、「福祉サービスの利用者」「福祉サービス利用者の家族」「代理人等」「民生委員・児童委員、当該事業者の職員等、当該福祉サービスの提供に関する状況を具体的かつ的確に把握している者」と通知されている[(1)]。

[3] 第三者評価

第三者評価
第三者の目から見た評価結果を幅広く利用者や事業者に公表することにより、利用者に対する情報提供を行うとともに、サービスの質の向上に向けた事業者の取組みを促すことで、利用者本位の福祉の実現を目指すもの。

社会福祉法（78条1項）で、福祉サービスの質の向上のための措置等として、「社会福祉事業の経営者は、自らその提供する福祉サービスの質の評価を行うことその他の措置を講ずることにより、常に福祉サービスを受ける者の立場に立って良質かつ適切な福祉サービスを提供するよう努めなければならない。」と定められ、これに基づき、社会福祉事業の共通の制度として、「福祉サービス第三者評価事業」が行われている。

第三者評価事業は、社会福祉事業の事業者が任意で受ける仕組みだが、社会的養護関係施設（児童養護施設、乳児院、児童心理治療施設、児童自立支援施設および母子生活支援施設等。以下同）については、母子生活支援施設以外は保護者が施設を選ぶことができる利用方式ではなく、措置制度であり、また施設長による親権代行等の規定もあるほか、被虐待児等が増加していることから、施設運営の質の向上が必要である。そのため、2015（平成27）年より、社会的養護関係施設においては、子どもの最善の利益の実現のために、施設運営の質の向上を図るための取組みとして、第三者評価および自己評価を行うことが義務づけられ、3ヵ年度に1回以上第三者評価を受審し、その結果を公表しなければならないことになった。

また、第三者評価基準については、おおむね3年ごとに見直すこととなっており、2014（平成26）年度に内容評価基準の見直しが行われた（2015

〔平成 27〕年度から適用)。2018（平成 30）年度から始まる次期（3 年間）については、「福祉サービスの質の向上推進委員会」に設置されている児童部会社会的養護小委員会において、第三者評価基準の見直し検討がなされた(2)。これを踏まえ、第三者評価基準の改定が行われ、2018（平成 30）年 4 月 1 日から適用されている(3)。

注)

(1) 苦情解決事務の対象となる「福祉サービス（第 1 種、第 2 種社会福祉事業)」，全国社会福祉協議会，平成 22 年 3 月，p.116.

(2) 厚生労働省ウェブサイト「社会的養護関係施設第三者評価基準の見直しについて（平成 29 年度)」.

(3) 「社会的養護関係施設における第三者評価及び自己評価の実施について」(子発 0330 第 8 号／社援発 0330 第 42 号／平成 30 年 3 月 30 日／厚生労働省子ども家庭局長・厚生労働省社会・援護局長通知).

コラム　子どもの力を信じ、待つということ

2000（平成12）年の社会福祉法への改正で、同法に「福祉サービスの適切な利用」という章が設けられ、82条（社会福祉事業の経営者による苦情の解決）において「社会福祉事業の経営者は、常に、その提供する福祉サービスについて、利用者等からの苦情の適切な解決に努めなければならない」とされた。また、都道府県の区域内における苦情解決のための運営適正化委員会の設置（同法83条）が新たに規定された。福祉サービスの利用者がより快適なサービスを受けられるように、提供する事業者には、適切なサービスを提供し、利用者が安心して利用できるための体制整備などが求められている。

多くの児童養護施設でも、子どもたちや保護者の方の目に入る場所に、苦情解決の投書箱を設置したり、第三者委員の方の名前や顔写真入りの連絡先を掲示するなどして、苦情の受付に積極的に取り組んでいる。実際に、苦情の中には、個人のわがままや甘えと受け取られるものもあるが、苦情とは、「他から害や不利益などを被っていることに対する不平・不満、苦しい事情」という意味であり、申し出た子どもが、苦情と感じている事実を確認し、その思いを受け止める必要がある。

第三者委員
苦情解決に、社会性や客観性を確保し、利用者の立場や特性に配慮した適切な対応を推進するため設置される。苦情の内容の報告聴取や直接受付、苦情申出人や事業者への助言、話し合いへの立ち合いと助言、改善状況の報告聴取、日常的な状況把握などを行う。

ある施設では、子どもからおやつに対する苦情が寄せられた。「おせんべいやホットケーキ、プリンやドーナツなどうれしいが、ポテトチップスやコーラ、マックなどもほしい。特に自分で選んで買いに行きたい」と書かれていた。施設での毎日の食事は栄養やカロリーなどが計算され、おいしい食事やおやつが提供されている。しかし、毎日でなければ、子どもが望むおやつを取り入れてもいいだろう。この施設では、職員間で検討し、土日のおやつは子どもたちが好きなものを選んで予算内で購入するように変更し、解決した。

また、「小学5年生のAが同じ部屋の中学1年生のBから職員のいないところで暴言や暴力を受けている」といった投書が隣の部屋の子どもCから寄せられた。日ごろから困ったことを言える雰囲気づくりが必要であるが、実際に、声をあげにくい環境では、日頃からこのような権利擁護の手段があることを周知し、潜在的な要望をくみ上げていくことも大切である。福祉サービスにおいては、苦情は「サービスの質を向上させる1つの手段」として考え、貴重な情報を得ることができたとして、前向きにとらえて事業所の運営に役立てていくとよいのではないか。

6. 児童福祉の財源のしくみ

A. 児童福祉の財源

［1］国および地方自治体の資金

児童福祉に関して実施されている施策に必要な費用は、公費およびこれに準じる公的資金と民間資金に大別することができる。公的資金の対象となる事業は主として、①法令に基づき公の職務とされている分野の児童福祉事業、②国や地方自治体が児童の福祉増進のために独自に行う事業、となる。また国の事業では施策の性格、内容に応じ、国、地方自治体の財政負担区分が定められている。国庫が支出する費用は地方交付税交付金等の一般補助金と**国庫支出金**（特定補助金）に分かれており、特に国庫支出金については、各補助事業の目的達成のために効果的に使用される必要があるため、その取り扱いについてはさまざまな法令[(1)]によって厳しく規定されている。

2003（平成18）年度に閣議決定された「骨太の方針2003」では、**地方分権**の実現を目的として、①国から地方へ支出される補助金（**国庫補助金**）の削減、②国から地方への税源の移譲、③地方交付税の見直し、の3つの柱を同時並行的に行う**三位一体改革**が示され、国と地方自治体の税財政のあり方が変化した。2005（平成17）年度からは子育て支援関係事業に**次世代育成支援対策交付金**制度の導入や、児童虐待対策、ひとり親家庭福祉対策、母子保健対策等の補助金が統合補助金化された[(3)]。

地方交付税交付金
地方公共団体間の税収財源の不均衡を調整し、すべての地方団体が一定の水準を維持できる財源を保障するため、国税として国が代わって徴収し、一定の合理的な基準によって再配分するもの。

国庫支出金
国庫支出金は、①国が法律の定めるところによって義務的に経費の一定割合を負担する国庫負担金、②特定の施策の奨励のために国が裁量的に金額・割合を定めて交付する国庫補助金、③国が自治体に委託する事務の経費を支出する国庫委託金の三種類で構成される[(2)]。

［2］児童虐待防止対策の抜本的強化について

2019（平成31）年度の消費税引き上げによる増税分の使途変更が行われ、高齢者向けの給付が中心となっている社会保障制度から、子ども・若者から高齢者まで、誰もが安心できる全世代型の社会保障制度へと転換がはかられることとなり、厚生労働省（子ども家庭局）の予算案の概要についても、施策として具体化された。

具体化された内容は、「子育て安心プラン」に基づく保育園等の受入児童数の拡大、「児童虐待防止対策の強化に向けた緊急総合対策」、「児童虐待防止対策体制総合強化プラン」（新プラン）に基づく児童虐待防止対策及び家庭養育優先原則に基づく社会的養育の迅速かつ強力な推進、「すくすくサポート・プロジェクト」に基づく子どもの貧困とひとり親家庭対策の推進及び母子保健医療対策の強化などであり、子どもを産み育てやすく、子どもが健やかに育成される環境を整備することを目的としている。予算は以下のように立てられた。

2019(平成31)年度における社会保障・税一体改革による社会保障の充実(公費)

- 子ども・子育て支援の充実　6,942億円 → 7,000億円（＋58億円）
- 子ども・子育て支援新制度の実施（内閣府所管）
  6,526億円 → 6,526億円（±0億円）
- 社会的養育の充実（厚生労働省所管）416億円 → 474億円（＋58億円）

特に児童虐待防止対策については、2019（平成31）年1月に、千葉県野田市において、関係機関が関わりながら児童虐待による死亡事件が発生するなど、深刻な状態が続いていることを受け、同年2月には、関係閣僚会議において、「『児童虐待防止対策の強化に向けた緊急総合対策』の更なる徹底・強化について」を決定し、児童福祉法の理念のもと、子どもの最善の利益の実現に向け、「新しい社会的養育ビジョン」が掲げられた。

今後も取組みを通じて、「家庭養育優先原則」を徹底するとともに、「児童虐待防止対策の強化に向けた緊急総合対策」に沿って、児童虐待防止対策・社会的養育を迅速かつ強力に推進するため、児童虐待防止対策及び社会的養育関係予算概算要求がなされた。

これを踏まえた、2019（平成31）年度概算要求の主な内容は以下の通りとなっている。

児童虐待防止対策関係予算及び社会的養育関係予算の主な内訳

事業	金額	
• 児童虐待・DV対策等総合支援事業	208億円	（159億円）
• 児童入所施設措置費等	1,268億円	（1,266億円）
• 次世代育成支援対策施設整備交付金	104億円	（71億円）
• 妊娠・出産包括支援事業	43億円	（36億円）
• 産婦健康診査事業	17億円	（11億円）
• 児童相談体制整備事業費	13億円	（2.9億円）
• 里親養育包括支援（フォスタリング）職員研修事業	0.3億円	
• 養子縁組民間あっせん機関職員研修事業	0.2億円	（0.2億円）
• 里親制度等広報啓発事業	0.6億円	（0.6億円）

これらの事業を通じて、児童虐待防止対策がさらに徹底され強化することを目的としており、法改正とともに国庫補助金による予算化についても、具体化されて進められている。

[3] 子ども・子育て支援新制度の財源

子ども・子育て支援新制度（以下「新制度」）により、認定こども園、幼稚園、保育所を通じた共通の給付（施設型給付）および小規模保育等への給付（地域型保育給付）が創設された。また、市町村が地域の実情に応じて実施する事業が「地域子ども・子育て支援事業」として法律上に位置づけられ、財政支援が拡充された。新制度では、子ども・子育て支援法上の事務の企画立案から執行までを一元的に所管する機関として内閣府があたり、施設型給付、地域型保育給付、地域子ども・子育て支援事業、児童手当等の経費は、内閣府予算に計上されている。

新制度の実施等にあたっては、保育の定員拡大等（量的拡充）と人員配置基準の見直しや保育士の処遇向上等（質の改善）を図るため追加財源が必要とされ、このうち一部は、消費税増収分を財源として、引上げ後に、量的拡充、質の改善に充てることとされている。また、子育て支援関連の「社会保障の充実」としては、社会的養護の充実、育児休業中の経済的支援の強化が計上された[(4)]（**図 3-6-1**）。

図 3-6-1　平成 29 年度厚生労働省予算概算要求における戦略的な重点要求・要望

2017（平成 29）年度予算概算要求では、成長と分配の好循環の実現に向けて、「ニッポン一億総活躍プラン」の新三本の矢、横断的課題である働き方改革と生産向上に関する予算を重点的に要求・要望する。

第１の矢
希望を生み出す強い経済
（GDP６００兆円の実現）

① 医療分野のイノベーション・ICT 化の推進（＊）
② 医療の国際展開・国際保健への貢献（＊）
③ 観光先進国の実現・TPP の推進（＊）

第２の矢
夢をつむぐ子育て支援
（希望出生率 1.8 の実現）

① 待機児童の解消
② 女性・若者の活躍推進
③ 総合的子育て支援の推進（＊）

第３の矢
安心につながる社会保障
（介護離職ゼロ・地域共生社会の実現）

① 介護の環境整備（＊）
② 障害者、難病・がん患者等の活躍支援（＊）
③ 地域共生社会の実現（＊）

横断的課題である働き方改革と生産性向上

① 非正規雇用の待遇改善・最低賃金の引上げ　② 長時間労働の是正（＊）
③ 高齢者・障害者等の活躍促進（＊）

包摂と多様性による持続的成長と分配の好循環

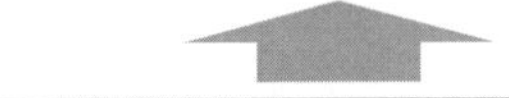

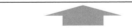

成長と分配の好循環を実現するための基盤の整備

① 質が高く効率的な医療提供体制の確保（＊）　② 国民の安心につながる所得の底上げや社会基盤整備の推進
③ 東日本大震災や熊本地震からの復旧・復興の支援や防災対策の推進

（＊）「保健医療 2035 提言書」に掲げられている施策　⇒　「保健医療 2035」を着実に推進

出典）厚生労働省ウェブサイト「平成 29 年度予算概算要求の概要」.

[4] 児童虐待防止対策の強化

2019（平成31）年度の予算では、児童福祉司・児童心理司の増員、市町村に子ども家庭総合拠点の設置、要保護児童対策地域協議会に常勤の調整担当者を配置するなどの財政措置が講じられた。

B. NPO活動を支える財源

第2節で述べたNPOは民間の非営利組織であり、社会や地域の問題を解決する公益的な活動を自発的に行っている。非営利というのは収益を出せないというわけではなく、収入から経費を差し引いた収益を構成者で分配せずに、組織の使命のために再投資するものとされている。活動を持続的に展開していくには、事務局の管理費など、さまざまな経費が必要となる。NPOの活動を支える財源については**図3-6-2**のようにまとめることができる。この他に金融機関からの融資などもある。

図3-6-2　NPO活動を支える財源

種類	事業主体	特徴		
		自由度	調達効率	備考
会費	当該NPO	高い	低い	金額は少額の割に、事務的な手間がかかる。使途は柔軟である
寄付	当該NPO	↕	↕	安定的・定期的でない。使途は柔軟である。
事業収益	当該NPO	↕	↕	収益の大きな事業は困難。実施体制が充実すれば実施しただけ収入は増える。
補助金助成金	当該NPO（助成団体が主催事業を補助する）	↕	↕	年度ごとや一部補助などさまざまで、人件費に充当できないものが多い。先駆的な活動や実績をつくるには適する。
委託事業	委託元（委託元の主催事業を請け負う）	低い	高い	事業内容は限定される。競合は多いが、安定した収入源となり、社会的信用は増す。成果は委託元に帰属する。

注）『子育て支援NPO活動ハンドブック』特定非営利活動法人NPO事業サポートセンター．2004. を参考に山本克彦作成．

出典）山本克彦「児童福祉サービスのしくみ」福祉臨床シリーズ編集会偏『臨床に必要な児童福祉』福祉臨床シリーズ，第8巻，弘文堂，2006，p.85.

注）

(1) 財政法，会計法，予算決算および会計令等の諸法規があり，補助金等については，さらに「補助金等に係る予算の執行の適正化に関する法律」がある。

(2) 平岡公一ほか『社会福祉学』有斐閣，2011，p.187.

(3) 厚生労働省「平成27年度予算案の概要」，子ども・子育て支援新制度施行準備室「平成27年度における国庫負担金等について」平成27年3月10日.

(4) 全国児童家庭支援センター協議会ウェブサイト http://www4.ttn.ne.jp/~e-jikasen/

理解を深めるための参考文献

- **山縣文治『子ども家庭福祉論』シリーズ福祉を知る 3，ミネルヴァ書房，2016.**
  子どもは誰のものでも（親のものでも）なく、固有の人格をもった、内発的な生きる力を持った存在。子どもの生活の支援とは、教育でも訓練でもなく、子どもの内部に存在する生きる力を支えること。よりよい支援のために、基礎的な知識がわかりやすく説明されている。
- **柏女霊峰『子ども家庭福祉論』第 4 版，誠信書房，2015.**
  変革期にある、子ども家庭福祉の現状、理念、制度、方法を解説し、子ども子育て支援の新制度について説明し考察を行っている。
- **安部計彦・加藤曜子・三上邦彦編『ネグレクトされた子どもへの支援―理解と対応のハンドブック』明石書店，2016.**
  子ども虐待への対応をしている支援者向けに、定義、調査統計に基づく現状、アセスメント方法を示し、さらに各機関の実践者たちが事例に基づき、支援のポイントを解説している。
- **厚生労働統計協会編『国民の福祉と介護の動向 2019/2020』「厚生の指標」増刊 66（10），通巻 1037，厚生労働統計協会，2019.**
  わが国における広範な社会福祉の現状と動向について、最新の統計データと多様な関係を資料に基づき解説している。社会福祉や介護の制度や行政施策の動向が、掲載されていて社会福祉士等の福祉専門職の国家試験などの学習にも適した参考資料である。2019/2020 版は特に児童虐待防止法改正などの最新情報が含まれている。
- **吉成俊治「平成 27 年度（2015 年度）社会保障関係予算―社会保障に対する信頼と制度の持続可能性」厚生労働委員会調査室編『立法と調査』，No. 362，2015，pp. 89–107.**
  厚生労働省による、平成 27 年度の社会保障関係予算について報告されたものである。社会保障・税一体改革の経緯や平成 27 年度予算編成過程が示されている。
- **NPO 法人子育てひろば全国連絡協議会編／橋本真紀・奥山千鶴子・坂本純子『地域子育て支援拠点で取り組む利用者支援事業のための実践ガイド』中央法規出版，2016.**
  子ども・子育て支援制度の中における利用者支援事業の位置づけや課題に対する解説のほか、本事業の目的や意義、利用者支援専門員の業務、専門性が解説されている。
- **三浦文夫・山崎泰彦『福祉サービスの基礎知識―人間一代のライフサイクルからみた実用福祉事典』改訂 9 版，自由国民社，2013.**
  社会保障・社会福祉の基礎知識から母子・児童・障害者・高齢者への保健福祉サービス、介護保険、生活保護・年金・医療保険・地域福祉など幅広く、最新の法改正にも対応している。

第4章 子ども家庭福祉サービスの実際

第１章でみたように、子どもや子育て家庭が抱えているニーズや課題はさまざまである。本章では、これらのニーズや課題に対応するために、子ども家庭福祉サービスが、実際にどのように展開されてきたのか、現在どのようなサービス（支援）が提供されているかについて、各領域ごとに具体的に学ぶ。さらに今後どのような課題があるのか検討を行う。

1

社会的養護の考え方、社会的養護の体系、今後の展望と課題について学ぶ。特に、児童養護施設、乳児院、里親制度等について理解を深める（第１節）。

2

非行少年や情緒障害児の概念、実態、施策・サービス（第２節）、障害児施策の展開、障害児の実態、施策・サービスの現状、今後の課題について理解する（第３節）。

3

戦後の保育、子育て支援、健全育成に関する施策やサービスの展開、そして、それぞれの施策やサービスの現状と、今後の課題について理解を深める（第４～６節）。

4

戦後の母子保健、ひとり親家庭、子どもの貧困に対する施策やサービスの展開、そして、それぞれの施策やサービスの現状と、今後の課題について理解を深める（第７～９節）。

5

児童虐待やいじめ・不登校の現状、対策、今後の課題（第10～11節）や、主に女性が抱える課題に対応する制度（売春防止法、DV防止法）の概要を学ぶ（第12節）。

1. 社会的養護

A. 社会的養護とは

「**社会的養護**」とは、「保護者のない児童や、保護者に監督させることが適当でない児童を、公的責任で社会的に養育し、保護するとともに、養育に大きな困難を抱える家庭への支援を行うこと」である。

社会的養護は、①「子どもの最善の利益のために」、そして②「社会全体で子どもを育む」を**基本理念**としている。「子どもの最善の利益」は児童福祉法1条や、子どもの権利に関する条約3条にも規定されている通りである。「社会全体で子どもを育む」は、社会的養護が、保護者の適切な養育を受けられない子どもを、公的責任で社会的に保護養育するとともに、養育に困難を抱える家庭への支援を行うものであることを示している。

また厚生労働省は、2012（平成24）年に定めた社会的養護施設等の各運営指針のなかに、次の6つの「**社会的養護の原理**」を掲げた。①家庭養育と個別化：すべての子どもは、適切な養育環境で、安心して自分をゆだねられる養育者によって養育されるべきで、「あたりまえの生活」を保障していくことが重要であること。②発達の保障と自立支援：未来の人生を作り出す基礎となるよう、子ども期の健全な心身の発達の保障を目指すこと。また、愛着関係や基本的な信頼関係の形成を基盤として、自立した社会生活に必要な基礎的な力を形成していくこと。③回復をめざした支援：虐待や分離体験などによる悪影響からの癒しや回復をめざした専門的ケアや心理的ケアが必要であり、安心感を持てる場所で、大切にされる体験を積み重ね、信頼関係や自己肯定感（自尊心）を取り戻すこと。④家族との連携・協働：親と共に、親を支えながら、あるいは親に代わって、子どもの発達や養育を保障していく取組みを行うこと。⑤継続的支援と連携アプローチ：アフターケアまでの継続した支援と、できる限り特定の養育者による一貫性のある養育をすること。また、さまざまな社会的養護の担い手の連携により、トータルなプロセスを確保すること。⑥ライフサイクルを見通した支援：入所や委託を終えた後も長くかかわりを持ち続け、虐待や貧困の世代間連鎖を断ち切っていけるような支援を行うこと[2]。なお、社会的養護施設は、運営指針にのっとった適切な養護が行われているかどう

社会的養護施設運営指針及び里親及びファミリーホーム養育指針
2011（平成23）年7月にとりまとめられた「社会的養護の課題と将来像」では、社会的養護の現状では施設等の運営の質の差が大きいことから、施設運営等の質の向上を図るため、①各施設種別ごとに、運営理念等を示す「指針」と、具体的な「手引書（指針の解説書）」を作成し、②「自己評価(自己点検)」とともに、外部の目を入れる「第三者評価」を義務づけることとした。これを受けて、平成23年度に指針作成、平成24年度から手引書の作成が行われた。指針等を踏まえ、自己評価と第三者評価を推進し、3年に1回以上の第三者評価の受審と結果の公表を義務づけた（平成23年9月省令改正、24年4月施行）[1]。

かについて、定期的に第三者評価を受ける義務がある（児童福祉施設の設備及び運営に関する基準）。

社会的養護には狭義のものと広義のものがある。狭義の社会的養護は「**家庭養護**」と「**施設養護**」に大別される。「施設養護」は、具体的には**乳児院、児童養護施設、児童心理治療施設、児童自立支援施設、母子生活支援施設、自立援助ホーム（児童自立生活援助事業）**を指す（この節では児童養護施設、乳児院、自立援助ホームについて述べ、他は後続の節で説明する）。「家庭養護」は、具体的には**里親、ファミリーホーム（小規模住居型児童養育事業）**を指す。

広義の社会的養護は、家庭での養育・養護を補完したり支援したりする機能も含まれる。具体的には、保健所や児童家庭支援センター等による相談援助や、一時的な親子分離のための**ショートステイ**や**トワイライトステイ**等が挙げられる。

日本ではこれまで、施設養護が中心的で、里親委託は少なかった。しかし国際的には、できる限り家庭的な養育環境の中で、特定の大人との継続的で安定した愛着関係のもとで社会的養護が行われる必要があると認識されており、今後は日本もこの流れに従い、施設の小規模化、里親委託率の向上、施設機能の地域分散化などを推進する方向にある。

また、こうした状況を踏まえ、1997（平成9）年の児童福祉法改正では、施設の理念や目的について、子どもを単に保護するだけでなく、その自立を支援するという「**自立支援**」という観点が導入され、施設機能や名称が整理し直された。2017（平成29）年からは「**社会的養護自立支援事業**」が開始され、18歳（措置延長の場合は20歳）到達により措置解除された者に対しても、必要な場合は自立のための支援を継続して行えることになった。

2017（平成29）年8月、「新たな社会的養育の在り方に関する検討会」において、今後の社会的養育の在り方を示す「新しい社会的養育ビジョン」が取りまとめられ、2016（平成28）年改正児童福祉法の理念等を具体化するとともに、実現に向けた改革の工程と具体的な数値目標が示された[2]。都道府県は、「家庭養育優先原則」を徹底し、子どもの最善の利益を実現していくために、既存の「都道府県推進計画」を全面的に見直し、「都道府県社会的養育推進計画」を2019年度末までに策定することになっている。

ショートステイ
保護者の疾病、就労その他の身体上もしくは精神上、または環境上の理由により、家庭において養育を受けることが一時的に困難となった児童について、その実施する施設において、必要な養育や保護を行う。

トワイライトステイ
保護者が仕事その他の理由により平日の夜間または休日に不在となり家庭において児童を養育することが困難となった場合、その他緊急の場合、その児童を実施する施設において保護し、生活指導、食事の提供等を行う。

社会的養護自立支援事業
里親等への委託や、児童養護施設等への施設入所措置を受けていた者で18歳（措置延長の場合は20歳）到達により措置解除された者のうち、自立のための支援を継続して行うことが適当な場合には、原則22歳の年度末まで引き続き必要な支援をし、将来の自立につなげるための事業。支援コーディネーターによる継続支援計画の作成、居住に関する支援、生活費の支給、生活相談の実施、就労相談の実施などがある。

改革の工程と具体的な数値目標
・愛着形成に最も重要な時期である3歳未満についてはおおむね5年以内、それ以外の就学前の子どもはおおむね7年以内に里親委託率75％以上を実現し、学童期以降はおおむね10年以内を目途に里親委託率50％以上を実現する。
・遅くとも令和2年度までに全国で行われるフォスタリング機関事業の整備を確実に完了する等[1]。

都道府県社会的養育推進計画の記載事項
①都道府県における社会的養育の体制整備の基本的考え方および全体像、②当事者である子どもの権利擁護の取組み（意見聴取・アドボカシー）、③市区町村の子ども家庭支援体制の構築等に向けた都道府県の取組み、④各年度における代替養育を必要とする子ども数の見込み、⑤里親等への委託の推進に向けた取組み、⑥パーマネンシー保障としての特別養子縁組等の推進のための支援体制の構築に向けた取組み、⑦施設の小規模かつ地域分散化、高機能化および多機能化・機能転換に向けた取組み、⑧一時保護改革に向けた取組み、⑨社会的養護自立支援の推進に向けた取組み、⑩児童相談所の強化等に向けた取組み、⑪留意事項(2)。

B. 児童養護施設

[1] 児童養護施設の機能と役割

児童養護施設は施設養護の１つである。歴史的に、児童の保護・養育だけでなく、自立支援に携わることによって、地域の子育て支援の中核を担うという役割も持っている。児童福祉法の定義によれば、児童養護施設とは「保護者のない児童（乳児を除く。ただし、安定した生活環境の確保その他の理由により特に必要のある場合には、乳児を含む。）、虐待されている児童その他環境上養護を要する児童を入所させて、これを養護し、あわせて退所した者に対する相談その他の自立のための援助を行うことを目的とする施設」（41条）である。つまり、児童養護施設は、親や家庭の問題を理由に児童が入所して生活する施設であり、職員は児童と「生活をともにする」ことが仕事である。ほかに、職員は家事全般、学校関係の行事、PTA活動、親との面接、児童相談所ほか各種機関との連携も行う。

児童養護施設の入所対象は、主に18歳までの児童であるが、必要と認められれば20歳まで延長することが可能である（児童福祉法31条2項）。2018（平成30）年3月現在、児童養護施設は全国に615施設あり、入所者数は2万5,282人である(2)。

5年ごとに行われる「児童養護施設入所児童等調査」の2018（平成30）年の結果によると、児童養護施設への入所理由としては、「親の虐待」（45.2％）が最も多く、入所児童のうち被虐待経験のある児童の割合も65.6％と高い。入所児童の93.3％に両親またはひとり親がいる。家族との交流の有無については、19.9％が「家族との交流なし」となっている(3)。このように、現在の児童養護施設の特徴として、被虐待児の割合が多いこと、親が存在しながらも入所する児童が増えていることが挙げられる。

[2] 児童養護施設の養育と支援

児童養護施設の支援内容は大きく4つに分かれる。①生活指導、②学習指導、③就職・進学・自立支援、④家族関係調整である。

(1) 生活指導

入所児童の多くは、入所前の生活において、衣食住が不安定であったり、就寝・起床、食事、入浴といった基本的な生活リズムが乱れていたりする。そのため、生活指導として、まず基本的な生活習慣を確立することが土台となる。そのうえで、退所後の児童の生活も視野に入れて、それぞれの児童なりの生活力の獲得や児童の自分らしさが追求できるような援助を行う。

(2) 学習指導

入所児童の多くは、入所前の生活において、落ち着いて学習できる環境になく、そのため、学校の授業についていけないこともある。そのため、各児童の個別の学力に応じたきめ細やかな学習指導を行うことによって、児童の将来の可能性や選択肢を拡げていくことが必要となる。

(3) 進学・就職・自立支援

従来、自立支援は児童養護施設の「アフターケア」として捉えられていたが、1997（平成9）年の児童福祉法改正によって、「インケア」（入所中の支援）として位置づけられ、「自立支援」を積極的に行うよう規定された。近年においては、施設入所中から退所後に児童が社会人として社会生活を営むことができるような多様な取組みが展開されるようになってきている。

①進学支援：「児童福祉施設の設備及び運営に関する基準」45条において、進学支援については、「児童がその適性、能力等に応じた学習を行うことができるよう、適切な相談、助言、情報の提供等の支援により行わなければならない」と規定されている。具体的には、各施設において、学習ボランティアを活用したり、児童が通う学校との連携を図りながら、各児童の特性に応じた学習指導や進路指導が行われている。

②就職支援：同基準同条において、就職支援については、「勤労の基礎的な能力及び態度を育てるとともに、児童がその適性、能力等に応じた職業選択を行うことができるよう、適切な相談、助言、情報の提供等及び必要に応じ行う実習、講習等の支援により行わなければならない」と規定されている。具体的には、配置された職業指導員による支援のほか、施設退所者の職場訪問や職業体験活動などが挙げられ、施設ごとに自立に向けた就職支援が行われている。

(4) 家族関係調整

「児童福祉施設の設備及び運営に関する基準」45条によれば、児童養護施設においては、親子関係の再構築等が図られるように家庭環境の調整を行わなければならない。前述のように、近年、施設入所児童のほとんどに親や家族がいること、および、虐待などの深刻な親子関係の課題を抱えるケースが増加しているといった背景から、家庭環境の調整によって児童の家庭復帰や家族の再統合などを実現するために、支援者側の専門性がより一層求められるようになってきている。

具体的な調整のポイントとしては次の3点がある。①離れ離れになっている親子の絆が途切れて互いに無関心にならないようにすること。②児童が「親から見捨てられた」という孤立感に苛まれないようにすること。③

もしも退所後に一緒に暮らすことができないとしても、お互いに「家族である」と意識し続けられるようにすること。

家族関係調整の役割を果たすのは、主に、施設に配置された**家庭支援専門相談員**であるが、日ごろ児童をケアして信頼関係を築いている保育士や児童相談員の協力を得たり、情報を共有して連携を図ることが、効果的な援助を行う上で有用である。

厚生労働省は、児童養護施設の今後の方向性として次の2点を示している。①「高機能化及び多機能化・機能転換」、②「小規模化かつ地域分散化の推進」である[2]。後者の具体例としては、2000（平成12）年に「**地域小規模児童養護施設**」が創設され[4]、全国的に設置されるようになったことが挙げられる。これは、本体施設とは別に家庭的養護を行うために設けられた、地域の民家などを活用して児童と職員とが共同生活する形の、定員6名のグループホームである。また、「**小規模グループケア**」が行われるようになっている。これは、本体施設内で小規模のグループ（6～8人。乳児院は4～6人）でケアする取組みであり、具体的には、食堂、台所、お風呂など、生活に必要で、かつ児童が相互に交流できる設備を用意し、家庭的な雰囲気のなかで児童のケアや生活指導をする事業である。

施設が小規模化することに応じて、個室の提供も求められるようになってきており、中高生のプライバシーの尊重への配慮が具体化されてきている。また、地域のニーズに応えるために、相談援助活動に加え、ショートステイやトワイライトステイも積極的に行うことが求められている。

［3］児童養護施設の職員

児童養護施設に配置される職員は、施設長、児童指導員、保育士、個別対応職員、家庭支援専門相談員、嘱託医、看護師（乳児入所時）、心理療法担当職員（必要とする児童10人以上のとき）、栄養士（児童数40人以下は配置なしも可）、調理員（調理業務委託の場合は配置なしも可）、職業指導員（職業指導を行う場合）などである。2012（平成24）年からは、これに加え、**里親支援専門相談員**の配置が進められている（里親支援専門相談員は、乳児院にも同様に配置が推進されている）。

家庭支援専門相談員（ファミリーソーシャルワーカー）
虐待等の家庭環境上の理由により入所している児童の保護者等に対し、児童相談所との密接な連携のもとに電話、面接等により児童の早期家庭復帰、里親委託等を可能とするための相談援助等の支援を行う。要件は、社会福祉士、精神保健福祉士、児童養護施設等（里親を含む）において児童の養育に5年以上従事した者、児童福祉司資格に該当する者。

児童養護施設の高機能化
家庭での養育が困難な子どもおよび年長で今までの経緯より家庭的な生活をすることに拒否的になっている子どもに対して、早期の家庭復帰や里親委託等に向けた専門的な支援や自立支援を含め、更に専門性の高い施設養育を行うこと。そのための専門性のある職員の配置および小規模かつ地域分散化を推進すること。

多機能化・機能転換
更に専門性を高めた上で、地域における家庭養育の支援を行うこと。具体的には、地域の実情等に応じ、以下に取り組むこと。①一時保護委託の受入体制の整備、②養子縁組支援やフォスタリング機関（里親養育包括支援機関）の受託をはじめとする里親支援機能の強化、③市区町村と連携した在宅支援や特定妊婦の支援強化。

C. 乳児院

［1］乳児院の機能と役割

乳児院とは「乳児（保健上、安定した生活環境の確保その他の理由により特に必要のある場合には、幼児を含む。）を入院させて、これを養育し、あわせて退院したものについて相談その他の援助を行うことを目的とする施設」（児童福祉法37条）である。乳幼児を24時間365日預かり、基本的な保護養育機能に加え、被虐待児・病児・障害児などに対応できる専門的機能をもつ。また、地域の育児相談、ショートステイ等の子育て支援機能も持つ。長期入院のケースでは、退院後のアフターケアを含む親子再統合支援など、家庭に引き取られた後のフォローも重要な役割となる。

乳児院は全国に140施設あり、入所者数は2,706人である(2)。「児童養護施設入所児童等調査（平成30年2月1日現在）」によれば、入院を必要とするようになった主な理由としては、「親の虐待」（32.6%）が最多であり、次いで「母の精神疾患等」（23.2%）となっている(3)。

里親支援専門相談員（里親支援ソーシャルワーカー）
所属施設の入所児童の里親委託の推進、退所児童のアフターケアとしての里親支援、所属施設からの退所児童以外を含めた地域支援としての里親支援を行う。要件は、社会福祉士、精神保健福祉士、児童福祉司資格に該当する者、児童養護施設等（里親を含む）において児童の養育に5年以上従事した者であって、里親制度への理解およびソーシャルワークの視点を有するもの。

[2] 乳児院の養育と支援

乳児院の日々の実践としては、毎日定時に、授乳、食事、おむつ交換、入浴、日光浴、安静を行うほか、乳児の精神発達を保障する。乳児が対象であるため、きめ細やかな個別的支援が求められており、疾病、特に感染症の予防、栄養管理、事故防止について十分に配慮する必要があるとされている。また、定期的に身体測定を行い、随時に健康診断を行っている。

他に、乳児院は女性職員が多いため、乳児が男性を怖がらないように、男性ボランティアに乳幼児にかかわってもらう「パパボランティア」という取組みを行う施設もある。パパボランティアの具体的な実践としては、散歩や行事の引率などが行われている。さらに、配置された家庭支援専門相談員が、早期の家庭引き取りに向けて、家庭環境調整等を行っている。

「乳児院の将来像」としては、専門機能充実、保護者支援・地域支援・子育て支援機能の充実や、養育単位の小規模化が挙げられている（2012〔平成24〕年3月「乳児院運営指針」）。これらによって、より乳幼児と家族のニーズに応えられるようになることが目指されている。

2014（平成26）年3月には「乳児院運営ハンドブック」が発刊されており、具体的事例を用いた解説や、リスクマネジメント、地域支援機能の重要性といった現代的な課題について説明されている。

[3] 乳児院の職員

乳児院に配置される職員については、乳幼児の特性、特に病児・虚弱児・障害児が少なくないという入所児の心身の特性を考慮して、看護師等の配置がなされている。その他に、施設長、個別対応職員、家庭支援専門相談員、嘱託医、栄養士、調理員（調理業務委託の場合は配置なしも可）なども配置されている。また、心理療法を行う必要があると認められた乳幼児または保護者10人以上に心理療法を行う場合は、心理療法士を置かなければならない。2012（平成24）年からは、これに加え、里親支援専門相談員の配置が進められている。これによって、里親支援の充実と里親委託促進を図っている。職員には、乳幼児期（3歳ぐらいまで）の子どもの発達過程を理解して児童と関わることが求められる。

D. 児童自立生活援助事業（自立援助ホーム）

自立援助ホームは、児童福祉法6条の3第1項と33条の6において、児童自立生活援助事業として規定されている。1997（平成9）年児童福祉法改正で、名称が児童自立生活援助事業とされ、第2種社会福祉事業として位置づけられた。2004（平成16）年児童福祉法改正で、措置を解除された者について相談その他の援助を行うことが事業の内容として明確化された[5]。

本事業は、「次に掲げる者に対しこれらの者が共同生活を営むべき住居における相談その他の日常生活上の援助及び生活指導並びに就業の支援（以下「児童自立生活援助」という。）を行い、あわせて児童自立生活援助の実施を解除された者に対し相談その他の援助を行う事業をいう」（児童福祉法6条の3第1項）とされている。

次に掲げる者とは、①義務教育を終了した児童、または児童以外の満20歳に満たない者であって、児童養護施設等を退所した者その他政令で定める者（2008〔平成20〕年児童福祉法改正による）、②学校教育法50条に規定する高等学校の生徒、同法83条に規定する大学の学生その他の厚生労働省令で定める者であって、満20歳に達した日から満22歳に達する日の属する年度の末日までの間にあるもの（満20歳に達する日の前日において児童自立生活援助が行われていた満20歳未満義務教育終了児童等であったものに限る。）であって、児童養護施設等を退所した者（2016〔平成28〕年児童福祉法改正による）である。

実施主体は、都道府県、指定都市、児童相談所設置市である。配置職員は、指導員、管理者（指導員を兼ねることができる）である。2017（平成29）年10月現在、全国154ヵ所で実施されている[2]。

里親制度の利点
厚生労働省は、里親制度の利点を以下のようにまとめている[1]。①特定の大人との愛着関係の下で養育され、安心感の中で自己肯定感を育み、基本的信頼感を獲得できる。②適切な家庭生活を体験する中で、家族のありようを学び、将来、家庭生活を築く上でのモデルにできる。③家庭生活の中で人との適切な関係の取り方を学んだり、地域社会の中で社会性を養うとともに、豊かな生活経験を通じて生活技術を獲得できる。

E. 里親制度

[1] 里親制度の概要

里親制度とは、家庭養護の1つの形態であり、要保護児童の養育を個人

表 4-1-1　里親の種類と、養育対象となる児童および里親登録（認定）の要件

		養育里親	専門里親	養子縁組里親	親族里親
養育対象となる児童		要保護児童	次に挙げる要保護児童のうち、都道府県知事がその養育に関し特に支援が必要と認めたもの。①児童虐待等の行為により心身に有害な影響を受けた児童、②非行等の問題を有する児童、③身体障害、知的障害又は精神障害がある児童	要保護児童	次の要件に該当する要保護児童 ①当該親族里親に扶養義務のある児童、②児童の両親その他当該児童を現に監護する者が死亡、行方不明、拘禁、入院等の状態となったことにより、これらの者により、養育が期待できないこと。
里親登録（認定）の要件		• 養育里親研修を修了していること。※年齢に一律の上限は設けない。養育可能な年齢であるかどうかを判断。	• 専門里親研修を修了していること。 • 次の要件のいずれかに該当すること（ア）養育里親として3年以上の委託児童の養育の経験を有すること。（イ）3年以上児童福祉事業に従事した者であって、都道府県知事が適当と認めたものであること。（ウ）都道府県知事がア又はイに該当する者と同等以上の能力を有すると認めた者であること。 • 委託児童の養育に専念できること。 ※年齢に一律の上限は設けない。養育可能な年齢であるかどうかを判断。	• 養子縁組里親研修を修了していること。 ※一定の年齢に達していることや、夫婦共働きであること、特定の疾病に罹患した経験があることだけをもって排除しない。子どもの成長の過程に応じて必要な気力、体力、経済力等が求められることなど、里親希望者と先の見通しを具体的に話し合いながら検討。	• 要保護児童の扶養義務者及びその配偶者である親族であること。 • 要保護児童の両親等が死亡、行方不明、拘禁、疾病による入院等の状態となったことにより、これらの者による養育が期待できない要保護児童の養育を希望する者であること。
	基本的要件	①要保護児童の養育についての理解及び熱意並びに児童に対する豊かな愛情を有していること。 ②経済的に困窮していないこと（親族里親は除く）。 ③里親本人又はその同居人が次の欠格事由に該当していないこと。 （ア）成年被後見人又は被保佐人（同居人にあっては除く） （イ）禁錮以上の刑に処せられ、その執行を終わり、又は執行を受けることがなくなるまでの者 （ウ）児童福祉法等、福祉関係法律の規定により罰金の刑に処され、その執行を終わり、又は執行を受けることがなくなるまでの者 （エ）児童虐待又は被措置児童等虐待を行った者その他児童の福祉に関し著しく不適当な行為をした者			

出典）厚生労働省子ども家庭局家庭福祉課「社会的養育の推進に向けて」（平成 31 年）p.42, p.117 より原葉子作成.

に委託する制度である。家庭環境のもとで養育が行われることにより、基本的信頼感の獲得、将来における家庭生活の学習、人間関係・社会性の習得や生活技術などの獲得が期待されている。里親委託の措置は都道府県知事（指定都市、児童相談所設置市は市長）がとるが（児童福祉法 27 条 1

項3号)、この措置権限の全部または一部について児童相談所長に委任することができる(32条1項)。里親が養育する委託児童は原則として18歳未満とされているが、都道府県知事等が必要と認めるときは、満20歳に達する日まで養育を継続することができる(児童福祉法31条2項)(6)。

里親制度は、1947(昭和22)年に制定された児童福祉法で法的に位置づけられた。2002(平成14)年には「養育里親」「短期里親」に加えて「専門里親」「親族里親」の類型が創設され、2008(平成20)年に養育里親と養子縁組希望里親が制度上区分された。短期里親は養育里親に吸収された。現在の類型は、「**養育里親**」「**専門里親**」「**養子縁組里親**」「**親族里親**」の4種類となっている(**表4-1-1**)。

[2] 里親要件と里親支援

里親として認定されるためには、基本的な要件のほか、里親の種類に応じた要件を満たすとともに(**表4-1-1**)、研修を受講しなければならない。里親として登録された場合の有効期間は5年(専門里親は2年)で、更新にあたっては更新研修を受ける必要がある。1人の里親に委託できる児童は4人までである。

里親研修
2009(平成21)年より養育里親と専門里親に対して義務化された。養育里親登録を希望する人の研修は、基礎研修と認定前研修がある。児童福祉の経験等がある人は、基礎研修が免除される。

里子養育には実子とは異なる難しさもあることから、里親に対する支援が不可欠である。2002(平成14)年より「里親支援事業」が、2006(平成18)年より「里親委託推進事業」が実施されており、児童相談所に里親委託推進員(現・里親委託等推進員)が配置され、また里親委託推進委員会(現・里親委託等推進委員会)が設置された。2008(平成20)年の児童福祉法改正では、これらが「里親支援機関事業」として統合され、また、相談等の里親支援が都道府県の業務として明確化された。2012(平成24)年より、乳児院や児童養護施設に里親支援専門相談員が配置され、相談援助活動を行っている。2016(平成28)年の児童福祉法改正により、都道府県(児童相談所)の業務として、里親の開拓から児童の自立支援までの一貫した里親支援(**フォスタリング業務**)が位置づけられ、従来の里親支援事業がフォスタリング機関(里親養育包括支援)事業として再編された。2018(平成30)年7月には、質の高い里親養育を実現するため、都道府県が行うべきフォスタリング業務のあり方を具体的に提示するとともに、フォスタリング業務を民間機関に委託する場合における留意点や、民間機関と児童相談所との関係のあり方を示した「フォスタリング機関(里親養育包括支援機関)及びその業務に関するガイドライン」が策定された(2)。

里親委託等推進員
里親支援機関事業の実施、関係機関との連絡調整等を行う。

フォスタリング業務
児童福祉法11条1項2号に掲げる都道府県の業務に相当するもの。里親の広報・リクルート、アセスメント、里親登録前後および委託後における里親に対する研修、子どもと里親家庭のマッチング、子どもの里親委託中における里親養育への支援、里親委託措置解除後における支援に至るまで、一連の過程において子どもにとって質の高い里親養育がなされるために行われる支援をいう。

[3] 里親委託の推進

日本においては1960年代以降里親委託率が低下し、およそ9割の子どもは施設養護を受けてきた(7)。しかし前述のとおり、家庭養護を重視する国際的な動向を背景に、厚生労働省は2011（平成23）年に「里親委託ガイドライン」を策定して里親委託優先の原則を定めた。また、2015（平成27）年3月の少子化社会対策大綱において、**里親等委託率**（ファミリーホームを含む）を、平成31年に22%にするという目標が掲げられた。2016（平成28）年には、児童福祉法改正により、「児童を家庭において養育することが困難であり又は適当でない場合にあっては児童が家庭における養育環境と同様の養育環境において継続的に養育されるよう、児童を家庭及び当該養育環境において養育することが適当でない場合にあっては児童ができる限り良好な家庭的環境において養育されるよう、必要な措置を講じなければならない」（児童福祉法3条の2）とされ、「家庭養育優先原則」が明らかにされた(2)（**図4-1-1**）。

里親およびファミリーホームへの委託率は、2017（平成29）年度末で19.7%であったが、自治体別にみると秋田県の9.6%から新潟市の57.5%まで格差が大きい。2017年の「**新しい社会的養育ビジョン**」（「新たな社会的養育の在り方に関する検討会」）では、新たな数値目標として、愛着形成に最も重要な時期である3歳未満についてはおおむね5年以内に、それ以外の就学前の子どもについてはおおむね7年以内に里親委託率75%以上を実現し、学童期以降はおおむね10年以内を目途に里親委託率50%以上を実現するものとされた(8)。

家庭養護を重視する国際的な動向
「児童の権利に関する条約」（1989年）は子どもが家庭で育つことを重視し、国連の「児童の代替的養護に関する指針」（2009年）では、施設養護の利用は児童の最善の利益に沿っている場合に限られるべきこと、3歳未満児の社会的養護は原則として家庭養護とし、大規模な施設養護は廃止すべきこと、などが示された。「国連子どもの権利委員会」は2010年に日本に関して「家族基盤型の代替的養護についての政策の不足」という所見を出している。

里親等委託率
里親等委託率(%)＝(里親・ファミリーホーム委託児）÷（乳児院入所児＋児童養護施設入所児＋里親・ファミリーホーム委託児)

家庭と同様の環境における養育の推進
「家庭」とは、実父母や親族等を養育者とする環境、「家庭における養育環境と同様の養育環境」とは養子縁組による家庭・里親家庭・ファミリーホーム、「できる限り良好な家庭的環境」とは小規模かつ地域分散化された施設における家庭に近い環境を指す。

図4-1-1　家庭と同様の環境における養育の推進

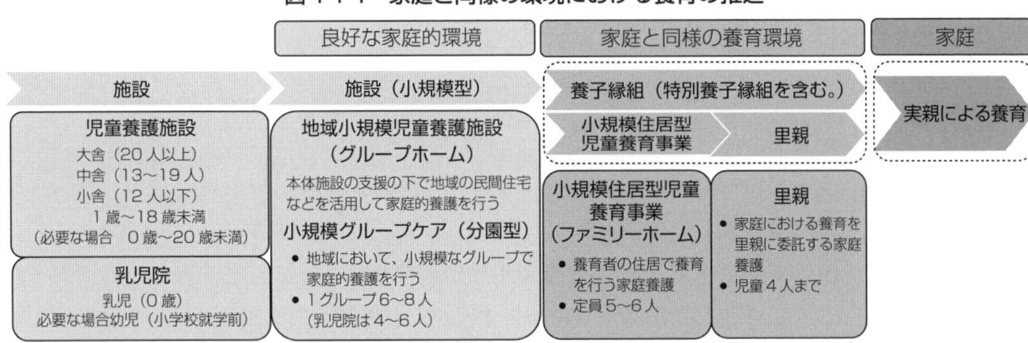

出典）厚生労働省子ども家庭局家庭福祉課「社会的養育の推進に向けて」（平成31年）p.12.

F. ファミリーホーム（小規模住居型児童養育事業）

ファミリーホーム（小規模住居型児童養育事業）は、2008（平成20）年の児童福祉法改正により創設された制度であり（2009年4月施行）、要保護児童の養育に関し相当の経験を有する者、その他の厚生労働省令で定める者（里親を除く）の住居において養育を行う事業をいう（児童福祉法6条の3第8項）。定員5～6名の子どもたちを、児童間の相互作用を活かしつつ、児童の自主性を尊重し、基本的な生活習慣を確立するとともに、豊かな人間性および社会性を養い、児童の自立を支援することを目的とする。**小規模住居型児童養育事業者**（「ファミリーホーム事業者」）は、都道府県知事（指定都市、児童相談所設置市は市長）が適当と認めた者である。職員構成は、養育者2名（夫婦）＋補助者1名以上であるが、委託児童の養育にふさわしい家庭的環境が確保される場合には養育者1名＋補助者2名以上とすることができる。養育者も補助者もともに、定められた研修を受講し、その養育の質の向上を図るよう努めなければならない。

ファミリーホームは第二種社会福祉事業として個人やNPO法人等が運営しているが、基本的には里親の発展型である。里親に比べ家族の人数が多いのが特徴であり、子ども同士が家族関係の良いモデルとして、ともに成長していくことが期待されている。また、地域に開かれ、地域に根付いた存在になることも、ファミリーホームの意義の1つとされている。さらに、実親が、子どもを里親に奪われるような気がして里親委託の同意に抵抗感を抱く場合に、多人数養育の場であるファミリーホームであれば委託に同意しやすいという利点も挙げられている(11)。

G. 特別養子縁組制度

特別養子縁組制度は民法に規定されている制度であり、その目的は、原則15歳未満（2020〔令和2〕年4月より）の児童の福祉のため特に必要があるときに、児童とその実親との法律上の親子関係を消滅させ、実親子関係に代わる安定した養親子関係を成立させることである。家庭裁判所に申し出て手続きをするが、要保護児童が養子縁組を行う場合は、児童相談所も関わる。制度として創設されたのは1987（昭和62）年で、菊田医師事件などを契機としている。社会的養護の範囲には入っていないものの、2016（平成28）年の児童福祉法の改正によって、養子縁組（特別養子縁組を含む）に関する相談・支援が都道府県（児童相談所）の業務として位置づけられた。さらに、2017（平成29）年の「新しい社会的養育ビジョ

ファミリーホーム
「ファミリーホーム」とは、制度（小規模住居型児童養育事業）を指す場合と、事業が行われている家を指す場合がある。後者については従来、「小規模住居型児童養育事業所」とされていたが、施設的な印象となっていたことから、2012（平成24）年4月より「小規模住居型児童養育事業を行う住居（ファミリーホーム）」となった(9)。

ファミリーホーム事業者
主に次の場合が対象となる(10)。①養育里親（専門里親を含む）として委託児童の養育の経験を有する者が養育者となり、自らの住居をファミリーホームとし、自ら事業者となるもの、②児童養護施設等の職員の経験を有する者が養育者となり、自らの住居をファミリーホームとし、自ら事業者となるもの、③児童養護施設等を設置する法人が、その職員を養育者とし、法人が提供する住居をファミリーホームとし、法人が事業者となるもの。

養育者
小規模住居型児童養育事業を行う住居（ファミリーホーム）に生活の本拠を置く者。養育者は①～④のいずれか、および⑤に該当する必要がある(10)。①養育里親として2年以上同時に2人以上の委託児童の養育の経験を有する者、②養育里親として5年以上登録し、かつ、通算5人以上の委託児童の養育の経験を有する者、③児童養護施設等において児童の養育に3年以上従事した者、④①～③に準ずる者として、都道府県知事が適当と認めた者、⑤法34条の20第1項各号の規定に該当しない者。

表 4-1-2　里親制度・特別養子縁組制度・普通養子縁組制度の比較

	里親制度	特別養子縁組制度	普通養子縁組制度
縁組の成立	児童相談所が委託。	養親の請求に対し家庭裁判所の決定により成立。	養親と養子の同意により成立。（養子となる者が 15 歳未満であるときは、その法定代理人が縁組の承諾をすることができる。未成年者を養子とするには、家庭裁判所の許可が必要。）
実親（親権者）の同意	必要（保護者の虐待等により、当該児童の福祉を害する場合においては家庭裁判所の承認を得て措置可能。）	必要（実父母が意思を表示できない場合や実父母による虐待など養子となる者の利益を著しく害する理由がある場合は、この限りでない。）	不要（養子となる者が 15 歳未満であり、監護すべき父母がいるときは、父母の同意が必要。）
親の要件	年齢の制限なし。配偶者は不要。（自治体が要件を規定する場合あり。）	原則 25 歳以上（夫婦の一方が 25 歳以上であれば、一方は 20 歳以上で可）で配偶者がある者。夫婦双方とも養親となる。（夫婦共同縁組）	20 歳に達した者。配偶者は不要。（ただし、配偶者がおり、養子が未成年の場合は、夫婦ともに縁組をする。）
子の要件	要保護児童。（養育期間は原則 18 歳に達するまで。ただし都道府県知事が必要と認めるときは、満 20 歳に達する日まで。）	養親が縁組を請求時に 15 歳未満。子の利益のために特に必要があるときに成立。	尊属又は養親より年長でない者。
実親との親子関係	継続する	終了する	継続する
監護期間	なし	6 ヵ月以上の監護期間を考慮して縁組	なし
離縁(委託解除)	委託解除が可能（家庭復帰、養子縁組若しくは社会的自立等により里親委託が必要でなくなった場合、又は里親委託を継続し難い事由が発生した場合）。	養子の利益のため特に必要があるときに、養子、実親、検察官の請求により、家庭裁判所の決定で離縁。	原則、養親及び養子の同意により離縁。
戸籍・姓	実親の戸籍に残り、姓は変わらない。	養親の戸籍に入り、姓が変更される。実親の名前は記載されず、養子の続柄は「長男」「長女」等と記載。	養親の戸籍に入り、姓が変更される（婚姻により姓を変更している場合は除く）。実親の名前が記載され、養子の続柄は「養子」「養女」と記載。
手当	あり	なし	なし

出典）里親制度運営要項（H29），厚生労働省子ども家庭局家庭福祉課「社会的養育の推進に向けて」（平成 31 年）p.100，民法 792 条～ 797 条，民法 817 条の 2 ～ 817 条の 10，児童福祉法第 27 条～ 28 条より原葉子作成.

15歳未満の児童
これまで、家庭裁判所に申し込む時に、養子となる子が6歳未満である必要があったが、2019(令和元)年6月に民法が改正され、養子となる者の年齢の上限が原則15歳未満に引き上げられた。審判確定までに18歳に達した場合は縁組ができず、また、15歳に達した養子候補者は本人の同意を必要とする。なお、同改定により審判の手続きが合理化され、養親の負担軽減も図られた。(民法817条の5)(2020年4月1日から施行)。

菊田医師事件
1973(昭和48)年に、望まない妊娠で生まれた子を養親に実子としてあっせんしたことを、産婦人科医の菊田氏が自ら告白した事件。虚偽の出生証明書を作成していたことを明らかにした上で、新しい養子縁組制度の必要性を訴えた(12)。

パーマネンシー
継続的で安定した特定の養育者との関係性や養育環境を指す。子どもが施設や里親を転々とすることを避け、特定の養育者の下で所属の感覚を持てることを重視する考え方。

リービング・ケア
施設退所前の支援。自立に必要な知識等の教授や、退所後も関わり続けるための関係づくりなどを行う。

アフター・ケア
施設退所後の支援。自立生活を支え、相談支援などを行う。

ン」では、永続的解決(**パーマネンシー保障**)としての特別養子縁組の推進が明示された。

特別養子縁組は養子縁組の1つであるが、**普通養子縁組**との最大の違いは、実親との親子関係が終了する点である。つまり、特別養子縁組の狙いは、実親による十分な監護が期待できない子どもについて、実親に準ずる新たな養育者を親として「安心で安全で恒久的な」家族関係を保障しようとすることにある。そのため、離縁には厳しい条件がつく(養子の利益のため特に必要があるときに、養子、実親、検察官の請求により家庭裁判所が離縁させることができる)。特別養子縁組に必要な手続き要件としては、①実親(実父母)の同意、②養親の年齢、③養子の年齢、④6ヵ月の監護の実績、の4点がある。里親制度、特別養子縁組制度、普通養子縁組制度の比較は、**表4-1-2**の通りである。

特別養子縁組への関心は上昇傾向にあり、2010(平成22)年に325件だった成立件数は、2017(平成29)年には616件へと伸びている。こうした特別養子縁組の斡旋に関しては、児童相談所のほか、NPOなどの民間団体が果たす役割が大きい。2016(平成28)年には、民間団体による斡旋業務の適正な運営や、適正な養子縁組の促進を図るため、「民間あっせん機関による養子縁組のあっせんに係る児童の保護等に関する法律」が制定された(2018年4月施行)。民間斡旋機関に許可制度が導入されるとともに、斡旋業務の内容や、都道府県による指導などが定められている。

H. 社会的養護の今後の展望と課題

これまで述べてきたように、社会的養護の大きな流れは家庭養護の優先、すなわち里親やファミリーホーム、特別養子縁組の推進にある。2017(平成29)年の「新しい社会的養育ビジョン」では、今後の工程として、市区町村の子ども家庭支援体制の構築、児童相談所・一時保護改革、里親への包括的支援体制(フォスタリング機関)の抜本的強化と里親制度改革、永続的解決(パーマネンシー保障)としての特別養子縁組の推進、乳幼児の家庭養育原則の徹底と、年限を明確にした取組目標、子どもニーズに応じた養育の提供と施設の抜本改革、自立支援(**リービング・ケア**、**アフター・ケア**)、担う人材の専門性の向上、などを挙げている。これらの施策を着実に進めていく必要がある。

しかし一方で、家庭養護への転換については、早急な転換から発生する問題や、被虐待経験や障害を抱える子どもへのケアとして専門家である施設職員のかかわりが必要であることを指摘する声もある。また、里親委託の推進にあたっては、業務に携わる人材の不足、実親の同意の取りづらさなど、実施体制や制度上の問題が指摘されている(13)。さらに、社会的養護の下にある子どもたちの進学率の低さは、その後の人生における選択肢を狭める懸念があり、一層の対策が望まれている。

注）

(1) 厚生労働省「施設運営指針及び里親等養育指針について（概要）」.
(2) 厚生労働省子ども家庭局「社会的養育の推進に向けて」（平成 31 年）.
(3) 厚生労働省子ども家庭局「児童養護施設入所児童等調査結果の概要」（平成 30 年 2 月 1 日現在）.
(4) 厚生省通知「地域小規模児童養護施設の設置運営について」（児発第 489 号平成 12 年 5 月 1 日）.
(5) 厚生労働統計協会編『国民の福祉と介護の動向　2019/2020』厚生労働統計協会, 2019, p.107.
(6) 厚生労働省「里親制度運営要項」（平成 29 年 3 月 31 日雇児発 0331 第 35 号）.
(7) 和泉広恵「日本における里親養育および里親制度に関する研究の動向」『家族研究年報』42, 2018, p.35.
(8) 新たな社会的養育の在り方に関する検討会「新しい社会的養育ビジョン」（2017 年 8 月 2 日）.
(9) ファミリーホームの設置運営の促進ワーキンググループ「ファミリーホームを設置するために」（平成 26 年 3 月）.
(10) 厚生労働省「小規模住居型児童養育事業（ファミリーホーム）実施要綱」.
(11) ファミリーホームの設置運営の促進ワーキンググループ「ファミリーホームの設置を進めるために」2014.
(12) 吉田一史美「特別養子制度の成立過程」『立命館人間科学研究』19, 2009, pp.83-84.
(13) 牧野千春「我が国における社会的養護の現状と課題」国立国会図書館調査及び立法考査局社会労働課『レファレンス』No.798, 2017, p.58.

理解を深めるための参考文献

- **「施設で育った子どもたちの語り」編集委員会編『施設で育った子どもたちの語り』明石書店, 2012.**
  児童養護施設や里親のもとで生活をした当事者（子ども達）の語り。自らの経験を糧（力）にして、何かを発信していこうとするエネルギーが感じられる 1 冊。
- **村田和木『「家族」をつくる―養育里親という生き方』中公新書ラクレ, 2005.**
  多数の里親家庭に取材して事例を紹介している。個々のケースは短いが、多くの事例から里親子関係構築の千差万別なプロセスを知ることができる。

2. 非行・情緒障害児への支援

A. 非行とは

身柄付き
書類だけでなく、本人が実際に行く場合のこと。

「**非行**」は、一般に子どもの不良行為に対して使われる言葉である。非行は、主に少年法と児童福祉法の2法によって対応がなされる。少年法は、20歳に満たないものを少年といい、児童福祉法は18歳に満たないものを児童という。18歳までは2つの法律の対象が重なっているが、子どもへの対応は、年齢によって、優先的に適応する法律を分けることになっている。14歳以上20歳未満のものが警察に逮捕（補導）された場合には、まず少年法が優先され、検察官送致になり、その後身柄付きの場合は**家庭裁判所**に送致され、必要があれば少年審判にかけられる。家庭裁判所では、**家庭裁判所調査官**がケース担当となり、子どもの心身の状況や非行の背景、本人の特性、生育歴や保護者の状況、人間関係などあらゆる角度から調査・理解し、適切な見立てをして支援を進めていく。一方、14歳未満のものは、児童福祉法優先で、まず児童相談所へ通告され、児童福祉司によって非行相談として対応される。

凶悪犯罪の印象がある非行だが、2017（平成29）年の警視庁統計[(1)]によれば、窃盗（万引き含む）が少年による刑法犯の約3分の2を占める。次に多い遺失物等横領は、放置自転車盗などである。刑法犯以外では、過失運転致死傷や道路交通法違反などの割合も高い。このように、現代の非行は、数字から言えば、比較的軽微な犯罪や交通違反が大多数を占めるといってよい。

非行は、第二次世界大戦後3つの山があった。第1は1951（昭和26）年の戦後の混乱期での「生きるための非行」で、背景には貧しさがあった。この時代の教護院（現在の**児童自立支援施設**）は、戦争で親を失い、食物を盗むことなどでどうにか生きていこうとする子どもたちの入所で満員状態であった。第2の山は、1964（昭和39）年で、高度経済成長を反映したシンナー吸引などのスリルを楽しむ「遊び型非行」といわれるものである。第3の山は1983（昭和58）年の「低年齢化」「集団化」を内容とするものである。その後刑法犯の数は一貫して減少傾向にある。

図 4-2-1　非行少年処遇の概要

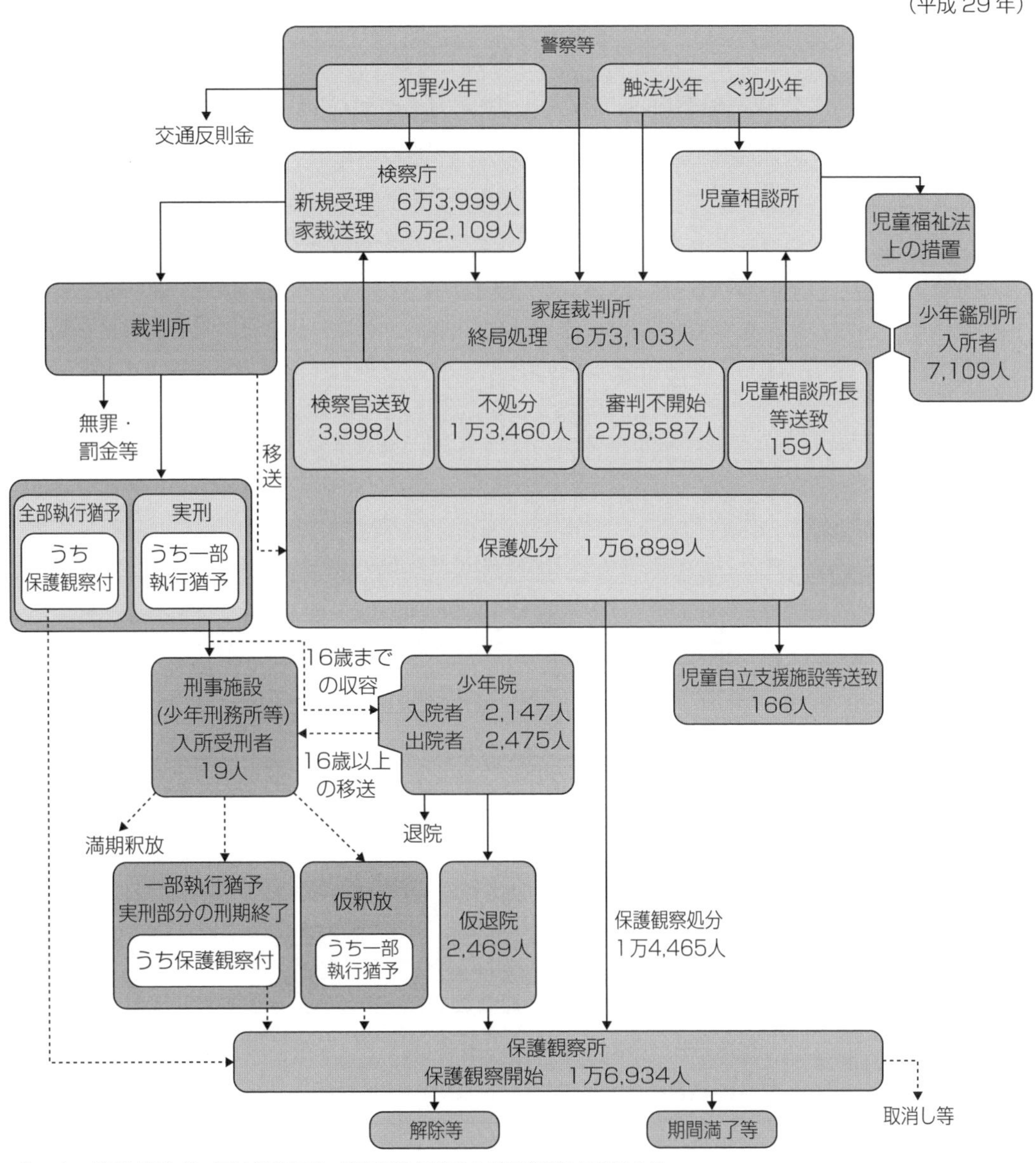

注　1　検察統計年報，司法統計年報，矯正統計年報および保護統計年報による。
　　2　「検察庁」の人員は，事件単位の延べ人員である。例えば，1人が2回送致された場合には，2人として計上している。
　　3　「児童相談所長等送致」は，知事・児童相談所長送致である。
　　4　「児童自立支援施設等送致」は，児童自立支援施設・児童養護施設送致である。
　　5　「出院者」の人員は，出院事由が退院または仮退院の者に限る。
　　6　「保護観察開始」の人員は，保護観察処分少年および少年院仮退院者に限る。
出典）法務省法務総合研究所編『犯罪白書（平成 30 年版）』p.103，3-2-1-1 図．

B. 非行対応の流れ

少年法による対応は、審判不開始や不処分として終結することが多いが、検察官送致（成人と同様の対応が求められる場合）や児童相談所長・都道府県知事送致や保護処分（①保護観察所の保護観察に付すること、②児童自立支援施設または児童養護施設送致、③**少年院**送致）などが行われることもある。少年法をもとにした少年事件の対応は、**図 4-2-1** を参考にしてほしい。

児童福祉法に基づいた児童相談所での非行対応は、非行相談に分類されるが、養護相談（虐待相談含む）や障害相談に比べて件数はきわめて少ない。また、その内容も助言や訓戒がほとんどであるが、中には家庭環境や行為を考慮して措置（施設入所）になる場合もある。非行の行為そのものを重視した場合には児童自立支援施設入所となるが、家庭環境を重視した場合には、非行があっても児童養護施設措置になる場合もある。

保護観察
保護観察官および保護司の指導監督や補導援護のもと、社会内で非行に手を染めず、正しい生活を一定期間送らせて更生をはかる処分。保護観察をサポートするものとして、BBS 会等がある。

C. 非行関係施設

[1] 少年院

家庭裁判所の審判を経て入所する機関には国立の**少年院**があり、少年院法により、おおむね 12 歳以上で心身に障害がないものが入る第 1 種、犯罪傾向が進んだおおむね 16 歳以上の者が入る第 2 種、心身に著しい障害があるものが入る第 3 種、刑の執行を受けるものが入る第 4 種に分類され、全国に 51 ヵ所（分院 6 ヵ所含む）設置されている。ここでは、法務教官が生活指導や職業指導などを行っている。入院者は年々減少し、2017（平成 29）年は、2,147 人（前年度比 16.2％減）であったが、近年、家庭環境の複雑化や精神が不安定な者の増加に鑑み、法務教官には、社会福祉士や精神保健福祉士の資格を持つものも採用されている[(1)]。

法務教官
少年院や少年鑑別所などに勤務する専門職員。幅広い視野と専門的な知識をもって、少年たちの個性や能力を伸ばし、健全な社会人として社会復帰させるために、きめ細かい指導・教育を行う。

[2] 児童自立支援施設

児童福祉施設中、非行対応の中核をなすのは**児童自立支援施設**である。感化院、教護院時代を経て、現在は児童福祉法 44 条に「不良行為をなし、又はなすおそれのある児童及び家庭環境その他の環境上の理由により生活指導等を要する児童を入所させ、又は保護者の下から通わせて、個々の児童の状況に応じて必要な指導を行い、その自立を支援し、あわせて退所した者について相談その他の援助を行うことを目的とする施設」と規定されている。

2019（令和元）年現在全国で58ヵ所、そのうち2施設が国立、2施設が私立（社会福祉法人）、その他は公立である。児童福祉法施行令36条により、都道府県に設置が義務づけられ、最低1ヵ所はあるが、自治体ごとに差があるものの、児童養護施設に比べ、定員充足率はかなり低く、2017（平成29）年度現在約36%である。2017（平成29）年10月1日現在の入所者数は1,309人であった(2)。

入所理由としては、当然非行が前提にあるが、子ども自身の心身の状況として、厚生労働省「児童養護施設入所児童等調査の概要」（平成30年2月1日）が指摘するところでは、障害等のある児童が全体の約61.8%おり、中でも**広汎性発達障害**や**ADHD**、知的障害がある児童が12〜30%とかなり入所している実態がある（重複あり）（**表4-2-1**）。また、不安定な生育歴の子どもも多くみられ、被虐待経験があるものは全体の約65%を占める（**表4-2-2**）。中でも、児童養護施設入所児に多いネグレクトではなく、身体的虐待の割合が高い。学業も44.5%に遅れがあるとされているが、これは子ども自身の知的障害の問題だけでなく、落ち着いて学校に通えなかった家庭環境や学校での関係性の不調を示しているといえよう。

この施設は、以前は、実の夫婦を職員とした家庭的な養育が支援の柱とされてきた。現在は労働条件の関係から、**児童自立支援専門員**や**児童生活支援員**といった職員を基本とした交替勤務制が全国的に多くなっている。しかし、その支援の根幹にあるのは、行為を厳しく処罰することではなく、非行に走らざるを得なかった背景・要因を理解し、その問題を受け止め解決し、安定した生活環境を提供することで、子どもたちが落ち着いて生活していける状況を作り出していくことであることに変わりはない。

児童自立支援施設は、高い塀などはないが、学校教育も含めてすべて院内で行われる。また、よく「枠のある生活」という言葉も使われるが、これらは隔離や厳しい規制という意味ではなく、周囲の刺激から子どもを守り、衝動性を抑えて社会規範が落ち着いて身につけられるようにするためである。また、自閉症スペクトラムの特性のある子どもなどは、変化が得意でないので、規則正しい生活をさせていくことで成長が促されるからである。

留意したいのは、発達障害児が即、非行少年ではないということであるが、言葉より先に手が出てしまう子どもや、友人とのコミュニケーションが上手くいかずにトラブルに発展するという子どもがいることもまた事実である。こういう課題があり育てにくいとされる子どもの場合、家庭の安定は不可欠であるが、そうでない場合は、まず安定して暮らしていける状態を保障していくことが子どもの自立支援の前提となるのである。なお、

広汎性発達障害
2000年に出版された『精神障害の診断と統計マニュアル』（DSM-Ⅳ-TR）では、広汎性発達障害として、自閉性障害、レット障害、小児期崩壊性障害、アスペルガー障害、その他特定不能の広汎性発達障害が挙げられていたが、2013年のDSM-5では、広汎性発達障害という名称は使われなくなり、自閉症スペクトラムとなった。診断内容としては、社会性とコミュニケーションの障害と、同じ行動を繰り返す常同性の両方が必須となった。

ADHD
注意欠陥多動性障害（attention-deficit hyperactivity disorder）のこと。課題の持続が難しく1つの活動に集中できず、気が散りやすい注意の障害と、過度に落ち着きがない多動の障害のことをいう。

夫婦を職員とした家庭的な養育
留岡幸助は、1899（明治32）年に感化院（現在の児童自立支援施設）の家庭学校を東京巣鴨に創立したが、子どもたちの成長には、少年期のよき感化こそ大事として、実の夫婦を職員として雇用し、広大な敷地の施設内に多くの小さな寮舎を建て、そこで、職員家族とともに、預けられた子どもたちが一緒に生活をする家庭的な養育方式をとった。これが小舎夫婦制であり、全国に広がる感化院のモデルとなった。

この施設は1997（平成9）年の児童福祉法改正で、学校教育を実施することが法定化され、それまでの公教育に準じた教育ではなく、正式な学校や分校・分教室が施設内に併設されることになった。

表 4-2-1　心身の状況別児童数

	総数	該当あり	心身の状況（重複回答）							
			身体虚弱	知的障害	てんかん	PTSD	反応性愛着障害	ADHD	LD	自閉症スペクトラム
児童養護施設	27,026	9,914	250	3,682	307	320	1,541	2,309	458	2,381
	100.0%	36.7%	0.9%	13.6%	1.1%	1.2%	5.7%	8.5%	1.7%	8.8%
児童心理治療施設	1,235	1,040	6	155	23	120	361	457	40	587
	100.0%	84.2%	0.5%	12.6%	1.9%	9.7%	29.2%	37.0%	3.2%	47.5%
児童自立支援施設	1,448	895	15	179	12	46	167	435	49	357
	100.0%	61.8%	1.0%	12.4%	0.8%	3.2%	11.5%	30.0%	3.4%	24.7%

出典）厚生労働省ウェブサイト「児童養護施設入所児童等調査の概要（平成30年2月1日）」，表6-1を一部修正．

表 4-2-2　被虐待経験の有無および虐待の種類

	総数	虐待経験あり	虐待経験の種類（複数回答）				虐待経験なし	不明
			身体的虐待	性的虐待	ネグレクト	心理的虐待		
児童養護施設	27,026	17,716	7,274	796	11,169	4,753	8,123	1,069
	100.0%	65.6%	41.1%	4.5%	63.0%	26.8%	30.1%	4.0%
児童心理治療施設	1,367	1,068	714	96	516	505	249	46
	100.0%	78.1%	66.9%	9.0%	48.3%	47.3%	18.2%	3.4%
児童自立支援施設	1,448	934	604	55	465	330	436	72
	100.0%	64.5%	64.7%	5.9%	49.8%	35.3%	30.1%	5.0%

出典）厚生労働省ウェブサイト「児童養護施設入所児童等調査の概要（平成30年2月1日）」，表12を一部修正．

D. 情緒障害と児童心理治療施設における支援

［1］情緒障害とは

情緒障害（児）はemotionally disturbed childの訳であり、以前は広く、心理的、精神的要因により引き起こされる問題行動を指していた。しかし、近年では、文部科学省がウェブサイトで「情緒障害とは、情緒の現れ方が偏っていたり、その現れ方が激しかったりする状態を、自分の意志ではコントロールできないことが継続し、学校生活や社会生活に支障になる状態をいう」と特別支援教育のページで説明したことから、これが情緒障害と受けとめられることが一般化してきている。また、同一ウェブサイトで、「情緒障害教育では、発達障害である自閉症などと心因性の選択性かん黙などのある子どもを対象とする」としたことから、かん黙（心理的理由により言葉が出なくなる状態）などの情緒障害児と発達障害児が混同されるようなことも出てきてしまった。しかし、発達障害は先天的な機能障害から起こるとされており、もちろん環境要因は皆無とは言えないものの、両者は本来は別のものとされている。

子どもの心因性の行動・症状としては、夜尿やかん黙、摂食障害、チック、不眠、引きこもり（不登校）などが挙げられるが、昭和30年代には、家出や嘘つきなど軽度の非行も情緒障害に入るとされた。当時は非行第2の山の時代であり、教護院は満員状態であった。そこで、非行少年予備軍的な子どもへの対応の意味合いもあり、情緒障害児短期治療施設が1961（昭和36）年に新たに児童福祉施設としてつくられた。その後時代とともに、子どもたちに現れる問題も変わり、一時は不登校の子どもで施設が一杯になったこともある。2016（平成28）年の児童福祉法改正により施設名称は、**児童心理治療施設**と変更され、2017（平成29）年10月1日現在、全国に46ヵ所設置されており、入所者数は1,435人である[(2)]。

［2］児童心理治療施設の現状と支援

児童心理治療施設は、児童福祉法43条の2により「家庭環境、学校における交友関係その他の環境上の理由により社会への適応が困難になった児童を、短期間、入所させ、又は保護者の下から通わせて、社会生活に適応するために必要な心理に関する治療及び生活指導を主として行い、あわせて退所した者について相談その他の援助を行うことを目的とする施設とする」と規定され、また**児童福祉施設の設備及び運営に関する基準**で、職員として、精神科または小児科の診療に相当の経験を有する医師と**心理療法担当職員**を置くことが義務づけられている。このことから、単に生活支援にとどまらず、治療的意味合いの専門的支援が求められている施設であることがわかる。

「児童養護施設入所児童等調査の概要」によれば、本施設の養護問題発生理由は、40％が虐待であり、被虐待経験に関しては、78.1％が「あり」と答えている。虐待内容は、児童自立支援施設と同様身体的虐待が一番多い。入所児の心身の状況として、84.2％に障害があるとされ、そのうち自閉症スペクトラムは47.5％、ADHDが37.0％、知的障害は12.6％と、いずれも、児童自立支援施設よりも高い割合を示している（**表4-2-1**）。これらのことから、児童心理治療施設に入所している子どもたちは、生命をも脅かされる虐待等の影響を受け、子ども自身が抱える課題が悪化し、深刻化している状況と言えるだろう。

ここでは、まずは、保育士や児童指導員による入所児に対する安全で安心できる生活の保障の確保が行われる。それと並行して、心理療法担当職員や医師による個別の治療プログラムが並行して行われ、子どもの状況をみて、生活のスキルを教えていくなどの自立支援が実施されている。

E. 非行や情緒障害児への支援の課題

児童自立支援施設も児童心理治療施設も、入所児のニーズは複雑化しており、その子どもに合う特別な支援プログラムの展開のためには、まず的確な**アセスメント**能力が求められる。そういう意味で、措置や送致機関との連携による情報共有や、インテークワーカーの力量向上は不可欠である。また、個別プログラムをどう施設という集団の場で展開していくか、さらには、退所後どう地域生活にスムーズに移行させていけるかが、今後はさらに問われていくだろう。

また、児童相談所からの子どもたちの措置は、まずは地域の学校に通うことができる児童養護施設を措置委託先に選択することが一般的で、そこにいて順調に生活ができればよいが、入所児間でのトラブル（特に現在は性的なトラブルなども増えている）が発生した場合に、児童自立支援施設が措置変更先として選択されることもある。一方、児童心理治療施設では、自宅において深刻な児童虐待が繰り返されたにもかかわらず、発見や対応が遅れ、精神的にも重篤な状況になってから、はじめて支援につながった子どもたちが措置されてくるケースも多い。生活安定の支援は不可欠であるが、それと同時に、回復を目指した治療的プログラムの充実や親支援、親子関係再構築の方法の検討が、今後なお一層必要となってくるであろう。

注）

(1) 法務省法務総合研究所編『犯罪白書　平成30年版―進む高齢化と犯罪』昭和情報プロセス株式会社，2018.

(2) 厚生労働省ウェブサイト・厚生労働省子ども家庭局家庭福祉課「社会的養育の推進に向けて」（平成31年1月）.

理解を深めるための参考文献

- **相澤仁・野田正人編『施設における子どもの非行臨床―児童自立支援事業概論』やさしくわかる社会的養護シリーズ7，明石書店，2014.**
  「非行」がキーワードの本であるが、「子どもの最善の利益」を尊重する支援とは何かを考えさせられる内容となっている。
- **親子関係再構築支援ワーキンググループ「社会的養護関係施設における親子関係再構築支援ガイドライン」厚生労働省，2014.**
  虐待などで深く傷ついた子どもへの回復を目的とした治療的支援について、図などを用いて詳しく解説している。

3. 障害児への児童・家庭福祉サービス

A. 障害児福祉の展開

[1] 第二次世界大戦後の障害児福祉対策

わが国の障害児に対する保健・福祉対策が体系的・行政的に取り上げられるようになったのは、第二次世界大戦後である。1947（昭和22）年に制定された児童福祉法において「**療育**」という観点から、精神薄弱児施設および療育施設（肢体不自由児施設、盲ろうあ児施設、虚弱児施設等）や、各種相談・判定を行う児童相談所が規定され、整備された。1970（昭和45）年以降、それまでの施設中心のサービスから在宅サービスの重要性が指摘されるようになり、1981（昭和56）年の**国際障害者年**を契機に人権を基盤にした障害児・者福祉対策の拡充が図られ、1982（昭和57年）に「障害者対策に関する長期計画」が策定された[(1)]。

療育
肢体不自由児の父といわれる高木憲次が唱えた言葉である。高木は、長期の医療と教育、生活指導を通じて、復活能力を有効活用して自立できるように育成するという考え方を提唱した。

その後、1992（平成4）年に「障害者対策に関する新長期計画」が発表され、1993（平成5）年に**障害者基本法**も公布された。1995（平成7）年には、「**障害者プラン―ノーマライゼーション7か年戦略**」が決定され、2002（平成14）年には、新しい障害者基本計画（2003年度から2012年度）が閣議決定された。同年12月に、この新障害者基本計画に基づく前期5年間（2003年度から2007年度）に重点的に実施する施策とその達成目的を定めた「**重点施策実施5か年計画（新障害者プラン）**」、そして2007（平成19）年12月には障害者基本計画の後期5年間における新たな「重点施策実施5か年計画」（「新5か年計画」）が決定された。

障害者権利条約
障害者の人権および基本的自由の享有を確保し、障害者の固有の尊厳の尊重を促進することを目的として、障害者の権利の実現のための措置等について定めている。

[2] 障害者権利条約など国際的動向

2006（平成18）年12月に国連総会において「**障害者の権利に関する条約（障害者権利条約）**」が採択され、2008（平成20）年5月に発効されたが、わが国は、2007（平成19）年にこの条約に署名し、2014（平成26）年1月に批准した。また、2011（平成23）年6月には「**障害者虐待の防止、障害者の養護者に対する支援等に関する法律（障害者虐待防止法）**」が成立し、2012（平成24）年10月から施行された。さらに、2011（平成23）年8月に障害者基本法も改正された。法律の目的規定や障害者の定義の見直し、差別の禁止に関する規定の新設等がなされ、2012（平成24）

障害者虐待の防止、障害者の養護者に対する支援等に関する法律（障害者虐待防止法）
この法律の目的は、障害者に対する虐待が障害者の尊厳を害するものであり、障害者の自立および社会参加にとって障害者に対する虐待を防止することが極めて重要であることから、障害者虐待の防止、養護者に対する支援等に関する施策を促進し、障害者の権利利益を擁護することである。

年5月より全面施行されている。2013（平成25）年6月には「**障害を理由とする差別の解消の推進に関する法律（障害者差別解消法）**」が制定され、一部の附則を除き2016（平成28）年4月から施行されている。

［3］障害児・者の総合的福祉施策

このように、ノーマライゼーションの理念に基づき、「共生社会」の実現をめざした障害児・者の総合的福祉施策の推進が図られている。

一方、社会福祉基礎構造改革の流れの中で、2000（平成12）年に身体障害者福祉法、知的障害者福祉法、児童福祉法等が改正され、身体障害者や知的障害者等の福祉サービスについて、それまでの「措置制度」から「支援費制度」に移行した。障害児については、児童デイサービス、児童居宅介護等事業（ホームヘルプサービス）、児童短期入所事業（ショートステイ）が支援費制度に移行した。そして、2005（平成17）年に**障害者自立支援法**が成立し、身体障害、知的障害、精神障害の各サービス利用の仕組みの一体化、施設・事業体系の再編成、サービスの確保・提供責任の市町村への一元化、費用負担（サービス利用料）の見直しが行われ、2006年（平成18年）4月から段階的に施行された。その後、2010（平成22）年12月に本法律は改正され、障害児については児童福祉法を基本として身近な地域での支援の充実が図られることになった（p.133の**図4-3-2**を参照）。

そして、2013（平成25）年4月から、障害者自立支援法は、**障害者総合支援法（障害者の日常生活及び社会生活を総合的に支援するための法律）**となり、法の目的も「自立した日常生活または社会生活を営むことができるように」から「基本的人権を享有する個人としての尊厳にふさわしい日常生活を営むことができるよう」に変わった。また、障害者として、身体障害者、知的障害者、精神障害者（発達障害者を含む）に、「**難病等**」の患者を追加し、障害者手帳の所持の有無にかかわらず難病患者も障害福祉サービスの対象とした。施行後3年を目途として障害福祉の在り方等について検討が行われ、2016（平成28）年5月に、障害者の望む地域生活の支援、障害児支援のニーズの多様化へのきめ細やかな対応、サービスの質の確保・向上に向けた環境整備等を目的とした「障害者の日常生活及び社会生活を総合的に支援するための法律及び児童福祉法の一部を改正する法律」が成立し、2018（平成30）年4月から施行された。

［4］発達障害児への支援

2004（平成16）年には、**自閉症**、**学習障害（LD）**、**注意欠陥多動性障**

障害者差別解消法
国連の障害者権利条約と関連した国内法制度の整備の一環として、すべての国民が、障害の有無によって分け隔てられることなく、相互に人格と個性を尊重し合いながら共生する社会の実現に向け、障害を理由とする差別の解消を推進することを目的としている。

難病等
障害者総合支援法4条には、「治療方法が確定していない疾病その他の特殊の疾病であって、政令に定めるものによる障害の程度が、厚生労働大臣が定める程度である者」とされている。制度開始当初は指定難病を130疾病としていたが、2019（令和元）年7月現在、361疾病となっている[2]。

自閉症
1943年、米国の精神科医カナーによって提唱されてから、その原因が研究され、多くの論争を引き起こした。以前は親の育て方が原因とされた時代もあったが、現在は、多くの遺伝的な要因が複雑に関与して起こる生まれつきの脳機能障害と考えられている。自閉症は①対人関係の障害、②コミュニケーションの障害、③パターン化した興味や活動の3つの特徴をもつ障害である。

学習障害（LD）
LD（Learning Disabilities）とは、基本的には全般的な知的発達に遅れはないが、聞く、話す、読む、書く、計算するまたは推論する能力のうち特定のものの習得と使用に著しい困難を示すさまざまな状態を指すものである。学習障害は、その原因として、中枢神経系に何らかの機能障害があると推定される害（ADHD）等の発達障害児・者の自立と社会参加を目的とする**発達障害者支援法**が成立し、2005（平成17）年4月1日から施行された。自閉症、**アスペルガー症候群**その他の**広汎性発達障害（PDD）**、学習障害（LD）、注意欠陥多動性障害（ADHD）その他これに類する脳機能の障害であってその症状が通常低年齢において発現するものを対象に、国や地方公共団体が、発達障害の早期発見、就学前の発達支援、学校における発達支援等を行うことが定められた。その後、障害者権利条約の署名・批准や障害者基本法の改正等の国内外の動向を踏まえ、発達障害者の支援の一層の充実を図るため、2016（平成28）年5月に「発達障害者支援法の一部を改正する法律」が成立し、同年6月に公布された。主な改正内容は、①発達障害の定義を「発達障害（自閉症、アスペルガー症候群その他の広汎性発達障害、学習障害、注意欠陥多動性障害などの脳機能の障害で、通常低年齢で発現する障害）がある者であって、発達障害及び社会的障壁により日常生活または社会生活を制限するもの」としたこと、②発達障害者の支援について基本理念を規定したこと、③国および地方公共団体は、発達障害児の教育について、個別の教育支援計画の作成やいじめ防止等の対策を推進すること、④都道府県は、発達障害者およびその家族、関係機関等により構成される発達障害者地域協議会を設け、支援体制に関する課題について連携の緊密化等を図ることなどである[5]。

さらに、2018（平成30）年度からは、発達障害のある人の家族が互いに支え合う活動の支援を促進するために、地域生活支援事業の発達障害児者及び家族等支援事業として、従来から実施しているペアレントメンターの養成やペアレントトレーニング等の実施に加え、発達障害児者の家族同士の支援を推進するため、同じ悩みを持つ本人同士やその家族に対するピアサポート等の支援が実施されている[6]。

[5] 難病を抱えた障害児への支援

慢性疾患を抱え、その治療が長期間にわたる子どもやその家族は身体面、精神面、経済面で困難な状況となることがあるため、小児慢性特定疾病対策がとられている。小児の慢性特定疾病に対する対策としては、1974（昭和49）年から「小児慢性特定疾患治療研究事業」が実施されていたが、2014（平成26）年5月に小児慢性特定疾病に係る新たな公平かつ安定的な医療費助成制度の確立等の措置を講ずることを趣旨とした「児童福祉法の一部を改正する法律」が成立し、児童福祉法に「**小児慢性特定疾病医療費の支給**」が規定された。2015（平成27）年1月1日に施行され、児童の健全育成の観点から、将来の展望に不安を抱えている子どもやその

が、視覚障害、聴覚障害、知的障害、情緒障害などの障害や、環境的な要因が直接の原因となるものではない[3]。

注意欠陥多動性障害（ADHD）
ADHD（Attention-Deficit/Hyperactivity Disorder）とは、DSM-5において、注意欠如・多動症もしくは注意欠如・多動性障害とされている。年齢あるいは発達に不釣り合いな注意力、衝動性、多動性を特徴とする行動の障害で、社会的な活動や学業の機能に支障をきたすものである。児童期に現れ、その状態が継続し、中枢神経系に何らかの要因による機能不全があると推定される[4]。

アスペルガー症候群
自閉症の1つのタイプで、対人関係の障害があり、限定した常同的な興味、行動および活動をするという特徴がある。幼児期に明らかな知的・認知の発達や言語発達の遅れがなく、成長とともに対人関係の障害がはっきりすることが多い[4]。

広汎性発達障害（PDD）
PDD（Pervasive Developmental Disorders）とは、自閉症、アスペルガー症候群のほか、レット障害、小児期崩壊性障害、特定不能の広汎性発達障害を含む総称である[4]。DSM-5においては、その明瞭な区分ができない連続した症状から、自閉症スペクトラム障害（ASD：Autism Spectrum Disorders）とされている。

小児慢性特定疾病医療費の支給
小児慢性特定疾病にかかっている児童等について、健全育成の観点から、患児家庭の医療費の

家族への支援として、持続可能で公平かつ安定的な医療費助成制度を確立する等の必要な措置が講じられた。2019（令和元）年7月時点で、医療費助成の対象疾病は、762疾病（16疾患群）まで拡大されている[9]。

慢性疾患を抱える子どもについては、幼少期から慢性的な疾病にかかっていることにより、学校生活での教育や社会性の涵養に遅れが見られ、自立を阻害されている場合があることから、医療面での支援のみならず、社会参加に向けた自立支援等、地域による総合的な支援の強化を図る事業についても実施されている。

負担軽減を図るため、その医療費の自己負担分の一部が助成される。対象は小児慢性特定疾患にかかっている18歳未満（引き続き治療が必要とされた場合は20歳未満までの者を含む）の児童で、①慢性に経過する疾患、②生命を長期にわたって脅かす疾患、③症状や治療が長期にわたって生活の質を低下させる疾患、④長期にわたって高額な医療費の負担が続く疾患の全ての要件を満たし、厚生労働大臣が定めるものとされている[8]。

医療的ケア児
人工呼吸器を装着している児童その他の日常生活を営むために医療を要する状態にある児童や重症心身障害児。

［6］医療的ケア児への支援

近年、**医療的ケア児**に対する支援が進められている。これまで、医療的ケア児が在宅生活を継続する場合、障害児に関する制度の中で医療的ケア児の位置づけが明確ではないこと等から、必要な福祉サービスが受けにくく、医療、福祉、教育等の関係機関との連携も十分ではなかったことなど、家族に大きな負担がかかっていた。このため、2016（平成28）年5月に成立した「障害者の日常生活及び社会生活を総合的に支援するための法律及び児童福祉法の一部を改正する法律」により、地方公共団体に対し、医療的ケア児が必要な支援を円滑に受けることができるよう、保健、医療、福祉等の各関連分野の支援を行う機関と連絡調整を行うための体制の整備に関する努力義務規定が設けられた[7]。

2019（平成31）年4月1日からは、地域において医療的ケア児等の受入れが促進されるよう、必要な支援の提供が可能となる体制を整備し、医療的ケア児等とその家族の地域生活支援の向上を図ることを目的として「医療的ケア児等総合支援事業」が実施されている。事業内容は、①医療的ケア児等の協議の場の設置、②医療的ケア児等支援者養成研修の実施、③医療的ケア児等コーディネーターの配置、④併行通園の促進、⑤医療的ケア児等とその家族への支援とされている。

B. 障害児の実態

障害者と障害児では定義されている法律が異なる。障害者については、**障害者基本法**2条において障害者とは「身体障害、知的障害、精神障害（発達障害を含む。）その他の心身の機能の障害（以下「障害」と総称する。）がある者であって、障害及び社会的障壁により継続的に日常生活又は社会生活に相当な制限を受ける状態にあるものをいう」と規定されている。また、障害児は児童福祉法4条の2において、「身体に障害のある児童、知的障害のある児童、精神に障害のある児童（発達障害者支援法第2条第2項に規定する発達障害児を含む。）又は治療方法が確立していない疾病その他の特殊の疾病であつて障害者の日常生活及び社会生活を総合的に支援するための法律第4条第1項の政令で定めるものによる障害の程度が同項の厚生労働大臣が定める程度である児童」と規定されている。

障害児が福祉サービスを受けやすくするために、身体障害児には**身体障害者手帳**が、知的障害児には**療育手帳**が、精神障害児には**精神障害者保健福祉手帳**が、交付される。また、小児慢性特定疾病の児童に対する医療支援の実施にあたっては、児童の保護者に医療費支給認定の有効期間を記載した医療受給者証が交付される。

[1] 身体障害児の実態

身体障害児とは、18歳未満の児童で、一定以上永続する①視覚障害、②聴覚または平衡機能障害、③音声機能、言語機能またはそしゃく機能障害、④肢体不自由、⑤心臓、じん臓または呼吸器の機能障害、⑥ぼうこうまたは直腸の機能障害、⑦小腸の機能障害、⑧ヒト免疫不全ウイルスによる免疫の機能障害、⑨肝臓の機能障害のいずれかである児童を指す。

厚生労働省が発表した「平成28年生活のしづらさなどに関する調査（全国在宅障害児・者実態調査）の結果」(10)によると、2016（平成28）年12月現在で、身体障害者手帳所持者は428万7,000人と推計されている。この内満18歳未満の身体障害者手帳所持者は6万8,000人で、0～9歳が3万1,000人（0.7%）、10～17歳が3万7,000人（0.9%）と推計されている。障害別にみると、肢体不自由児が3万6,000人と約半数を占めている。次いで内部障害児が1万5,000人、聴覚・言語障害児が5,000人、視覚障害児が5,000人である。このうち重複障害児は2万3,000人である。

[2] 知的障害児の実態

知的障害児とは、医学領域における精神遅滞であり、主に同年齢の子どもに比べ、全般的な知的機能の遅れと、適応機能の制限が生じている18歳未満の児童を指す。厚生労働省が発表した「平成28年生活のしづらさなどに関する調査（全国在宅障害児・者実態調査）の結果」(10)によると、2016（平成28）年12月現在で、療育手帳所持者は96万2,000人と推計されている。この内満18歳未満の療育手帳所持者は21万4,000人で、0～9歳が9万7,000人（10.1%）、10～17歳が11万7,000人（12.7%）と推計されている。重度の知的障害児は、0～9歳が3万人、10～17歳が3万9,000人である。

身体障害者手帳
身体障害者手帳の交付については、身体障害者福祉法15条に規定されている。身体障害者障害程度等級表に基づいて障害の程度（1級から6級の等級）が決定され、都道府県知事より交付される。

療育手帳
療育手帳は、1973（昭和48）年に出された厚生省事務次官通知「療育手帳制度について」に基づいており、原則として2年ごとに再判定が行われる。18歳未満は児童相談所、18歳以上の場合は、知的障害者更生相談所で障害の程度等の判定を受け、その結果に基づき、都道府県知事から交付される。療育手帳は知的障害児・者に対して、一貫した指導・相談等が行われ、各種の援助措置を受けやすくすることを目的に、都道府県・指定都市が独自に要綱を策定している。障害の程度の判定として、重度の場合は「A」、その他の場合は「B」と表示される。

精神障害者保健福祉手帳
精神障害者保健福祉手帳の交付については、1995（平成7）年に改正された「精神保健福祉法」の45条に規定されている。都道府県知事により交付されるが、2年ごとに再認定を受けなければならない。精神障害者保健福祉手帳の対象には、統合失調症、気分障害、てんかん、発達障害（自閉症、学習障害、注意欠陥多動性障害等）などがあり、等級は1級から3級までである。

［3］精神障害児の実態

厚生労働省が発表した「平成 28 年生活のしづらさなどに関する調査（全国在宅障害児・者実態調査）の結果」[(10)]によると、2016（平成 28）年 12 月現在で、精神障害者保健福祉手帳所持者は 84 万 1,000 人と推計されている。この内満 18 歳未満の精神障害者保健福祉手帳所持者は、0 ～ 9 歳が 4,000 人（0.5%）、10 ～ 17 歳が 1 万人（1.2%）と推計されている。

［4］発達障害児の実態

医師から発達障害と診断された者は、48 万 1,000 人と推計される。0 ～ 9 歳の発達障害児は 10 万 3,000 人であるが、障害者手帳所持者が 5 万 4,000 人（52.4%）、障害手帳非所持者が 4 万 6,000 人（45.6%）となっている。10 ～ 17 歳の発達障害児は 10 万 7,000 人であり、この内、障害者手帳所持者が 7 万 4,000 人（69.2%）、障害者手帳非所持者が 3 万 2,000 人（29.0 %）となっている。障害者手帳の種類はいずれも療育手帳が多く、0 ～ 9 歳では 5 万 3,000 人（51.5%）、10 ～ 17 歳では 6 万 2,000 人（57.9%）である。

図 4-3-1 は発達障害の種類やその特性を示したものである。

図 4-3-1　発達障害の種類について

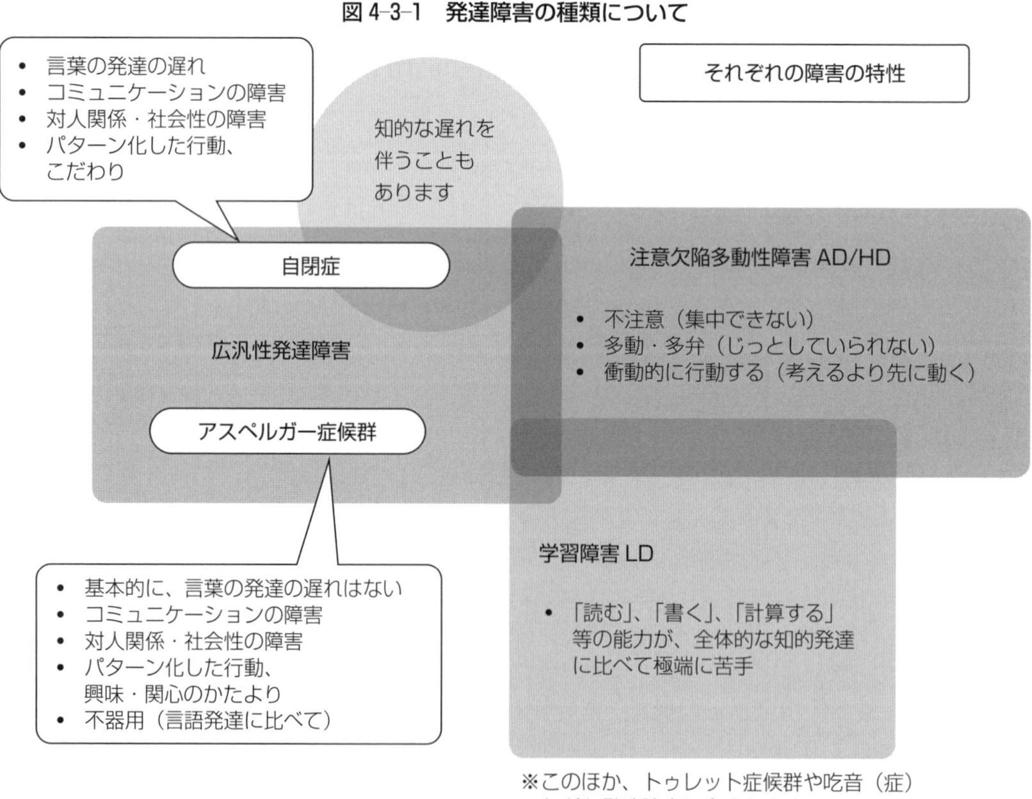
それぞれの障害の特性
• 言葉の発達の遅れ
• コミュニケーションの障害
• 対人関係・社会性の障害
• パターン化した行動、こだわり
知的な遅れを伴うこともあります
自閉症
広汎性発達障害
アスペルガー症候群
• 基本的に、言葉の発達の遅れはない
• コミュニケーションの障害
• 対人関係・社会性の障害
• パターン化した行動、興味・関心のかたより
• 不器用（言語発達に比べて）
注意欠陥多動性障害 AD/HD
• 不注意（集中できない）
• 多動・多弁（じっとしていられない）
• 衝動的に行動する（考えるより先に動く）
学習障害 LD
• 「読む」、「書く」、「計算する」等の能力が、全体的な知的発達に比べて極端に苦手
※このほか、トゥレット症候群や吃音（症）なども発達障害に含まれます。

出典）発達障害情報・支援センターウェブサイト「発達障害とは」.

[5] 医療的ケア児の実態

医療技術の進歩等を背景として、NICU 等に長期間入院した後、人工呼吸器を使用し、たんの吸引などの医療的ケアが必要な障害児（医療的ケア児）は、2006（平成 18）年の 9,967 人から、2016（平成 28）年には 1 万 8,272 人となっており、10 年間で約 2 倍に増加している[11]。

[6] 小児慢性特定疾患児の実態

小児慢性特定疾患医療登録件数は、厚生労働省の平成 29 年度「衛生行政報告例」によると、11 万 3,751 人である。疾患群ごとの登録数は、内分泌疾患が 2 万 9,943 人（26.3%）、慢性心疾患が 2 万 262 人（17.8%）、悪性新生物が 1 万 4,400 人（12.7%）となっている[12]。

C. 障害児の福祉サービスの現状

厚生労働省を中心とした障害児福祉サービスは、大きくは発生予防、早期発見・早期療育、相談・支援、居宅サービス、施設サービス、社会手当等の経済的支援に分かれる。発生予防と早期発見については、母子保健サービスのところで述べるので、ここでは早期療育、相談・支援、居宅サービス、施設サービス、経済的支援についてみていくことにする。

[1] 早期療育

(1) 療育指導

療育指導とは、児童福祉法 19 条では、保健所長は「身体に障害のある児童」や「疾病により長期にわたり療養を必要とする児童」等の審査を行い、または相談に応じ、必要な療育の指導を行うことと規定されている。具体的には、①整形外科医や病院等の医療機関への受診の指導、②身体障害者手帳交付申請の指導、③育成医療の給付制度の説明と申請指導、④補装具等の交付または修理の申請指導、⑤肢体不自由児施設等への入所が必要な子どもに対する児童相談所での相談・指導を促す等が行われている。

(2) 自立支援医療（育成医療）

育成医療とは、身体障害児を対象に障害の軽減や早期治療を目的として、生活能力を得るために必要な自立支援医療費の支給を行うものである。都道府県知事・指定都市・中核市市長が指定する指定医療機関で育成医療の給付が行われ、利用者は所得に応じて応分の負担をする。2006（平成 18）年に児童福祉法から削除され、障害者自立支援法において自立支援医療の 1 つとして規定された。実施主体は市町村である。

[2] 相談・支援等

(1) 障害児相談支援事業と障害児等療育支援事業

障害児相談支援事業は、2000（平成12）年6月に児童福祉法6条の2に規定された事業であったが、障害者自立支援法の施行に伴い2006（平成18）年10月からは障害者自立支援法に位置づけられ、市町村の必須事業となり、3障害に対応した一般的な相談支援を実施することになった。

しかし、障害者自立支援法等の一部改正により2012（平成24）年4月より、障害児相談支援が児童福祉法に位置づけられ、**障害児支援利用援助**および**継続障害児支援利用援助**を行うこととなった。また、都道府県の広域・専門的相談支援として**障害児等療育支援事業**も実施されている。

(2) 補装具・日常生活用具の給付

補装具とは、障害児（者）の身体機能を補完し、または代替し、かつ、長時間にわたり継続して使用されるもの等であり、義肢、装具、車いす等である。補装具の給付については、障害者総合支援法のもと、補装具費（購入費、修理費）の支給となっている。利用者負担は定率負担で、1割を利用者が負担する（ただし、所得に応じ一定の負担上限額が設定される）。支給決定は、障害児の場合、保護者からの申請に基づき、市町村が実施する。また、補装具の他に、重度の障害児の日常生活を容易にするために、日常生活に必要な道具や設備等の給付または貸与する**日常生活用具給付等事業**が1972（昭和47）年から実施されているが、日常生活用具の給付・貸与については、障害者総合支援法の地域生活支援事業に位置づけられている。給付決定は、障害者の保護者からの申請に基づき、市町村が行い、利用者負担は市町村が決定する。いずれも、2006（平成18）年10月から施行されている。2018（平成30）年4月の「障害者の日常生活及び社会生活を総合的に支援するための法律及び児童福祉法の一部を改正する法律」の実施により、補装具の購入、修理に加え、「**借受け**」という選択肢が新たに加わった(13)(14)。

[3] 居宅サービス

居宅で生活している障害児については、障害者総合支援法に基づき、居宅介護（ホームヘルプ）等や短期入所（ショートステイ）の障害福祉サービスに自立支援給付が行われている。

(1) 居宅介護（ホームヘルプ）

自宅で、入浴、排せつ、食事の介護等を行う。

(2) 同行援護

重度の視覚障害のある人が外出する時、必要な情報提供や介護を行う。

障害児支援利用援助
障害児通所支援の申請に係る給付決定前に「障害児支援利用計画案」を作成し、支給決定後、指定障害児通所支援事業者等との連絡調整等を行い、サービス等の「障害児支援利用計画」を作成することをいう。

継続障害児支援利用援助
通所給付決定に係る障害児の保護者が、通所給付決定の有効期間内において、継続して障害児通所支援を適切に利用することができるよう、通所給付決定に係る障害児支援利用計画が適切であるかどうかにつき、厚生労働省令で定める期間ごとに、通所給付決定保護者の障害児通所支援の利用状況を検証し、障害児支援利用計画の見直しを行う。その結果に基づき、事業所等との連絡調整や、必要に応じて給付決定等に係る障害児の保護者に対し、新たな支給決定等に係る申請の勧奨を行う。

障害児等療育支援事業
在宅の重症心身障害児(者)、知的障害児(者)、身体障害児の地域における生活を支えるため、身近な地域で療育指導等が受けられる療育機能の充実を図るとともに、これらを支援する都道府県域の療育機能との重層的な連携を図る。実施主体は、都道府県、指定都市、中核市（社会福祉法人等への委託可）である。事業の具体的内容は、①訪問による療育指導、②外来による専門的な療育相談、指導、③障害児の通う保育所や障害児通園事業等の職員の療育技術の指導、④療育機関に対する支援などである。

(3) 行動援護

自己判断能力が制限されている人が行動する時に、危険を回避するために必要な支援、外出支援を行う。

(4) 重度障害者等包括支援

介護の必要性がとても高い人に、居宅介護等複数のサービスを包括的に行う。

(5) 短期入所（ショートステイ）

自宅で介護する人が病気の場合などに、短期間、夜間も含め施設で、入浴、排せつ、食事等の介護等を行う。

借受け
①身体の成長に伴う短期間での補装具の交換が必要とされる場合、②障害の進行などによる短期間の補装具の利用が想定される場合、③補装具の購入に先立ち、比較検討が必要であると認められる場合は、「借受け」として補装具費支給の対象となる[13][14]。

[4] 施設サービス

2010（平成 22）年の児童福祉法の改正により、障害別に分かれていた通所サービスと入所サービスは、障害児通所支援と障害児入所支援となり、2012（平成 24）年度から実施されている（**図 4-3-2**）。また、児童発

図 4-3-2　障害児施設・事業の一元化

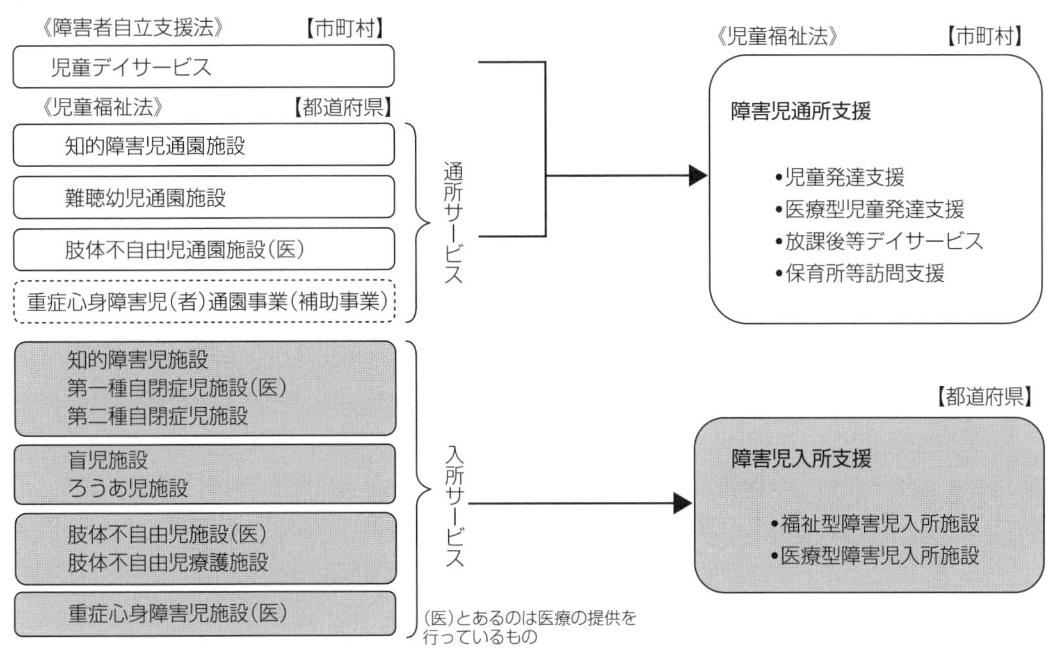

資料）厚生労働省（一部改編）.
注　1）（医）とあるのは医療の提供を行っているものである。
　　2）平成 30 年 4 月より
出典）厚生労働省統計協会編『国民の福祉と介護の動向 2019/2020』厚生労働省統計協会, 2019, p.143.

達支援センター（障害児通所支援）と障害児入所施設（障害児入所支援）は児童福祉施設として児童福祉法に位置づけられた[7]。障害児通所支援を利用する保護者は、サービス等利用計画を経て、支給決定を受けた後、利用する施設と契約を結ぶ。また、障害児入所支援を利用する場合は、児童相談所に申請を行う。

(1) 障害児通所支援

障害児通所支援
障害児通所支援とは、在宅で生活する障害児が受けられるサービスであり、児童発達支援、医療型児童発達支援、放課後等デイサービス、居宅訪問型児童発達支援および保育所等訪問支援のことである。また、障害児通所支援事業とは、障害児通所支援を行う事業をいう（児童福祉法6条の2の2)。

児童発達支援センター
児童発達支援センターは、児童福祉法43条において、日常生活における基本的動作の指導、独立自活に必要な知識技能の付与または集団生活への適応のための訓練を行う福祉型児童発達支援センターと、日常生活における基本的動作の指導、独立自活に必要な知識技能の付与または集団生活への適応のための訓練および治療を行う医療型児童発達支援センターに区分されている。2017（平成29）年10月1日現在で、福祉型児童発達支援センターは490ヵ所（在所者数2万7,460人)、医療型児童発達支援センターは92ヵ所（在所者数2,468人）設置されている。

図4-3-2のように、**障害児通所支援**は、障害種別で分かれていたサービスが一元化され、児童福祉法に市町村が実施する障害児通所支援として位置づけられた。

①**児童発達支援**：障害児を、**児童発達支援センター**やその他の厚生労働省令で定める施設に通わせ、日常生活における基本的な動作の指導、知識技能の付与、集団生活への適応訓練などの支援を行う。

②**医療型児童発達支援**：上肢、下肢または体幹の機能障害（以下、肢体不自由）のある児童を、医療型児童発達支援センターまたは独立行政法人国立病院機構もしくは独立行政法人国立精神・神経医療研究センターの設置する医療機関であって厚生労働大臣が指定するもの（指定医療機関）に通わせ、児童発達支援や治療を行う。

③**居宅訪問型児童発達支援**：2016（平成28）年5月の「障害者の日常生活及び社会生活を総合的に支援するための法律及び児童福祉法の一部を改正する法律」により創設された。重症心身障害児などの重度の障害児等であって、障害児通所支援を利用するために外出することが著しく困難な児童に発達支援が提供できるように、障害児の居宅を訪問し、日常生活における基本的な動作の指導、知識技能の付与等の支援を実施する。

④**放課後等デイサービス**：学校教育法に規定する学校（幼稚園および大学を除く）に就学している障害児につき、授業の終了後または休業日に児童発達支援センター等の施設に通わせ、生活能力の向上のために必要な訓練、社会との交流の促進その他の便宜を供与することをいう。

⑤**保育所等訪問支援**：保育所その他の児童が集団生活を営む施設として厚生労働省令で定めるものに通う障害児につき、当該施設を訪問し、当該施設における障害児以外の児童との集団生活への適応のための専門的な支援その他の便宜を給与することをいう。保育所、幼稚園、小学校やその他児童が集団生活を営む施設として地方自治体が認めている（放課後児童クラブなど）において実施されている。2018（平成30）年4月から、保育所等訪問支援の支援対象が拡大され、乳児院、児童養護施設に入所している障害児が対象として追加された。

(2) 障害児入所支援

障害児入所支援は、**図4-3-2**のように、2012（平成24）年4月より、それまで障害種別に分けられていた障害児の入所施設を一元化し、児童福祉法に都道府県が実施する**障害児入所支援**として位置づけられた。

また、児童福祉法42条において、障害児入所施設は、**福祉型障害児入所施設**と**医療型障害児入所施設**に区分されており、それぞれ入所する子どもの状況に応じて支援を行うことが目的とされている。

(3) その他の施設サービス

①**障害児保育**：障害児保育については、厚生労働省が1974（昭和49）年から特別保育事業の1つとして財政補助を行った結果、障害児が一般保育所へ受け入れられるようになった。2003（平成15）年には一般財源化された。1998（平成10）年より児童発達支援センター等と保育所の併行利用が可能となっている。子ども・子育て支援新制度の施行（2015〔平成27〕年4月1日）に伴い、すべての子どもを対象とする施策（一般施策）については、①市町村計画における障害児の受入体制の明確化、②優先利用など利用手続きにおける障害児への配慮、③新たな事業類型の創設等により、障害児支援の充実が図られている[(15)(16)]。2017（平成29）年より「医療的ケア児保育支援モデル事業」も実施されている。

②**発達障害者支援センター**：発達障害者支援法14条に規定されており、保健、医療、福祉、教育、労働などの関係機関と連携し、発達障害児・者やその家族の相談に応じて、豊かな地域生活を送れるように、指導・助言などの総合的な支援を行う専門機関である。

[5] 経済的支援

2019（令和元）年10月より、幼児教育・高等教育の無償化に伴い、満3歳になった後の最初の4月から小学校入学までの障害児通所支援・障害児入所支援の利用料が無償化された。幼稚園、保育所等に通いながら、発達支援等のサービスを利用している場合はどちらも無償化の対象となる。福祉手当は、「特別児童扶養手当等の支給に関する法律」において、「**特別児童扶養手当**」、「**障害児福祉手当**」、「**特別障害者手当**」が規定されている。これらは、所得制限を設けており、受給者もしくはその配偶者または扶養義務者の前年の所得が一定の額以上であるときは支給されない。

(1) 特別児童扶養手当

特別児童扶養手当の支給状況は、2018（平成30）年度3月で、受給者数は234,077人、支給対象児童数は250,069人となっており、障害の種類

障害児入所支援
障害児入所支援とは、「障害児入所施設に入所し、又は指定発達支援医療機関に入院する障害児に対して行われる保護、日常生活の指導及び知識技能の付与並びに障害児入所施設に入所し、又は指定発達支援医療機関に入院する障害児のうち知的障害のある児童、肢体不自由のある児童又は重度の知的障害及び重度の肢体不自由が重複している児童（以下「重症心身障害児」という。）に対し行われる治療をいう」と規定されている（児童福祉法7条の2）。

福祉型障害児入所施設
対象児は、身体に障害のある児童、知的障害のある児童または精神に障害のある児童（発達障害を含む）とされており、保護、日常生活の指導および独立自活に必要な知識技能を付与する。2017（平成29）年10月において、福祉型障害児入所施設は242ヵ所（在所者数6,774人）設置されている。

医療型障害児入所施設
対象児は、医療を必要とする知的障害児、肢体不自由児、重症心身障害児とされており、保護、日常生活の指導、独立自活に必要な知識技能の付与および治療を行う。2017（平成29）年10月において、医療型障害児入所施設は186ヵ所（在所者数7,432人）設置されている。

障害児保育に関する子どものための教育・保育給付費負担金
①療育支援加算：主任保育士専任加算の対象とされており、かつ障害児を受け入れている施設において、地域住民等の子どもの療育支援に取り組む

別にみると,知的障害児が6割以上を占めている。2019(平成31)年度における支給される月額は、1級(重度)に該当する障害児1人につき52,200円、2級(中度)に該当する障害児1人につき34,770円である[17]。

(2) 障害児福祉手当

障害児福祉手当の受給者数は、2016(平成28)年において、64,978人となっており、2019(平成31)年4月現在、支給額は月額14,780円となっている[18]。

D. 障害児福祉の今後の課題と職員の役割

地域での生活を大切にしながら、障害のある子どもの生活援助としての療育を充実していくために、障害児福祉に携わる職員は、次のような課題に取り組む必要がある[19][20]。

第1の課題は、早期発見・早期療育体制の整備である。早期発見のための仕組みは母子保健を中心にかなり整備されつつあるが、どのようにして早期療育サービスにつなげるかという大きな課題がある。特に当事者が子どもの場合には、その保護者が障害受容ができない場合や、障害受容したとしてもサービスの利用を希望しない場合もある。したがって、障害児福祉に携わる職員は、子ども自身の立場だけではなく、保護者や家族全員の立場を尊重して援助を進めていくという視点が求められる。

第2の課題は、地域において保護者や家族に対する支援体制を整備することである。障害児の子育ては、子どもを育てるということよりも、専門職の指導による障害の治療・訓練に駆り立てられるということが少なくない。そこでは、ともすると保護者や障害児のきょうだい等の家族のメンバーの自己実現と相反する場合も起こりえる。積極的な子育てを可能にするためには、従来の援助に加え、家族がほっとすることのできるレスパイトサービスを整備することは当然であるが、同じような問題を抱えているもの同士の相互支援、いわゆるセルフヘルプグループの育成・支援のようなインフォーマルなサービスづくりも課題である。障害児福祉に関わる職員は、家族が地域の資源を活用しながら暮らせるよう継続的に支援するコーディネーターやネットワーカーとしての役割が必要である。

第3の課題は、保健、医療、教育、就労、社会・文化活動など、生活関連領域の連携を強化し、総合的な支援システムを構築することである。たとえ、障害があっても、成長・発達する1人の子どもとしての家族生活、社会生活が保障されなければならない。特に学齢期の子どもの生活を支援していくシステムは十分に確立されているとはいえない。放課後、休日、

場合に、主任保育士を補助する者を配置するための必要経費を負担。②障害児保育加算:障害児を受け入れる特定地域型保育事業所において障害児2人につき、保育士1人を配置するための費用を負担等[16]。

医療的ケア児保育支援モデル事業
「多様な保育推進事業の実施について」(雇児発0417号第4号/平成29年4月17日/各都道府県知事・指定都市市長・中核市市長あて厚生労働省雇用均等・児童家庭局長通期)に基づいて実施されている。医療ケア児が、保育所等の利用を希望する場合に、受入れが可能となるよう、保育所等の体制を整備し、医療的ケア児の地域生活支援の向上を図ることを目的とする。都道府県等において看護師、准看護師、保健師、助産師を雇い上げ、保育所等に必要に応じて看護師等を派遣する等の取組みを行う。

特別児童扶養手当
家庭において20歳未満の障害児(障害等級1級および2級)の父もしくは母がその障害児を監護するとき、またはその障害児の父母以外の者が養育するとき、その父もしくは母またはその養育者に対して支給される。

障害児福祉手当
在宅で生活する20歳未満の重度障害児(障害児のうち、さらに重度の障害の状態にあるため、日常生活において常時の介護を必要とする者)に対して支給される。

特別障害者手当
在宅で生活する20歳以上の精神または身体に著しく重度の障害を有し、日常生活において常時特

長期学校休業期間等、学校生活以外の生活をどのようにつくっていくかという課題がある。障害児福祉に関わる職員は、**インクルージョン**の視点にたって、子どもやその家族の生活を支援していくことが求められている。

別の介護を必要とする状態にある者に支給される。

インクルージョン
1980年代以降、米国の障害児教育の領域において、注目されてきた考え方。すべての人々が健康で文化的な生活を送ることができるように、人々を孤立や排除から救い、社会の構成員として包み込み、コミュニティの力を強化し、支えあうという社会目標であり、より積極的に誰もがともに生きる社会の創造をめざすものである。

注）

(1) 橋本好一「障害児福祉サービス」松原康夫・山縣文治編『児童福祉論』第2版，ミネルヴァ書房，2003，p.170.

(2) 厚生労働省ウェブサイト「障害者総合支援法の対象疾病（難病等）の見直しについて」.

(3) 学習障害及びこれに類似する学習上の困難を有する児童生徒の指導方法に関する調査研究協力者会議「学習障害児に対する指導について（報告）」（平成11年7月2日）.

(4) 発達障害情報・支援センターウェブサイト「発達障害者を支える、さまざまな制度、施策」.

(5) 厚生労働省統計協会編『国民の福祉と介護の動向　2016/2017』厚生労働省統計協会，pp.146.

(6) 内閣府「令和元年版　障害者白書」pp.107-108.

(7) 厚生労働省統計協会編『国民の福祉と介護の動向 2019/2020』厚生労働省統計協会，2019，pp.143-146.

(8) 第61回厚生科学審議会疾病対策部会難病対策委員会・第37回社会保障審議会児童部会小児慢性特定疾患児への支援の在り方に関する専門委員会「難病対策及び小児慢性特定疾病対策の現状について」（令和元年5月15日）.

(9) 小児慢性特定疾病情報センターウェブサイト「令和元年7月1日以降の小児慢性特定疾病の対象疾病リスト」.

(10) 厚生労働省ウェブサイト「平成28年生活のしづらさなどに関する調査（全国在宅障害児・者実態調査）の結果」.

(11) 平成29年度厚生労働科学研究費補助金障害者政策総合研究事業「医療的ケア児に対する実態調査と医療・福祉・保健・教育等の連携に関する研究（田村班）」報告.

(12) 厚生労働省「衛生行政報告例　小児慢性特定疾病医療受給者証所持者数，対象疾患群・都道府県―指定都市―中核市（再掲）別（平成29年度）」.

(13) 第86回社会保障審議会障害者部会「補装具費支給制度による借受けの導入について」（第86回平成29年9月20日）.

(14) 第89回社会保障審議会障害者部会「補装具費支給制度における借受け導入に向けた対応状況について」（平成30年3月2日）.

(15) 内閣府ウェブサイト「子ども・子育て支援新制度の施行と障害児支援の充実について」.

(16) 厚生労働省事務連絡「保育所等における障害のある子どもに対する支援施策について」（平成29年8月4日）.

(17) 厚生労働省ウェブサイト「厚生統計要覧　第3編　社会福祉　第2章　児童福祉・母子福祉特別児童扶養手当受給者数・支給対象障害児数，年度別（平成30年度）」.

(18) 厚生労働省「福祉行政報告例障害児福祉手当等の受給者数，都道府県×手当の種類別（平成28年度）」.

(19) 山縣文治『児童福祉論』，ミネルヴァ書房，2005，pp.201-203.

(20) 中野敏子「療育サービス」庄司洋子他編『家族・児童福祉　改定版』有斐閣，2002，pp.174-175.

4. 保育

A. 戦後の保育の歴史

「保育に欠ける」事由
以下のいずれかの事由に該当し、かつ、同居親族その他の者が当該児童を保育することができないと認められること。①昼夜労働することを常態としていること（就労）、②妊娠中であるかまたは出産後間がないこと（妊娠、出産）、③疾病にかかり、もしくは負傷し、または精神もしくは身体に障害を有していること（保護者の疾病、障害）、④同居の親族を常時介護していること（同居親族の介護）、⑤震災、風水害、災害その他の災害の復旧にあたっていること（災害復旧）、⑥前各号に類する状態にあること（その他）。

わが国の養育の社会化は、教育の流れから設立された**幼稚園**と、救貧・防貧のための慈善事業の流れから設立された**託児所**に分かれて、発展してきた。

戦後、1947（昭和22）年3月に「教育基本法」および「学校教育法」が公布され、幼稚園は**学校教育法**に学校として位置づけられ、文部省の所管となり、「幼稚園は幼児を保育し、適当な環境を与えて、その心身の発達を助長することを目的とする」（77条）と規定された。一方、1947（昭和22）年12月に、「**児童福祉法**」が制定され、**託児所**は**児童福祉施設**として**保育所**と改称され、**厚生省**の所管となり、国および地方自治体の責任、目的が2条、24条、39条で明記された。1951（昭和26）年の改正において、39条に「保育に欠ける」が追加されて、「保育所は、日日保護者の委託を受けて、**保育に欠ける**その乳児又は幼児を保育することを目的とする施設とする」となった。

1947（昭和22）年の幼稚園の設置数は1,529園、保育所は1,500所であった。戦後の経済成長と出生数の増加（第一次ベビーブーム）に伴って、保育所、幼稚園ともに入所（園）施設数、児童数も増加していった（**表4–4–1**）。

表4–4–1　保育所入所児童数の推移

年　度	入所児童数（人）	年　度	入所児童数（人）	年　度	入所児童数（人）
1947（S22）	158,904	1980（S55）	1,996,082	2008（H20）	2,137,692
1960（S35）	689,242	1990（H2）	1,723,775	2018（H30）	2,223,119
1970（S45）	1,131,361	2000（H12）	1,904,067	※2018（こども園）603,954	

出典）厚生労働省「社会福祉施設調べ」.

三歳児神話
子どもが3歳になるまでは母親は子育てに専念すべきであり、そうしないと子どもの成長に悪影響を及ぼすという考え方。

1950年代半ばから1960年代にかけての高度成長期は、重工業（第二次産業）を主とした経済成長期であり、男性の労働力が必要とされたことから、「**性別役割分業の理念**」（男性は仕事、女性は家事・育児）が定着し、「**三歳児神話**」が広がった。当時は結婚退職や出産退職などを前提とする企業も多かったが、人件費節約のために出産後の既婚女性のパートタイマーとしての労働力が必要とされ、既婚女性の就労者数の増加に伴って、3歳以上の保育所の整備が進められた。1960（昭和35）年前後から、高度経済成長下の労働力需要、急速な都市化と核家族化を背景とする女性の労働力化、という状況から、職場に進出した女性たちは、自らの生活上の要求や働く権利意識の成長に基づき、資本の一方的都合や政府施策に抗して、働き続ける権利と条件を要求しはじめた(1)。子育てのために仕事を辞めざるえない母親や、劣悪な労働条件のもとで働く保育所保母たちが中心になって、政府や自治体に保育所整備拡充と職員の待遇改善を求めて「**ポストの数ほど保育所を**」運動が展開された。また、乳児保育を必要とする父母による**共同保育**（無認可保育所）の取組みが東京から各地に拡がった。このような保育要求に応えて、政府は1960年代後半から1970年代にかけて、保育所の整備と幼稚園の振興策を押し進め、1969（昭和44）年には**乳児保育**を制度化した。

1970年代の第二次ベビーブームが終わると、それまでの数年間下降気味だった平均初婚年齢や第一子出産年齢の再上昇が始まり、婚姻件数、出生数はともに低下傾向となった。1985（昭和60）年に、日本が**「女子に対するあらゆる形態の差別の撤廃に関する条約」（女子差別撤廃条約）**に批准し、翌年に男女雇用機会均等法が施行されると、女性の社会進出が増えたことも背景となって、非婚化・晩婚化・晩産化といった傾向はより顕著になっていった。1989（平成元）年には、**合計特殊出生率**がそれまでの最低数値を下回る1.57を記録した。政府は、1994（平成6）年に「今後の子育て支援のための施策の基本方向について」（**エンゼルプラン**）を策定し、1999（平成11）年には、「重点的に推進すべき少子化対策の具体的実施計画について」（**新エンゼルプラン**）を策定して、仕事と子育ての両立支援など子どもを産み育てやすい環境づくりに乗り出し、保育所整備が少子化対策として行われるようになった。

この頃を境にして、保育所の在籍児童数が幼稚園の在籍児童数を上回り、その後、ますます保育所の入所希望者が増える一方、少子化と就労女性の増大に伴って幼稚園の空き教室が目立ち始め、保育ニーズは多様化した。このような状況のもとに1997（平成9）年6月に児童福祉法の改正がなされ、保育制度の見直しが行われた（翌年4月施行）。また、1998（平成10）年には、厚生省（現：**厚生労働省**）が**『平成10年版厚生白書』**において「三歳児神話は合理的根拠がない」と発表した(2)。同年10月、児童福祉施設最低基準の一部改正により、乳児保育が一般化され、0歳児3人につき保母1名という現在の配置になった。さらに、1999（平成11）年に、児童福祉法の一部が改正され、保母が**保育士**と改称され、国家資格

乳児保育の制度化
保護者が原則として所得税非課税世帯である低所得層に属している乳児が9人以上在籍する保育所を対象とするという特別乳児保育対策。1989（平成元）年、乳児保育特別対策の一部改正により、利用者の所得制限が撤廃された。

1997（平成9）年児童福祉法改正による保育制度の見直し
①保育所への入所の仕組みに関する事項（24条関係）：措置制度から選択利用システムを導入、②保育所による情報提供および保育相談に関する事項（48条の4関係）、③保育費用の徴収に関する事項（56条3項関係）：応能負担から応益制を導入。

「三歳児神話は合理的根拠がない」
平成10年版厚生白書の概要(2)には、以下のような内容が述べられている。「三歳児神話には、少なくとも合理的な根拠は認められない。乳幼児期という人生の初期段階は、人間（他者）に対する基本的信頼感を形成する大事な時期であるが、この信頼感は、乳幼児期に母親が常に子どもの側にいなければ形成されないというものではない。両親が親として子育て責任を果たしていく中で、保育所や地域社会などの支えも受けながら、多くの手と愛情の中で子どもを育むことができれば、それは母親が1人で孤立感の中で子育てするよりも子どもの健全発達にとって望ましいともいえる。大切なのは育児者によって注がれる愛情の質。」

として法定化された（2003〔平成15〕年施行）。

2005（平成17）年に、合計特殊出生率は1.26とさらに低下し、過去最低を記録した。2006（平成18）年、「新しい少子化対策について」が少子化社会対策会議で決定され、幼稚園と保育所の一体化施設である「**認定こども園**」が発足した。2007（平成19）年には、「仕事と生活の調和（ワーク・ライフ・バランス）憲章」が策定された。この間、保育所に入りたくても入れない**待機児童**の数は増大し、政府は待機児童の解消対策に取り組んでいるが、保育需要に対して保育所整備が追いつかない状況である。2012（平成24）年8月には**子ども・子育て支援法**などが公布され、2015（平成27）年度より「子ども・子育て支援新制度」が実施されている。2017（平成29）年4月から、子育てにおける負担の軽減や仕事と子育ての両立支援など、安心して子育てができる環境づくりを推進するために、地域の実情に応じた需要に対応する**多様な保育促進事業**が実施されている。

多様な保育推進事業の実施について（雇児発0417号第4号／平成29年4月17日／児童家庭局長通知）
次の事業を実施。①保育所利用支援事業：保護者が、職場復帰に向け、育児休業を切り上げることなく1年間取得することができるよう、育児休業終了後の入所予約の仕組みを設けるために必要な費用の一部を補助。②サテライト型小規模保育事業：保育所等において、家庭的保育事業者等との連携協力を行うため、連携に向けた調整等を行う連携支援コーディネーターを配置。適切に確保。③家庭支援推進保育事業：日常生活における基本的な習慣や態度のかん養等について、家庭環境に対する配慮など保育を行う上で配慮が必要とされる保育所入所児童を対象に本事業の実施のために必要な保育士を配置する等。④医療的ケア児保育支援モデル事業：本章第3節参照。

子ども・子育て支援新制度
「子ども・子育て支援新制度」とは、2012（平成24）年8月に成立した「子ども・子育て支援法」、「認定こども園法の一部改正」、「子ども・子育て支援法及び認定こども園法の一部改正法の施行に伴う関係法律の整備等に関する法律」の子ども・子育て関連3法に基づく制度のことをいう。

B. 保育という場（2019年現在）

［1］施設型保育

「**子ども・子育て支援新制度**」（2015年4月施行）において、保育所、認定こども園、幼稚園は、**施設型保育施設**とされ、施設型保育給付の対象施設であることは市町村が確認することとなった。保育所、幼稚園、幼保連携型認定こども園を比較するとの**表4-4-2**のようになる。

（1）保育所

保育所は、児童福祉法39条に基づく**児童福祉施設**であり、**社会福祉法**に基づく**第二種社会福祉事業**でもある。一般に保育所と認められているのは、児童福祉法35条に基づいて都道府県の認可を受けている認可保育所のことである。

保育所は、「保護者の委託を受けて、**保育を必要とする**乳児又は幼児を保育することを目的とする施設」（児童福祉法39条）である。2015（平成27）年4月に、「子ども・子育て支援新制度」が施行され、それに伴って2016（平成28）年に児童福祉法が改正されて、「保育に欠ける」から「保育を必要とする」に改められた。ここでいう「保育を必要とする」子どもとは、就労、妊娠・出産、保護者の就労や疾病などの理由で主に日中保護者による保育ができない状態の子どものことをいう。具体的には以下のいずれかの事由に該当する。①フルタイムのほか、パートタイム、夜間など基本的にすべての就労に対応（一時預かりで対応可能な短時間就労は除

表 4-4-2　保育所・幼稚園・幼保連携型認定こども園の比較

	保育所（園）	幼稚園	幼保連携型こども園
管轄	厚生労働省	文部科学省	内閣府・厚生労働省・文部科学省
根拠法令	児童福祉法	教育基本法 学校教育法	児童福祉法、教育基本法、学校教育法、認定こども園法
法的種別	児童福祉施設	学校	学校・児童福祉施設
設置主体	制限なし（主に市町村、社会福祉法人）	国、自治体、学校法人	国、自治体、学校法人、社会福祉法人
設備・運営の基準	児童福祉施設の設備及び運営に関する基準	幼稚園設置基準	幼保連携型認定こども園の学級の編成、職員、設備及び運営に関する基準
対象年齢	0～5歳	3～5歳	0～5歳
配置基準、学級編成の基準	0歳児：3対1 1～2歳児：6対1 3歳児：20対1 4～5歳児：30対1	1学級35人以下	学級編成は幼稚園に準ずる 配置基準は保育所に準ずる
職員の配置	保育士、嘱託医、調理員[1]	園長、教頭、幼稚園教諭、学校医、学校歯科医、学校薬剤師	園長、教頭、保育教諭、調理員[1]、学校医、学校歯科医、学校薬剤師
教育・保育、開園時間	保育時間：8時間 開園時間：11時間	教育時間：4時間 開園時間：4時間＋預かり時間	教育時間は幼稚園に準ずる。保育・開園時間は保育所に準ずる
開園日数	約300日（日曜、祝日を除く）	39週以上	教育週数は幼稚園に準ずる。開園日数は保育所に準ずる
教育・保育基準	保育所保育指針	幼稚園教育要領	幼保連携型認定こども園教育・保育要領

注1）保育所、幼保連携型こども園では調理員は必置．調理業務の外部委託は可．
出典）厚生労働省・文部科学省・内閣府資料より．

く)、②妊娠、出産、③保護者の疾病、障害、④同居または長期入院等している親族の介護・看護・兄弟姉妹の小児慢性疾患に伴う看護など、同居または長期入院・入所している親族の常時の介護、看護、⑤災害復旧、⑥求職活動・起業準備を含む、⑦就学・職業訓練校における職業訓練を含む、⑧虐待やDVのおそれがあること、⑨育児休業取得時に、すでに保育を利用している子どもがいて継続利用が必要であること、⑩その他、上記に類する状態として市町村が認める場合（子ども・子育て支援法施行規則1条の5）などである。ただし、同居の親族その他の者が当該児童を保育することができる場合、その優先度を調整することが可能である。ここで注意したいことは、「保育を必要とする」子どもは「保護を要する児童」、つまり「**要保護児童**」や「**要支援児童**」とは異なるということである。また、**児童養護施設**などへ入所している子どもは「保育を必要とする」状態とはみなされないので、保育所へ入所することはできない。

「平成30年度福祉行政報告例」によると、**認可保育所**は、2018（平成30）年4月1日現在、全国に2万3,494ヵ所あり、209万771人の子どもが入所（在籍）している[3]。母親の就労に伴い入所希望は増え続け、入所できない待機児童は、厚生労働省「保育所等関連状況取りまとめ（平成31年4月1日）」によると、2019（平成31）年4月1日現在、1万6,772人、そのうち低年齢児（0～2歳）の待機児童が1万4,749人（87.9%）を占めている[4]。

認可保育所では、**待機児童解消**のために、3歳未満児の受入れ児童数を増やしたり、分園を設置したり、**一時預かり事業**を実施している。そして、保護者の多様なニーズに応えるために、**延長保育事業**を取り入れている保育所は多い。また、**病児保育事業**に取り組む保育所も増えてきている。

一時預かり事業
地域子ども・子育て支援事業として位置づけられる。家庭において保育を受けることが一時的に困難となった乳幼児について、主として昼間において、認定こども園、幼稚園、保育所、地域子育て支援拠点その他の場所において、一時的に預かり、必要な保護を行う事業。実施主体は市区町村（市区町村が認めた者への委託可）。①一般型、②幼稚園型Ⅰ、③幼稚園型Ⅱ、④余裕活用型、⑤居宅訪問型、⑥地域密着Ⅱ型がある[5]。

延長保育事業
地域子ども・子育て支援事業として位置づけられる。保育認定を受けた子どもについて、通常の利用日および利用時間以外の日および時間において、認定こども園、保育所等において保育を実施する事業。実施主体は市区町村（市区町村が認めた者への委託可）。一般型と訪問型（平成27年度創設）がある[5]。

病児保育事業
地域子ども・子育て支援事業として位置づけられる。病児について、病院・保育所等に付設された専用スペース等において、看護師等が一時的に保育等する事業。実施主体は市町村（特別区も含む）。①病児対応型・病後児対応型、②体調不良時対応型、③非施設型（訪問型）がある[5]。

(2) 幼稚園

幼稚園は、学校教育法1条において「学校」と定められ、22条において「義務教育及びその後の教育の基礎を培うものとして、幼児を保育し、幼児の健やかな成長のために適当な環境を与えて、その心身の発達を助長することを目的とする」とある。つまり、幼稚園は、満3歳から小学校就学の始期に達するまでの幼児を教育する学校である。

「平成30年度学校基本調査」によると、幼稚園は、2018（平成30）年5月1日現在、全国に1万474園あり、120万7,884人の子どもが在園している。少子化と女性就労の増大に伴って幼稚園数は、1980（昭和55）年より徐々に減る傾向にある。「子ども・子育て支援新制度」の施行後も新制度に移行しない幼稚園もあるが、施設型給付を受ける幼稚園や認定こども園に移行している園が増えている。

保護者のニーズに応えるために、預かり保育（一時預かり事業）を実施している園も増えている。

(3) 認定こども園

認定こども園は、2006（平成18）年に制定された「就学前の子どもに関する教育、保育等の総合的な提供の推進に関する法律」（認定こども園法）に基づいて創設された、幼稚園と保育所の機能と子育て支援機能を一体的に行う「教育・保育施設」である。学校でもあり、児童福祉施設でもある。都道府県等から認定を受けて、施設型保育給付対象施設となる。地域の実情や保護者のニーズに応じて4類型の認定こども園（**表4-4-3**）がある。4類型は、**幼保連携型**、**幼稚園型**、**保育所型**、**地方裁量型**である。

「平成30年度学校基本調査」によると、幼保連携型認定こども園は、2018（平成30）年5月1日現在、全国に4,521園あり、60万3,954人の子どもが在園（籍）している。これは、4類型の認定こども園全体数の約7割にあたる。保護者の多様なニーズに応えるために、一時預かり事業や延長保育事業に取り組む認定こども園も増えている。保育を必要とする子ども

表4-4-3　認定こども園の4類型

	幼保連携型	幼稚園型	保育所型	地方裁量型
法的種別	学校・児童福祉施設	学校（幼稚園・保育所機能）	児童福祉施設（保育所・幼稚園機能）	幼稚園機能・保育所機能
設置主体	国、自治体、学校法人、社会福祉法人	国、自治体、学校法人	制限なし	制限なし
職員	保育教諭（幼稚園教諭免許と保育士資格が必要）	満3歳以上： 幼稚園教諭免許と保育士資格両方が望ましいがどちらか一方。 満3歳以下： 保育士資格が必要	満3歳以上： 幼稚園教諭免許と保育士資格両方が望ましいがどちらか一方。 満3歳以下： 保育士資格が必要	満3歳以上： 幼稚園教諭免許と保育士資格両方が望ましいがどちらか一方。 満3歳以下： 保育士資格が必要

出典）内閣府「子ども・子育て支援新制度について」（平成30年5月）.

は、保育所同様に市町村に申請して、認定を受ける。保育を必要としない子どもは認定こども園に直接申し込む。したがって、認定こども園を利用する子どもは、幼稚園利用の3～5歳児(**1号認定**)、保育所利用の3～5歳児（**2号認定**)、保育所利用の0～2歳児（**3号認定**）である。子どもたちは一緒に、「認定こども園」で、教育・保育を受けている。保育を必要としない子どもは、幼稚園と同様の4時間程度のみの利用となり、それ以上利用する場合は、預かり保育（一時預かり事業）を利用することになる。

［2］地域型保育事業

都市部では、保育所や認定こども園を新設しても待機児童解消にはつながらないため、「子ども・子育て支援新制度」において、「**地域型保育事業**」が新設された。**表4-4-4**に示した保育事業を市町村の認可事業（地域型保育事業）として児童福祉法に位置づけた上で、地域型保育給付の対象とし、多様な施設や事業の中から利用者が選択できる仕組みとされた。地域型保育事業は、3歳未満児を対象とした比較的小規模な保育事業である。市町村の認可を受けて、地域型保育給付対象施設となる。地域型保育事業は、**小規模保育事業、家庭的保育事業、居宅訪問型保育事業、事業所内保育事業**の4類型がある。

(1) 小規模保育事業

小規模保育は、0～2歳までの子どもを対象とした6～19人以下の小規模な保育所であり、A型・B型・C型の3類型がある。A型は保育所の分園、ミニ保育所に近い類型、B型はA型とC型の中間型、C型は家庭的保育、グループ型小規模保育の類型である。

市町村の研修受講や地域の認可保育所等との連携等が必要とされ、保育所保育指針に準拠した保育内容が求められる。

表 4-4-4　地域型保育事業の種類・事業主体・定員・職員

類型	事業主体	対象年齢、定員	職員数・職員資格	
小規模保育事業	市町村、民間事業者等	0～2歳児、6人以上19人以下	A型	保育所の配置基準＋1名 ・保育士（保育所と同様、保健師または看護師等の特例を設ける。）
			B型	保育所の配置基準＋1名 ・1/2以上保育士（保育所と同様、保健師または看護師等の特例を設ける。保育士以外には研修実施）
			C型	0～2歳児3：1（補助者を置く場合、5：2） ・家庭的保育者（市町村が行う研修を終了した保育士、保育士と同等以上の知識および経験を有すると市町村長が認めた者）
家庭的保育事業	市町村、民間事業者等	0～2歳児、5人以下	0～2歳児3：1　家庭的保育補助者を置く場合5：2 ・家庭的保育者（＋家庭的保育補助者）（市町村が行う研修を終了した保育士、保育士と同等以上の知識および経験を有すると市町村長が認めた者）	
居宅訪問型保育事業	市町村、民間事業者等	0～2歳児	0～2歳児：1：1 必要な研修を終了し、保育士、保育士と同等以上の知識および経験を有すると市町村が認めた者	
事業所内保育事業	事業主等	0～5歳児、20人以上19人以下	定員20人以上：保育所の基準と同様 定員19人以下：小規模保育事業A型、B型の基準と同様	

※保育所の配置基準は0歳児3：1、1・2歳児6：1、資格は保育士（保健師または看護師の特例有1名まで）
出典）内閣府ウェブサイト：内閣府子ども・子育て本部「子ども・子育て支援制度」（令和元年6月）.

(2) 家庭的保育事業

家庭的保育は、家庭的保育者の自宅等で、家庭的保育者1人で0～2歳までの3人の子どもを保育することである。家庭的保育補助者が加われば、5人まで保育することができる。

市町村の研修受講や地域の認可保育所等との連携や家庭的保育者同士の交流が求められている。

(3) 居宅訪問型保育事業

居宅訪問型保育は、保育を必要とする乳幼児の自宅で、保育士等が1対1を基本として保育する。対象は、障害や疾病等により集団保育が困難な乳幼児である。障害児を対象に保育する場合は、専門的な支援が受けられる施設との連携が必要とされている。

(4) 事業所内保育事業

定員が20人以上の場合は、保育所と同じ基準であり、19人以下の場合は、小規模保育事業A型、B型の基準が適用される。主として従業員の子どもが対象であるが、保育を必要とする地域の子どもも利用することができる。

[3] 認可外保育施設

児童福祉施設の設置及び運営に関する基準を満たさず、都道府県の認可を受けていない**認可外保育施設**がある。認可外保育施設とは、一般的な認可外保育施設、地方自治体独自の認証保育施設、ベビーホテル、認可外の事業所内保育施設等である。2016（平成28）年度には、企業主導型保育事業が創設された。この事業は、事業主拠出金を財源として、従業員の多様な働き方に応じた保育を提供する企業等を支援するとともに、待機児童対策に貢献することを目的としている[(5)]。厚生労働省「平成29年度　認可外保育施設の現況取りまとめ」[(6)]によると、2018（平成30）年3月現在、全国に届出対象の認可外保育施設数は9,666ヵ所（前年度7,916ヵ所）あり、22万853人（前年度22万5,328人）の子どもが入所している。認可外保育施設から、認可の施設・事業へ移行した施設は328ヵ所（前年度520ヵ所）であった。

認可外保育施設数の増加
事業所内保育施設で823ヵ所、認可外の居宅訪問型保育事業で1,074ヵ所（うち個人：1,003ヵ所）増加したため、全体の届出対象施設数が増加している[(6)]。

C. 幼児教育・保育の無償化

2019（令和元）年10月1日から消費税率10％の増税に伴って、**幼児教育・保育の無償化**（**表4-4-5**参照）が始まった。幼稚園、保育所、認定こども園などを利用する3歳から5歳児までのすべての子ども、住民税非課税世帯の0歳から2歳児までの子どもの利用料が無料になった。子育て世帯の幼児教育の負担を軽減して、出生率を向上させることがねらいである。

幼稚園、保育所、認定こども園、地域型保育等を利用する3～5歳までの全ての子どもたちの利用料が無料になる。子ども・子育て支援新制度の対象とならない幼稚園については、上限月額25,700円まで無償になる。ただし、子ども・子育て新制度において、施設型保育給付対象施設になっ

表4-4-5　幼児教育・保育の無償化

施設類型	3～5歳児	0～2歳児
幼稚園	無料 ＊子ども・子育て支援新制度の対象とならない幼稚園については利用料が月額25,700円まで無償	—
認可保育所、認定こども園、地域型保育	無料	無料 ＊住民税非課税世帯のみ
（保育の必要性認定のみ） 認可外保育施設 一時預かり事業、病児保育事業、ファミリー・サポート・センター事業	（保育の必要性認定のみ） 利用料月額37,000円まで無償 ＊幼稚園預かり保育は、最大月額11,300円まで無償	（保育の必要性認定のみ） 利用料月額42,000円まで無償 ＊住民税非課税世帯のみ

出典）内閣府ウェブサイト「幼児教育・保育の無償化」.

ていない幼稚園については、無償化になるための認定や、市町村によっては償還払い手続きが必要な場合がある。

0～2歳は、住民税非課税世帯に限り、利用料は無料である。

認可外保育施設についても補助対象となり、3～5歳児は上限月額37,000円まで、0～2歳までは住民税非課税世帯に限り月額42,000円まで無償になる。また、一時預かり事業、病児保育事業、**ファミリー・サポート・センター事業**についても補助対象となる。ただし、「保育を必要とする」の認定を受けた者のみが対象となる。幼稚園利用の子どもが、預かり保育を利用する場合、「保育を必要とする」の認定を受ければ、利用実態に応じて、月額11,300円までの範囲で無償になる。

D. 保育の基準

保育所保育指針は、保育所が守るべき保育の基準であり、保育士等は、保育所保育指針に則って保育しなければならない。**幼稚園教育要領**は、幼稚園が守るべき幼児教育の基準であり、**幼稚園教諭**は幼稚園教育要領に則って幼児教育をしなければならない。**幼保連携型認定こども園教育・保育要領**は、幼保連携型認定こども園が守るべき幼児教育・保育の基準であり、**保育教諭**等は幼保連携型認定こども園教育・保育要領に則って幼児教育・保育をしなければならない。

上記の保育所保育指針、幼稚園教育要領、幼保連携型認定こども園教育・保育要領は、2017（平成29）年3月に改訂され、整合性が図られ、翌年4月1日より施行されている。新しい各要領・指針には、生きる力の基礎を育むための資質・能力を一体的に育むことが記載され、「幼児期の終わりまでに育ってほしい姿」が明確に示されている。乳児・3歳未満児の保育内容については、保育所保育指針、幼保連携型認定こども園教育・保育要領に同じように記載し、充実を図っている。3歳以上の保育内容については、幼稚園教育要領、保育所保育指針、幼保連携型認定こども園教育・保育要領ともに統一し、一層の整合性を図っている。

また、養護（生命の保持と情緒の安定）についても、保育所保育指針、幼保連携型認定こども園教育・保育要領において統一してこれまでと同様に重要視している。また、幼稚園教育要領の「健康」領域「保育内容の取扱い」において、保育所保育指針や幼保連携型認定こども園教育・保育要領の「健康」領域「保育内容の取扱い」と同様の記載がなされ、養護の整合性を図っている。

生きる力の基礎を育むための資質・能力
①豊かな体験を通じて、感じたり、気付いたり、分かったり、できるようになったりする「知識及び技能の基礎」
②気付いたことや、できるようになったことなどを使い、考えたり、試したり、工夫したり、表現したりする「思考力、判断力、表現力等の基礎」
③心情、意欲、態度が育つ中で、よりよい生活を営もうとする「学びに向かう力、人間性等」

幼児期の終わりまでに育ってほしい姿
具体的な姿は次の通りである。
①健康な心と体、②自立心、③協同性、④道徳心・規範意識の芽生え、⑤社会生活との関わり、⑥思考力の芽生え、⑦自然との関わり・生命尊重、⑧数量や図形、標識や文字への関心・感覚、⑨言葉による伝え合い、⑩豊かな感性と表現

0歳児の保育内容
健やかに伸び伸びと育つ、身近な人と気持ちが通じ合う、身近なものと関わり感性が育つ。

1歳以上3歳未満児の保育内容
心身の健康に関する領域「健康」、人との関わりに関する領域「人間関係」、身近な環境との関わりに関する領域「環境」、言葉の獲得に関する領域「言葉」、感性に関わる領域「表現」。

3歳以上の保育内容
1歳以上3歳未満児の保育内容と同じ、5領域（「健康」・「人間関係」・「環境」・「言葉」・「表現」）である。

E. 今後の課題

現在の保育の場が、待機児童解消対策として多様化したことによって、保育の質を保障できるかどうかが問われている。保育者の研修制度の確立と施設間連携は、緊急の課題である。

幼児教育・保育の無償化については、保育所にも入れず離職をせざるを得ない人たちや認可外保育所に行かざるを得ない人たち等、すべての子育て中の人たちが対象になるわけではない。また、無償化によって保育所への待機児童はますます増えると考えられる。それに伴って、保育士不足も課題である。

保育所保育指針、幼稚園教育要領、幼保連携型認定こども園教育・保育要領の整合性が図られ、保育現場では幼保一体化共通カリキュラムの研究に取り組む地域や保育施設が増えてきている。しかし、実践するとなると、保育内容、保育形態、子育て支援、インクルーシブ教育・保育、幼保小連携、地域交流等、課題は多い。子どもの人権を尊重し、質の高い保育施設と家庭と地域が一体となって子育てをする社会の実現を期待したい。

注）

(1) 橋本宏子『戦後保育所づくり運動史』ひとなる書房，2006，p184.
(2) 厚生労働省ウェブサイト「平成10年版厚生白書の概要」「第2章 自立した個人の生き方を尊重し、お互いを支え合える家族」の「Ⅲ．母親と子」.
(3) 政府統計の総合窓口ウェブサイト「平成30年度福祉行政報告例」（児童第44表・保育所の施設数、定員及び在籍人員，都道府県－指定都市－中核市×公立－私立別）.
(4) 厚生労働省ウェブサイト「保育所等関連状況取りまとめ（平成31年4月1日）」（令和元年9月6日、厚生労働省・子ども家庭局・保育課発表）.
(5) 内閣府ウェブサイト「子ども・子育て支援新制度について」（令和元年6月）.
(6) 厚生労働省ウェブサイト「平成29年度　認可外保育施設の現況取りまとめ」（令和元年6月26日、子ども家庭局 総務課 少子化総合対策室発表）.

理解を深めるための参考文献

- **安川悦子・髙月教惠編『子どもの養育の社会化―パラダイム・チェンジのために』御茶の水書房，2014.**
  養育の社会化（保育の社会化）について、社会思想史・保育・養育の社会化・福祉・障害児（乳幼児）保育・異文化保育の視点から論じたものである。養育の社会化（保育の社会化）とはどういうことかを理解することができる。
- **大日向雅美『母性愛神話の罠』日本評論社，2000.**
  「子どもが3歳になるまでは母親は子育てに専念すべきであり、そうしないと子どもの成長に悪影響を及ぼすという考え方」がどのようにして作られたかを、理解することができる。

5. 少子社会における子育て支援

A. 少子化対策から子ども・子育て支援へ

[1] 少子化対策のはじまり—1990年から1999年

わが国において少子化が問題になり、対策が始まったのは1990年代からである。1990（平成2）年1月に、厚生大臣の諮問機関である「これからの家庭と子育てに関する懇談会」はその報告書において、少子化と子どもを取り巻く環境の「縮小化と希薄化」による「深刻で静かなる危機」が進行していると警告し、子どもが健やかに生まれ育つための環境づくりの基本方向を提示した。おりしも同年6月に1989（平成元）年の合計特殊出生率が1.57と戦後最低になったことが発表され、各界にこれまでにない大きな衝撃を与えることになった。いわゆる**1.57ショック**である。これを契機に少子化対策が進められることになった[(1)]。

1994（平成6）年12月、今後10年間に取り組むべき基本的方向と重点施策を定めた「今後の子育て支援のための施策の基本的方向について」（**エンゼルプラン**）（文部、厚生、労働、建設の4大臣合意）と「**緊急保育対策等5か年事業**」（大蔵、厚生、自治の3大臣合意）が策定された。その後、1999（平成11）年12月には、「少子化対策推進基本方針」が少子化対策推進関係閣僚会議において決定され、この方針に基づいて「重点的に推進すべき少子化対策の具体的実施計画について」（**新エンゼルプラン**）（大蔵、文部、厚生、労働、建設、自治の6大臣合意）が策定された[(2)]。

これまでの少子化対策は仕事と子育ての両立を支援するための保育対策を中心に展開されたが、働く保護者よりも専業で子育てをする保護者に子育て不安や孤立感が強く、子育て負担感が大きいことが明らかになり、地域における子育て支援にも徐々に目が向けられるようになった[(3)]。1990（平成2）年に保護者の多様な働き方へ対応するためにスタートした一時預かり事業は、1996（平成8）年には保護者の育児疲れの解消等の私的理由でも利用できるようになった。また、1995（平成7）年には地域子育て支援センターが保育所に併設され、地域の子育て家庭に対する子育て支援が始まった。さらに、1997（平成9）年の児童福祉法改正により、保育所は地域住民に対して乳幼児の保育に関して、情報提供、相談・助言を行うことになった[(3)]。

1.57ショック—1990（平成2）年6月
1989（平成元）年の合計特殊出生率が1.57と、「ひのえうま」という特殊要因により過去最低であった1966（昭和41）年の合計特殊出生率1.58を下回ったことが判明したときの衝撃を指している[(2)]。

エンゼルプラン：1994（平成6）年12月（1995〔平成7〕年度～1999〔平成11〕年度）
子ども家庭福祉の新しい方向性が示された[(1)]。

緊急保育対策等5か年事業：1994（平成6）年12月
エンゼルプランを実施するため、保育の量的拡大等をはかるために策定され、1999年度を目標年次として整備が進められることになった[(2)]。

新エンゼルプラン：1999（平成11）年12月（2000〔平成12〕年度～2004〔平成16〕年度）
従来のエンゼルプランと緊急保育対策等5か年事業を見直したものである。最終年度に達成すべき目標値の項目には、これまでの保育関係だけでなく、雇用、母子保健、相談、教育等の事業も加えた幅広い内容となった[(2)]。

図 4-5-1　これまでの少子化対策の取組み

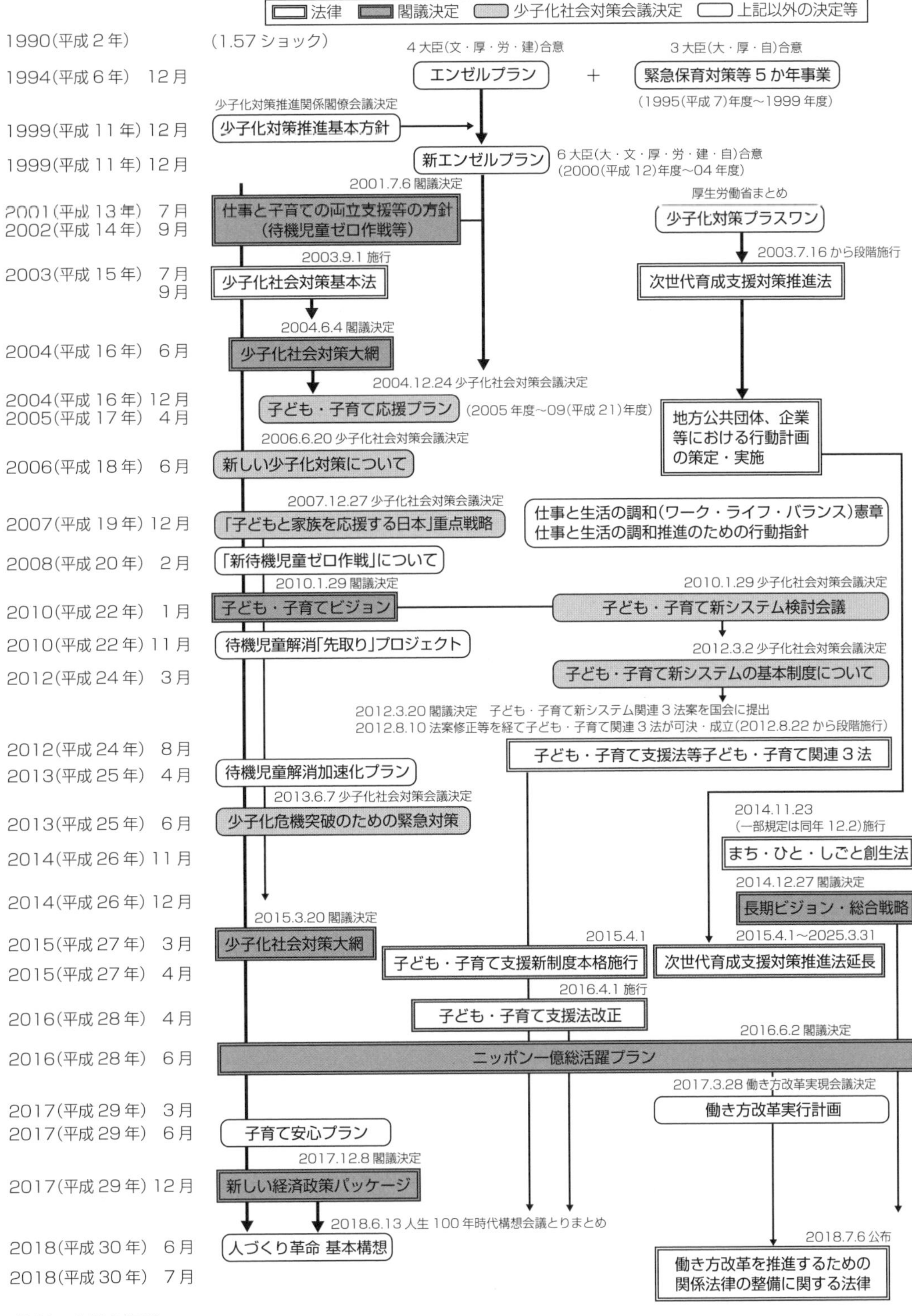

資料：内閣府資料
出典）内閣府ウェブサイト「令和元年版　少子化社会対策白書」第 1-2-5 図.

[2] 子育て支援に関するサービスの法整備―2000年から2009年

2000年代に入っても少子化に歯止めをかけることができず、2002（平成14）年には「**少子化対策プラスワン―少子化対策の一層の充実に関する提案**」が発表された。「子育てと仕事の両立支援」が中心であった従前の対策に加え、「男性を含めた働き方の見直し」「地域における子育て支援」「社会保障における次世代支援」「子供の社会性の向上や自立の促進」の4つの柱に沿った対策を総合的かつ計画的に推進することが提案された(1)。

2003（平成15）年は、子育て支援元年といわれるように、子育て支援に関するサービスの法整備がなされた(1)。同年7月に、「**次世代育成支援対策推進法**」や「**少子化社会対策基本法**」が制定され、児童福祉法の一部改正により、子育て支援事業が児童福祉法に規定された。2004（平成16）年6月には、少子化社会対策基本法に基づき、「**少子化社会対策大綱**」が閣議決定され、同年12月に、大綱に盛り込まれた施策の効果的な推進を図るため、「少子化社会対策大綱に基づく具体的実施計画について」（**子ども・子育て応援プラン**）が少子化社会対策会議において決定された。

次世代育成支援対策推進法：2003（平成15）年7月成立、施行
地方公共団体および事業主が、次世代育成支援のための取組みを促進するために、それぞれ行動計画を策定。2014（平成26）年の法改正により、有効期限が更に10年間延長されるとともに、新たな認定制度の導入など内容の充実が図られた(2)。

少子化社会対策基本法：2003（平成15）年7月制定、9月施行
同法に基づき、内閣府に、内閣総理大臣を会長とし、全閣僚によって構成される少子化社会対策会議が設置された(2)。

少子化社会対策大綱：2004（平成16）年6月（2004〔平成16〕年6月～2010〔平成22〕年1月）(2)。

子ども・子育て応援プラン：2004（平成16）年12月（2005〔平成17〕年度～2009〔平成21〕年度）(2)。

2005（平成17）年、わが国が1899（明治32）年に人口動態の統計をとり始めて以来、初めて出生数が死亡数を下回り、出生数は106万人、合計特殊出生率は1.26と、いずれも過去最低を記録した。こうした予想以上の少子化の進行に対処するために、2006（平成18）年6月に少子化社会対策会議において「**新しい少子化対策について**」が決定され、全ての子育て家庭を支援する視点のもとに、妊娠・出産から高校・大学生期に至るまでの年齢進行ごとの新しい子育て支援策が掲げられた。2007（平成19）年12月には、「**子どもと家族を応援する日本」重点戦略**において「働き方の見直しによる仕事と生活の調和（ワーク・ライフ・バランス）」とその社会基盤となる「包括的な次世代育成支援の枠組みの構築」を同時並行的に取り組んでいくことが必要不可欠であるという重点戦略がとりまとめられた(2)。

[3] 子ども・子育て支援新制度にむけて―2010年から2014年

2010（平成22）年1月には、少子化社会対策基本法に基づく新たな大綱（**子ども・子育てビジョン**）が閣議決定された。この閣議決定に合わせて、少子化社会対策会議の下に「子ども・子育て新システム検討会議」が発足し、新たな子育て支援の制度について検討が進められた。

子ども・子育てビジョン（新たな大綱）：2010（平成22）年1月（2010〔平成22〕年1月～2015〔平成27〕年3月）(2)。

2012（平成24）年3月には、「子ども・子育て新システムに関する基本制度」が少子化社会対策会議において決定された。これに基づき、社会保障・税一体改革関連法案として、子ども・子育て支援法等の3法案が2012（平成24）年通常国会（第180回国会）に提出された。そして、2012（平成24）年8月に、「**子ども・子育て関連3法**」が成立し、質の高い幼児期の学校教育・保育の総合的な提供、保育の量的拡大・確保、そして地域の子ども・子育て支援の充実をはかる施策が展開されることになった(2)。

2013（平成25）年6月には、少子化社会対策会議において「**少子化危機突破のための緊急対策**」が決定された。緊急対策では、これまで少子化対策として取り組んできた「子育て支援」および「働き方改革」をより一層強化するとともに、「結婚・妊娠・出産支援」を新たな対策の柱として打ち出すことにより、これらを「3本の矢」として結婚・妊娠・出産・育児の「切れ目ない支援」の総合的な政策の充実・強化を目指すこととされた(2)。

子ども・子育て関連3法：2012（平成24）年8月制定（2015〔平成27〕年4月本施行）
「子ども・子育て支援法」、「就学前の子どもに関する教育、保育等の総合的な提供の推進に関する法律の一部を改正する法律」、「子ども・子育て支援法及び就学前の子どもに関する教育、保育等の総合的な提供の推進に関する法律の一部を改正する法律の施行に伴う関係法律の整備等に関する法律」(10)。

[4] 子ども・子育て支援法の施行—2015年から現在

2015（平成27）年3月には、新たな「**少子化社会対策大綱**—結婚、妊娠、子供・子育てに温かい社会の実現をめざして」が閣議決定された(2)。

同年4月の「子ども・子育て支援新制度」の施行に合わせて、内閣府に、内閣府特命担当大臣（少子化対策）を本部長とし、少子化対策および子ども・子育て支援の企画立案・総合調整並びに「少子化社会対策大綱」の推進や子ども・子育て支援新制度の施行を行うための新たな組織である「**子ども・子育て本部**」が設置された。また、子ども・子育て支援の提供体制の充実を図るため「子ども・子育て支援法」も改正された。事業所内保育業務を目的とする施設等の設置者に対する助成および援助を行う事業が創設され、一般事業主から徴収する拠出金の率の上限が引き上げられた(2)。

2016（平成28）年6月には「**ニッポン一億総活躍プラン**」が閣議決定された。このプランでは、「**希望出生率1.8**」の実現に向け、若者の雇用安定・待遇改善、多様な保育サービスの充実、働き方改革の推進、希望する教育を受けることを阻む制約の克服等の対応策が掲げられ、2016（平成28）年度から2025（令和7）年度の10年間のロードマップが示されている(2)。

幼児教育・保育の無償化については、2017（平成29）年12月に閣議決定された「新しい経済政策パッケージ」や、2018（平成30）年6月に閣

少子化社会対策大綱～結婚、妊娠、子供・子育てに温かい社会の実現をめざして～：2015（平成27）年3月
新たな大綱は、従来の少子化対策の枠組みを越えて、新たに結婚の支援を加え、子育て支援策の一層の充実、若い年齢での結婚・出産の希望の実現、多子世帯への一層の配慮、男女の働き方改革、地域の実情に即した取組み強化の5つの重点課題を設けている(2)。

希望出生率1.8（ニッポン一億総活躍プラン）：2016（平成28）年6月
結婚、子どもの数に関する希望がかなうとした場合に想定される出生率である(5)。
希望出生率＝（有配偶者割合×夫婦の予定の子ども数＋独身者割合×独身者のうち結婚を希望する者の割合×独身者の希望子ども数）×離死別等の影響＝(34％×2.07人＋66％×89％×2.12人)×0.938＝1.83≒1.8

議決定された「経済財政運営と改革の基本方針2018」において、方針が示されてきた。同年12月の「幼児教育・高等教育無償化の制度の具体化に向けた方針」（関係閣僚合意）を受け、2019（平成31）年3月に「子ども・子育て支援法の一部を改正する法律案」が閣議決定され、国会に提出された。そして、2019（令和元）年5月10日に「**子ども・子育て支援法の一部を改正する法律**」（公布同年5月17日、施行同年10月1日）が成立し、同年10月1日から幼児教育・保育の無償化がスタートした。

子ども・子育て支援法の一部を改正する法律：2019（令和元）年5月（施行同年10月）
認定こども園、幼稚園、保育所等については、子ども・子育て支援法施行令（平成26年政令第213号）を改正し、利用者負担を無償化する措置を講じ、また、就学前の障害児の発達支援についても、児童福祉法施行令（昭和23年政令第74号）を改正し、利用者負担を無償化する措置を講じることになった[6]。

B.「子育ち・子育て支援」とは

子育て支援については、研究者の視点による違いからさまざまな定義がなされる[1]。柏女[4]は、子育て支援とは、「子どもが生まれ、育ち、生活する基盤である親及び家庭、地域における養育の機能に対し、家庭以外の私的、公的、社会的機能が支援的にかかわること」と定義し、子育ち支援と子育て支援を区別し、子育て支援に親育ち支援を含めて捉えている。渡辺[7]は、「子育て支援とは、子育て当事者である親の主体性とニーズを尊重しつつ、より豊かな子育てが可能になるように親としての成長を促し、同時に地域の子育て機能を高めていくような社会的支援の総称」として捉え、子育て支援に地域の子育て機能も含めている。また、大豆生田[8]は、「子育て支援とは、子育てという営みあるいは養育機能に対し、私的・社会的・公的機能が支援的にかかわることにより、安心して子どもを産み育てる環境をつくるとともに、子どもの健やかな育ちを目的とする営みである」と定義し、子育て支援とは、「親育ち支援」であり、「子育ち支援」であり、子育ての支え合いを生み出す「まち育て支援」であると広く定義している。一方、社会学者の今田[9]は「支援とは、何らかの意図を持った他者の行為に対する働きかけであり、その意図を理解しつつ、行為の質を維持・改善する一種のアクションのことをいい、最終的に他者のエンパワーメントをはかることである」と定義している。

以上のことを踏まえて、ここでは、子育ち支援と子育て支援を区別して次のように定義しておく。子育ち支援とは「子どもの主体性とニーズを尊重しつつ、子どもの個性化と社会化を促し、子どものウェルビーイングを保障するような社会的支援の総称であり、最終的には子どものエンパワメントを図ること」である。そして、子育て支援とは「子育てをする親の主体性とニーズを尊重し、親の養育機能を高めるために親としての成長を促し、親のウェルビーイングを保障し、同時に地域の養育機能を高めていくような社会的支援の総称であり、最終的には親、家庭そして地域のエンパワメントを図ること」である。ただし、本節では「子ども・子育て支援法」に基づき、「子育ち・子育て支援」ついては、「子ども・子育て支援」として述べていく。

C. 地域子ども・子育て支援事業

[1] 子ども・子育て支援新制度

2015（平成 27）年 4 月に本格施行された「子ども・子育て支援新制度」では、「保護者が子育てについての第一義的責任を有する」という基本的な認識のもとに、幼児期の学校教育・保育、地域の子ども・子育て支援、仕事・子育て両立支援事業の円滑な実施の確保その他子ども・子育て支援のための施策が、総合的に推進されている（**図 4-5-2**）。

市町村は、子育て家庭等を対象とする事業として、**市町村子ども・子育て支援計画**を策定して、①認定こども園、幼稚園、保育所を通じた共通の給付（「**施設型給付**」）および小規模保育等への給付（「**地域型保育給付**」）、②**認定こども園**制度の改善、③地域の実情に応じた子ども・子育て支援の充実に取り組んでいる。子ども・子育て支援法に規定された保育関連事業

市町村子ども・子育て支援計画
内閣総理大臣は、教育・保育および地域子ども・子育て支援事業の提供体制を整備し、子ども・子育て支援給付ならびに地域子ども・子育て事業および仕事・子育て両立支援事業の円滑な実施の確保その他子ども・子育て支援のための施策を総合的に推進するための基本的な指針（基本指針）を定めることになっている（子ども・子育て支援法 60 条）。市町村のこの基本指針に即して、5 年を 1 期とする教育・保育および地域子ども・子育て支援事業の提供体制の確保その他子ども・子育て支援法に基づく業務の円滑な実施に関する計画を定めることになっている（子ども・子育て支援法 61 条）。

図 4-5-2　子ども・子育て支援新制度の概要（2016 年 4 月）

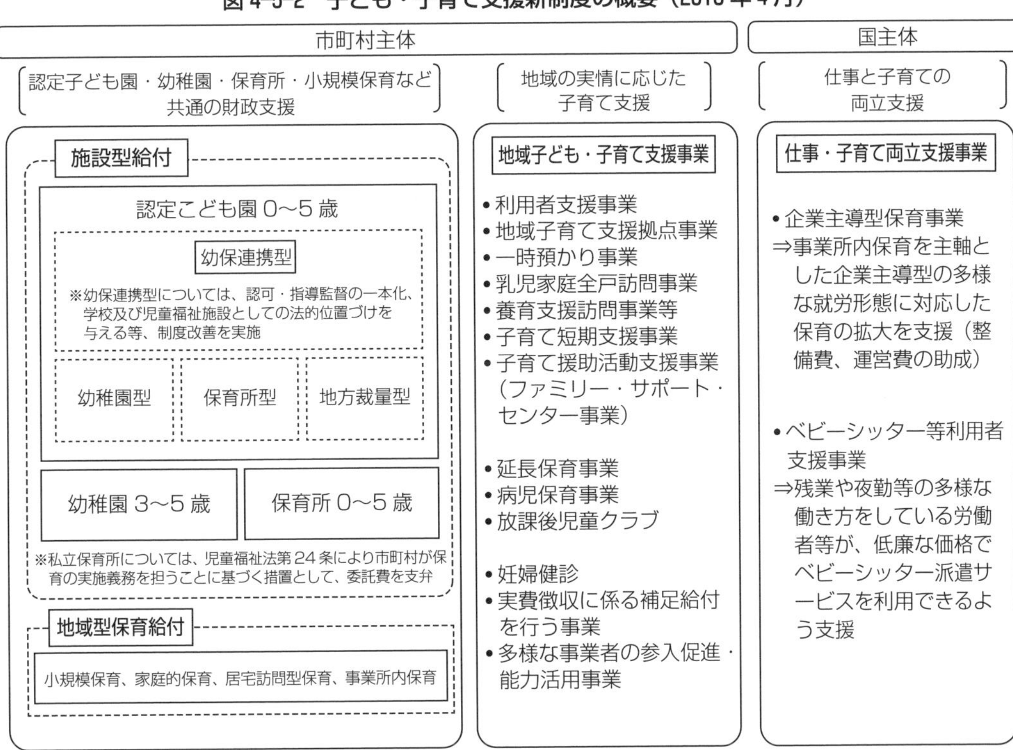

出典）内閣府ウェブサイト「令和元年版　少子対策社会白書」第 2-1-1 図.

(①〜③）は、本章4節で取り上げるので、ここでは地域子ども・子育て支援事業について述べる。

［2］地域子ども・子育て支援事業

市町村が実施する地域子ども・子育て支援については、**表 4-5-1** に示すように13の事業が定められている。この13事業のうち、子育て短期支援事業は本章1節、保育関係事業は本章4節、放課後児童健全育成事業は本章6節、乳児家庭全戸訪問事業・養育支援訪問事業・妊婦健康診査は本章7節で取り上げる。ここでは、利用者支援事業、地域子育て支援拠点事業、子育て援助活動支援事業について述べていくことにする。

なお、市町村子ども・子育て支援計画に従って実施される地域子ども・子育て支援事業に対する子ども・子育て支援交付金の費用負担割合は、国・都道府県・市町村それぞれ1/3（ただし、妊産婦健診については、従前のとおり市町村10/10）となっている[(10)]。

(1) 利用者支援事業

利用者支援事業は、「子ども・子育て支援新制度」施行にあわせて創設された。本事業の目的は、「一人一人の子どもが健やかに成長することができる地域社会の実現に寄与するため、子ども及びその保護者等、または妊娠している方がその選択に基づき、教育・保育・保健その他の子育て支援を円滑に利用できるよう、必要な支援を行うこと」（利用者支援事業実施要綱[(11)]）を目的とする。

本事業には、「基本型」、「特定型（いわゆる保育コンシェルジュ）」と「母子保健型」の3つの類型があり、「利用者支援」と「地域連携」の2つの機能がある（**表 4-5-2**）。「基本型」は、主に地域子育て支援拠点事業などで「利用者支援」と「地域連携」を実施する。「特定型」は、主に市区町村の窓口で「利用者支援」のみを実施する。「母子保健型」は、主に市町村保健センター等で保健師等の専門職が全ての妊産婦等を対象に「利用者支援」と「地域連携」をともに実施する。2017（平成29）年度においては、基本型611ヵ所、特定型371ヵ所、母子保健型915ヵ所（国庫補助対象分）で実施されている[(2)]。

(2) 地域子育て支援拠点事業

地域子育て支援拠点事業の目的は、「少子化や核家族化の進行、地域社会の変化など、子どもや子育てをめぐる環境が大きく変化する中で、家庭や地域における子育て機能の低下や子育て中の親の孤独感や不安感の増大等に対応するため、地域において子育て親子の交流等を促進する子育て支援拠点の設置を推進することにより、地域の子育て支援機能の充実を図

表 4-5-1　地域子ども・子育て支援事業

事業名		根拠法	内　容
1	利用者支援事業	子ども・子育て支援法 第 59 条第 1 号	子ども及びその保護者の身近な場所で、教育・保育・保健その他の子育て支援の情報的提供及び必要に応じ相談・助言等を行うとともに、関係機関との連絡調整等を実施する事業
2	地域子育て支援拠点事業	児童福祉法 第 6 条の 3 第 6 項	乳幼児及びその保護者が相互の交流を行う場所を提供し、子育てについての相談、情報の提供、助言その他の援助を行う事業
3	妊婦健康診査	母子保健法 第 13 条第 1 項	妊婦の健康の保持及び増進を図るため、妊婦に対する健康診査として、①健康状態の把握、②検査計測、③保健指導を実施するとともに、妊娠期間中の適時に必要な医学的検査を実施する事業
4	乳児家庭全戸訪問事業	児童福祉法 第 6 条の 3 第 4 項	生後 4 ヶ月までの乳児のいる全ての家庭を訪問し、子育て支援に関する情報提供や養育環境等の把握を行う事業
5	・養育支援訪問事業	児童福祉法 第 6 条の 3 第 5 項	養育支援が特に必要な家庭に対し、その居宅を訪問し、養育に関する指導・助言等を行うことにより、当該家庭の適切な養育の実施を確保する事業
	・子どもを守る地域ネットワーク機能強化事業（その他要保護児童等に対する支援に資する事業）	児童福祉法 第 25 条の 2	要保護児童対策地域協議会（子どもを守る地域ネットワーク）の機能強化を図るため、調整機関職員やネットワーク構成員（関係機関）の専門性強化と、ネットワーク機関間の連携強化を図る取り組みを実施する事業
5	子育て短期支援事業	児童福祉法 第 6 条の 3 第 3 項	保護者の疾病等の理由により家庭において養育を受けることが一時的に困難となった児童について、児童養護施設等に入所させ、必要な保護を行う事業（短期入所生活援助事業（ショートステイ事業）及び夜間養護等事業（トワイライトステイ事業））
6	子育て援助活動支援事業（ファミリー・サポート・センター事業）	児童福祉法 第 6 条の 3 第 14 項	乳幼児や小学生等の児童を有する子育て中の保護者を会員として、児童の預かり等の援助を受けることを希望する者と当該援助を行うことを希望する者との相互援助活動に関する連携、調整を行う事業
7	一時預かり事業	児童福祉法 第 6 条の 3 第 7 項	家庭において保育を受けることが一時的に困難となった乳幼児について、主として昼間において、認定こども園、幼稚園、保育所、地域子育て支援拠点その他の場所において、一時的に預かり、必要な保護を行う事業
8	延長保育事業	子ども・子育て支援法 第 59 条第 2 号	保育認定を受けた子どもについて、通常の利用日及び利用時間以外の日及び時間において、認定こども園、保育所等において保育を実施する事業
9	病児保育事業	児童福祉法 第 6 条の 3 第 13 項	病児について、病院・保育所等に付設された専用スペース等において、看護師等が一時的に保育等を実施する事業
10	放課後児童クラブ（放課後児童健全育成事業）	児童福祉法 第 6 条の 3 第 2 項	保護者が労働等により昼間家庭にいない小学校に就学している児童に対し、授業の終了後に小学校の余裕教室、児童館等を利用して適切な遊び及び生活の場を与えて、その健全な育成を図る事業
12	実費徴収に係る補足給付を行う事業	子ども・子育て支援法 第 59 条第 3 号	保護者の世帯所得の状況等を懸案して、特定教育・保育施設等に対して保護者が支払うべき日用品、文房具その他の教育・保育に必要な物品の購入に要する費用又は行事への参加に要する費用等を助成する事業
13	多様な事業者の参入促進・能力活用事業	子ども・子育て支援法 第 59 条第 4 号	特定教育・保育施設等への民間事業者の参入の促進に関する調査研究その他多様な事業者の能力を活用した特定教育・保育施設等の設置又は運営を促進する事業

出典）内閣府・子ども子育て本部ウェブサイト「子ども・子育て支援新制度について（令和元年 6 月）」pp.106-107 より筆者作成.

表 4-5-2　利用者支援事業の概要

事業目的		子育て家庭や妊産婦が、教育・保育施設や地域子ども・子育て支援事業、保健・医療・福祉等の関係機関を円滑に利用できるように、身近な場所での相談や情報提供、助言等必要な支援を行うとともに、関係機関との連絡調整、連携・協働の体制づくり等を行う	
実施主体		○市区町村とする。ただし、市区町村が認めた者への委託等を行うことができる。 ○地域子育て支援拠点事業と一体的に運営することで、市区町村における子育て家庭支援の機能強化を推進	
事業類型	基本型	【利用者支援】 地域子育て支援拠点等の身近な場所で、 ○子育て家庭等から日常的に相談を受け、個別のニーズ等を把握 ○子育て支援に関する情報の収集・提供 ○子育て支援事業や保育所等の利用に当たっての助言・支援 →当事者の目線に立った、寄り添い型の支援	【地域連携】 ○より効果的に利用者が必要とする支援につながるよう、地域の関係機関との連絡調整、連携・協働の体制づくり ○地域に展開する子育て支援資源の育成 ○地域で必要な社会資源の開発等 →地域における、子育て支援のネットワークに基づく支援
		《職員配置》専任職員（利用者支援専門員）を１名以上配置 ※子ども・子育て支援に関する事業（地域子育て支援拠点事業など）の一定の実務経験を有する者で、子育て基本研修及び専門研修（地域子育て支援コース）の「利用者支援事業（基本型）」の研修を修了した者等	
	特定型（保育コンシェルジュ）	○主として市区町村の窓口で、子育て家庭等から保育サービスに関する相談に応じ、地域における保育所や各種の保育サービスに関する情報提供や利用に向けての支援などを行う	
		《職員配置》専任職員（利用者支援専門員）を１名以上配置 ※子育て支援員基本研修及び専門研修（地域子育て支援コース）の「利用者支援事業（特定型）」の研修を修了している者が望ましい	
	母子保健型	○主として市町村保健センター等で、保健師等の専門職が、妊娠期から子育て期にわたるまでの母子保健や育児に関する妊産婦等からの様々な相談に応じ、その状況を継続的に把握し、支援を必要とする者が利用できる母子保健サービス等の情報提供を行うとともに、関係機関と協力して支援プランの策定などを行う	
		《職員配置》母子保健に関する専門知識を有する保健師、助産師等を１名以上配置	

出典）厚生労働省ウェブサイト「利用者支援事業とは（概要）」の表を一部修正.

り、子育ての不安感等を緩和し、子どもの健やかな育ちを支援すること」である（地域子育て支援拠点事業実施要綱(12)）。

常設の地域の子育て拠点を設け、地域の子育て支援機能の充実を図る取組みを実施する「一般型」と、児童館等の児童福祉施設等多様な子育て支援に関する施設に親子が集う場を設け、子育て支援のための取組みを実施する「連携型」がある（**表 4-5-3**）。2017（平成 29）年度実施箇所数は、7,259 ヵ所（国庫補助対象分）である(2)。

(3)　子育て援助活動支援事業（ファミリー・サポート・センター事業）

本事業の目的は、「乳幼児や小学生等の児童を有する子育て中の労働者や主婦等を会員として、児童の預かりの援助を受けたい者と当該援助を行いたい者との相互援助活動に関する連絡、調整を行うことにより、地域における育児の相互援助活動を推進するとともに、病児・病後児の預かり、

表 4-5-3　地域子育て支援拠点事業の概要

	一般型	連携型
機能	常設の地域の子育て拠点を設け、地域の子育て支援機能の充実を図る取組を実施	児童館等の児童福祉施設等多様な子育て支援に関する施設に親子が集う場を設け、子育て支援のための取組を実施
実施主体	市町村（特別区を含む。） （社会福祉法人、ＮＰＯ法人、民間事業者等への委託等も可）	
基本事業	①子育て親子の交流の場の提供と交流の促進　②子育て等に関する相談・援助の実施 ③地域の子育て関連情報の提供　④子育て及び子育て支援に関する講習等の実施	
実施形態	①～④の事業を子育て親子が集い、うち解けた雰囲気の中で語り合い、相互に交流を図る常設の場を設けて実施	①～④の事業を児童館等の児童福祉施設等で従事する職員等のバックアップを受けて効率的かつ効果的に実施
従事者	子育て支援に関して意欲があり、子育てに関する知識・経験を有する者（２名以上）	子育て支援に関して意欲があり、子育てに関する知識・経験を有する者（１名以上）に児童福祉施設等の職員が協力して実施
実施場所	公共施設空きスペース、商店街空き店舗、民家、マンション・アパート の一室、保育所、幼稚園、認定こども園等を活用	児童館等の児童福祉施設等
開設日数等	週３～４日、週５日、週６～７日／１日５時間以上	週３～４日、週５～７日／１日３時間以上

出典）厚生労働省ウェブサイト「地域子育て支援拠点事業とは（概要)」の表を一部修正.

早朝・夜間等の緊急時の預かりや、ひとり親家庭等の支援など多様なニーズへの対応を図ること」である（子育て援助活動支援事業〔ファミリー・サポート・センター事業〕実施要綱[(13)]）。

具体的な活動例としては、①保育施設等までの送迎を行う、②保育施設の開始前や終了後又は学校の放課後、子どもを預かる、③保護者の病気や急用等の場合に子どもを預かる、④冠婚葬祭や他の子どもの学校行事の際、子どもを預かる、⑤買い物等外出の際、子どもを預かる、⑥病児・病後児の預かり、早朝・夜間等の緊急預かり対応などが挙げられる[(14)]。

2017（平成 29）年度実施箇所数は 863 ヵ所であり、同年度末現在で、本事業の会員数は、援助を受けたい会員が 57 万人、援助を行いたい会員が 13 万人（その両方を希望する会員は 4 万人）である[(2)]。なお、本事業の利用料についても無償化の対象になっている。

子育て援助活動支援事業の利用料の無償化
保育の必要性の認定が必要である。認可保育所や認定こども園を利用できていない者であって、保育の必要性がある場合は、認可保育所の利用者との公平性の観点から、認可保育所における保育料の全国平均額（3 歳から 5 歳までの場合、月額 3.7 万円）まで認可外保育施設等の利用と併せて、無償でこれらのサービスを利用することができる[(15)]。

[3] 地域子ども・子育て支援事業の課題

子ども・子育て支援新制度においては、教育・保育施設を利用する子どもの家庭だけでなく、全ての子育て家庭を対象に地域のニーズに応じた多様な子育て支援を充実させていくことが求められている[(16)]。0 ～ 2 歳児の乳幼児については、保育所に通っているのは約 3 割で多くは自宅で過ごしている[(17)]。このような子育て家庭を支援する地域子ども・子育て支援事業は重要な役割を担っており、今後とも、この事業の量的拡大を図っていくとともに、地域の実情や多様で複雑なニーズをもつ子育て家庭を支援する担い手となる人材の育成・確保が重要な課題となってくる。2015（平成27）年度より、多様な保育や子育て支援分野に関しての必要な知識・原理・技術・倫理を修得するための全国共通の研修制度が創設され、「**子育て支援員**」が養成されている[(10)]。今後は、保育士不足の解消のためだけではなく、親子のエンパワメントを図るための子育て支援プログラム開発を行い、子育て支援員の専門性を高める研修の充実を図っていく必要がある。

子育て支援員
子ども・子育て支援新制度において実施される多様な保育や子育て支援分野に関しての必要な知識や技能等を修得するために、全国共通の研修制度が創設された。「子育て支援員」とは国で定めた「基本研修」および「専門研修」を修了し、「子育て支援員研修修了証書」の交付を受けることにより、地域子ども・子育て支援事業等に従事する上で必要な知識や技術等を修得したと認められた者である[(10)]。

地域において実施されている子育て支援は、子育てサークルや団体など子育て当事者や子育て経験者によって支えられている側面も大きいので、専門性と当事者性の両方を活かし、どのように連携していくかということも課題となってくる[(18)]。地域において日ごろから顔の見える関係性を築き、地域子ども・子育てネットワークを創りだし、多様性を尊重した包摂的・継続的な個別支援と地域支援に取り組んでいくことが求められている。

注）

(1) 八重樫牧子『児童館の子育ち・子育て支援—児童館施策の動向と実践評価』相川書房，2012.
(2) 内閣府ウェブサイト「令和元年版　少子化社会対策白書（全体版）」.
(3) 尾木まり「少子化と地域子育て支援」新保幸男・小林理編『子ども家庭福祉』新・基本保育シリーズ 3，中央法規出版，2019，pp.69-82.
(4) 柏女霊峰『子ども家庭福祉・保育のあたらしい世界—理念・仕組み・援助への理解』生活書院，2006，p.28.
(5) 厚生労働省ウェブサイト「平成 28 年版　少子化対策社会白書」.
(6) 厚生労働省ウェブサイト「幼児教育・保育の無償化に係る子ども・子育て支援法の一部を改正する法律の審議の報告」.
(7) 渡辺顕一郎『拠点型地域子育て支援における従事者に対する研修プログラムの開発』子ども未来財団，pp.6-7，2007.
(8) 大豆生田啓友『支え合い、育ち合いの子育て支援—保育所・幼稚園・ひろば型支援施設における子育て支援実践論』関東学院大学出版会，2006，pp.40-44.
(9) 今田高俊「支援型の社会システムへ」支援基礎論研究会編『支援学—管理社会をこえて』東方出版，2000，pp.11-14.
(10) 内閣府・子ども子育て本部ウェブサイト「子ども・子育て支援新制度について」（2019 年 6 月）.
(11) 内閣府子ども・子育て本部統括官，文部科学省初等中等教育局長，厚生労働省雇用均等・児童家庭局長通知「利用者支援事業の実施について」.
(12) 厚生労働省雇用均等・児童家庭局長通知「地域子育て支援の実施について」.
(13) 厚生労働省雇用均等・児童家庭局長通知「子育て援助活動支援事業（ファミリー・サポート・センター事業）の実施について」.
(14) 厚生労働省ウェブサイト「子育て援助活動支援事業（ファミリー・サポート・センター事業）について」.

(15) 内閣府ウェブサイト「幼児教育・保育の無償化に関する自治体向けFAQ【2019年7月31日版】」p.7.
(16) 厚生労働省ウェブサイト「平成30年版　厚生労働白書」.
(17) 厚生労働省ウェブサイト「平成21年度　全国児童家庭調査結果の概要」p.14.
(18) 小野セレスタ摩耶「子育て支援」木村容子・有村大士編『子ども家庭福祉［第2版］』新・基礎からの社会福祉⑦，ミネルヴァ書房，2018，pp.80-181.

理解を深めるための参考文献

- **内閣府ウェブサイト「令和元年版　少子化社会対策白書（全体版）」.**

  少子化対策の現状や、少子化対策の具体的実施状況についてデータを踏まえて、解説がされている。特に、人口構造の推移や、子どもの出生数・出生率の推移など少子化をめぐる現状や、これまでの少子化対策の展開について理解を深めることができる。

- **子育てひろば全国連絡協議会編／渡辺顕一郎・橋本真紀編著『詳解　地域子育て支援拠点ガイドラインの手引—子ども家庭福祉の制度・実践をふまえて』第3版，中央法規出版，2018.**

  子ども家庭福祉制度や実践の概説と、子育て支援における基本的視点を理解することができる。また、地域子育て支援拠点事業を実践していく上でのガイドラインとその解説がされている。

- **子育て支援者コンピテンシー研究会編『育つ・つながる子育て支援—具体的な技術・態度を身につける32のリスト』チャイルド本社，2009.**

  「地域で子育て支援をする人たちが、利用者の人たちが楽しく子育てができるようにお手伝いをするとき身につけておくべきこと」すなわち子育て支援コンピテンシーについてわかりやすくイラストも使いながら解説がされている。子育て支援者の役割について理解を深めることができる。

6. 児童健全育成

A. 児童健全育成の展開

戦後の児童健全育成の展開については、児童健全育成の中心的施設である児童館施策・サービスを中心にみていく(1)。

［1］創設期—児童館の理念の啓発・普及

1947（昭和22）年に成立した児童福祉法1条において「すべて国民は、児童が心身ともに健やかに生まれ、且つ、育成されるよう努めなければならない」とすべての「児童の健全育成」が児童福祉の理念として規定された。児童福祉法が制定された当初は、このような高い理念にもかかわらず、社会的に深刻な問題の対応に追われた。1945（昭和20）年～1960（昭和35）年の戦後混乱期には社会的養護問題、非行問題への対応が喫緊の課題であった。家庭環境に恵まれない子どもへの対応は、児童福祉施設への入所というかたちで行われたが、これらは、いわゆる児童健全育成対策とは区別された。当時の児童健全育成施策は、非行防止対策として進められた。

［2］発展期—児童館の整備・拡充

1961（昭和36）年～1970（昭和45）年の高度経済成長期には、「人づくり政策」が重視され、高度経済成長に対応する新しい人材の確保をめざすための児童健全育成施策が行われた。1963（昭和38）年に児童館の設置運営に対して国庫補助が行われることになり、以後、児童館の増加につながった。心身障害児問題への対応もこの時期から開始された。

［3］再編期—児童館施策の見直しと補助金の抑制

1970年代～80年代の低経済成長期になると、急激な都市化や高度産業化の進行によって情緒障害問題、心理的自立の問題等の、子どもや家庭の病理現象が生じた。これらの問題に対応するために、非行対策から一般児童を対象とした幅広い児童健全育成施策が展開されることになった。この頃から家族や地域社会の養育機能の低下による問題が顕在化し、この対策として児童健全育成事業が検討され始めた。放課後児童クラブの受け皿として、都市を中心に児童館も増設された。

ただし、「臨調・行政」路線で打ち出された社会保障費の抑制は、児童館施策にも影響を与え、児童館の補助金についても見直しがなされ、補助金対象は、児童館活動事業費に限定されることになった。

[4] 転換期—児童館体系の見直しと児童福祉法改正

1990（平成2）年の1.57ショックを契機に、母親の社会進出に伴う社会的保育や少子化への対応が課題となってきた。1991（平成3）年には「放課後児童対策」が実施されることになり、児童館に児童クラブ室を設置することが望ましいとされ、児童クラブを実施する児童館が増加した。

1997（平成9）年には、児童福祉法の大幅な改正がなされ、「放課後児童対策」が改められて、「放課後児童健全育成事業」として法制化され、第二種社会福祉事業に位置づけられた。

[5] 展開期—地域の子育ち・子育て支援の拠点としての児童館

2003（平成15）年には「**次世代育成支援対策推進法**」が成立し、国・地方公共団体・企業等国民全体で次代を担う子ども達の育成に取り組む体制が推進されることになった。2007（平成19）年には、**地域子育て支援拠点事業**（児童館型）が創設され、地域子育て支援拠点事業を実施する児童館もみられるようになった。

さらに、2012（平成24）年3月には、「子ども・子育て新システムの基本制度について」が少子化社会対策会議において決定され、同年8月に「**子ども・子育て関連3法**」が成立し、2015（平成27）年度より実施されている。放課後児童健全育成事業は、子ども・子育て支援法において地域子ども・子育て支援事業の1つとして位置づけられ、市町村子ども・子育て支援事業計画に量的整備等の基盤整備が規定されている。

子ども・子育て支援新制度において、①地域子育て支援拠点事業、②利用者支援事業、③乳幼児触れ合い体験の推進については、児童館も活用していくことが期待されている[(3)]。児童館では学齢期の子どもが来館する前の時間については、比較的、施設が弾力的に使用できるという利点があることから、2007（平成19）年に**地域子育て支援拠点事業**（児童館型）が創設され、2013年（平成25年）には地域子育て支援拠点事業（連携型）に再編された。2015（平成27）年4月からスタートした**利用者支援事業**の実施場所は「子ども及び保護者の身近な場所」とされていることから、児童館を活用することができる。また、乳幼児触れ合い体験の推進については、少子化社会対策大綱やニッポン一億総活躍プラン、そして次世代育

地域子育て支援拠点事業
地域子育て支援センター事業とつどいの広場事業そして児童館の活用を図り、それぞれ「センター型」「ひろば型」「児童館型」の地域子育て支援拠点事業が創設された。2013（平成25）年に本事業は、「センター型」と「ひろば型」は「一般型」に、「児童館型」は「連携型」とされ、さらに「地域機能強化型」を加えて再編された。2014（平成26）年にはこの「地域機能強化型」の機能は、利用者支援事業（基本型）に発展的に移行している。

成支援対策推進法に基づく行動計画策定指針にも盛り込まれており、**改正児童館ガイドライン**にも示されている(3)。

2016（平成28）年度から、子どもの貧困対策の1つとして、ひとり親家庭の子どもの生活の向上を図るために「**子どもの生活・学習支援事業（居場所づくり）**」が実施されているが、この事業についても児童館を活用して実施することが可能である。

このように、現在、子ども家庭福祉サービスとしての児童健全育成では、要保護児童や要支援児童を含むすべての子どもと家庭を対象とした総合的な子ども・子育て支援が展開されている。

子どもの生活・学習支援事業（居場所づくり）
放課後児童クラブ等の終了後に、ひとり親家庭の子どもに対し、悩み相談を行いつつ、基本的な生活習慣の習得支援・学習支援、食事の提供等を行い、ひとり親家庭の子どもの生活向上を図る自治体を支援するものである。自治体から委託を受けたNPO法人等が、地域の実情に応じて、地域の学生や教員OB等のボランティア等の支援員を活用し、児童館・公民館や民家等において実施する。

B. 児童健全育成とは

[1] 児童健全育成とは

2016（平成28）年5月に「**児童福祉法等の一部を改正する法律**」が成立し、同年6月に公布され、児童福祉法制定以来、初めて児童福祉法の理念の改正が行われた。この改正により児童福祉法1条は「全て児童は、児童の権利に関する条約の精神にのっとり、適切に養育されること、その生活を保障されること、愛され、保護されること、その心身の健やかな成長及び発達並びにその自立が図られることその他の福祉を等しく保障される権利を有する」と明記され、児童福祉法の理念が明確になった。全ての子どもが心身ともに健やかに生まれ、育つことは、児童福祉法の理念であるが、「児童の健全育成」（児童健全育成）という言葉は、この児童福祉法の理念を表す行政用語として用いられている。

児童福祉法等の一部を改正する法律
全ての児童が健全に育成されるよう、児童虐待について発生予防から自立支援まで一連の対策の更なる強化を図るため、児童福祉法の理念を明確化するとともに、母子健康支援センター（子育て包括支援センター）の全国的展開、市町村および児童相談所の体制の強化、里親委託の推進等の措置が講じられた。

「健全育成」という言葉は、子ども家庭福祉以外の分野でも使われている。たとえば、子ども・若者育成支援施策の目的として「子ども・若者の健全な育成」が使われている。2009（平成21）年に成立した「**子ども・若者育成支援推進法**」の2条1項には、基本理念の1つとして「一人一人の子ども・若者が、健やかに成長し、社会とのかかわりを自覚しつつ、自立した個人としての自己を確立し、他者とともに次代の社会を担うことができるようになることを目指すこと」とある。

子ども・若者育成支援推進法
2009（平成21）年の第171国会において可決、成立し、2010（平成22）年4月1日より施行。国の本部組織、子ども・若者育成支援施策の推進を図るための大綱、地域における計画、ワンストップ窓口といった枠組みの整備、そして社会生活を円滑に営む上で困難を有する子どもや若者を支援するための地域ネットワーク整備を主な内容とする。

[2] 児童健全育成の範囲

子ども家庭福祉の分野では、「健全育成」という言葉は、広義と狭義の2通りの意味で使われている。広義の児童健全育成施策は、すべての子ども家庭福祉分野における施策、いわゆる「要保護児童」を対象とする施策も含むものである。これに対して、狭義の児童健全育成施策とは、「広く一般の家庭にある児童を対象として、児童の可能性を伸ばし、身体的、精神的、社会的に健全な人間形成に資するため、生活環境条件の整備、児童とその家庭に対する相談援助等を行う」ものである[(2)]。児童健全育成施策という場合には、一般的には狭義の児童健全育成を指す場合が多い。この節においても、この狭義の意味での児童健全育成について述べていきたい。

国が実施している児童健全育成施策は、次の3つの領域に分けられる[(2)]。①児童が家庭において保護者の温かい愛情と保護の下に育成されるため、家庭を支援するサービス（相談援助事業、児童手当等）、②児童の生活の大半を占める遊びの環境づくりと地域における児童の育成に関する相互協力の活動への援助（児童厚生施設の設置・運営、放課後児童健全育成事業、地域組織活動等）、③豊かで楽しい遊びを体験させるための活動への直接的な援助（児童福祉文化財普及事業、児童の居場所づくり事業等）である。

なお、都道府県、指定都市、中核市、市町村においては、これらの事業を中心にその他の独自の事業も展開されている。また、①の家庭づくりを支援するサービスについては、他のところで触れるので、ここでは②と③の児童健全育成施策、すなわち、地域における児童健全育成活動（サービス）について、特に児童館と放課後児童クラブを中心に述べていきたい。

C. 地域における児童健全育成活動（サービス）

地域における児童健全育成活動は、児童厚生施設等の公的機関、社会福祉協議会、児童委員・主任児童委員等の公的ボランティア、地域子ども会や母親クラブ等の地域組織、企業、NPO団体、ボランティア等、公的・私的な組織や個人によって行われている。具体的には以下のような活動が展開されている。

[1] 児童厚生施設の設置運営

児童厚生施設については、児童福祉法40条において「**児童遊園、児童館**等児童に健全な遊びを与えて、その健康を増進し、又は情操をゆたかにすることを目的とする施設とする」と定められている。他の児童福祉施設がなんらかの意味において保護を必要とする児童を入所させることを目的としているのに対し、積極的に一般児童の健全な育成と福祉（ウェルビーング）の向上を図ろうとするものである。

(1) 児童館

児童館は、屋内型の児童厚生施設であり、**小型児童館**、**児童センター**（大型児童センターを含む）、**大型児童館**（A型、B型C型）、その他の児童館（「こどもの国」）の6つに大別することができる。設備、運営については、児童福祉施設の設備及び運営に関する基準や厚生省事務次官通知による児童館設置運営要綱等に定められている。民間児童厚生施設の運営、活動については国庫補助が実施されていたが、2012（平成24）年度から一般財源化された。2017（平成29）年10月1日現在で、小型児童館2,680ヵ所、児童センター1,725ヵ所、大型児童館21ヵ所、その他の児童館115ヵ所、合計4,541ヵ所設置されている。

児童館には「**児童の遊びを指導する者**」が置かれ、**図4-6-1**に示すように、子育ち支援機能（遊びを通した支援機能、子どもの生活の安定を図るための支援機能、問題の早期発見・支援機能）、子育て支援機能、地域活動促進機能、そして子育ち・子育て支援体制づくり機能を果たすために、プレーワーク、ケアワーク、ジェネラリスト・ソーシャルワークの実践が求められている(1)。

地域における子どもたちの遊び環境の充実と健全育成の推進を目的に2011（平成23）年3月に「児童館ガイドライン」が策定されたが、地域の子ども・子育て支援に資する児童福祉施設としての児童館の更なる機能拡充を目指し、見直しが行われ、2018（平成30）年10月に改正「**児童館ガイドライン**」が出された。具体的な活動内容として、①遊びによる子どもの育成、②子どもの居場所の提供、③子どもが意見を述べる場の提供、④配慮を必要とする子どもへの対応、⑤子育て支援の実施、⑥地域の健全育成の環境づくり、⑦ボランティア等の育成と活動支援、⑧放課後児童クラブの実施と連携、が提示されている(3)。

(2) 児童遊園

児童遊園は屋外型の児童厚生施設であり、都市公園法施行令に規定された「**街区公園**」と相互に補完的役割を有するものであり、主として幼児および小学校低学年児童を対象としている。標準的規模は330 m^2 以上で、広場、ブランコ等の遊具設備と便所、水飲み場等を設けることとされている。2017（平成29）年10月1日現在、設置数は2,380ヵ所である。

[2] 放課後児童健全育成事業

放課後児童健全育成事業とは、児童福祉法6条の3第2項の規定に基づき、保護者が労働等により昼間家庭にいない小学校に就学している児童に対し、授業の終了後等に小学校の余裕教室や児童館等を利用して適切な遊

小型児童館
小地域を対象として、児童に健全な遊びを与え、その健康を増進し、情操を豊かにするとともに、母親クラブ、子ども会等の地域組織活動の育成助長を図る等児童の健全育成に関する総合的な機能を有するもの。

児童センター
小型児童館の機能に加え、遊び（運動を主とする）を通して体力増進を図ることを目的とした指導機能を有し、必要に応じて年長児童に対する育成機能を有するもの。

大型児童館
A型児童館は、児童センターの機能に加えて、都道府県内の小型児童館、児童センター等の指導および連絡調整等の役割を果たす中枢的機能を有する。B型児童館は、児童センターの機能に加え、自然の中で児童を宿泊させ、野外活動が行える機能を有するもの。C型児童館は、広域を対象とし、多様な児童のニーズに総合的に対応できる体制にあるもの。

児童館ガイドライン改正のポイント
①子どもの意見の尊重、子どもの最善の利益の優先、②児童館の施設特性（拠点性、多機能性、地域性）、③子どもの理解を深めるための発達段階に応じた留意点、④配慮を必要とする子ども（いじめ、保護者の不適切な養育が疑われる場合など）に対する児童館職員の適切な対応、⑤乳幼児支援や中・高校生世代と乳幼児の触れ合い体験の取組の実施などの内容、⑥大型児童館の機能・役割(3)。

街区公園
1993（平成5）年6月の

図 4-6-1　児童館の機能とソーシャルワーク

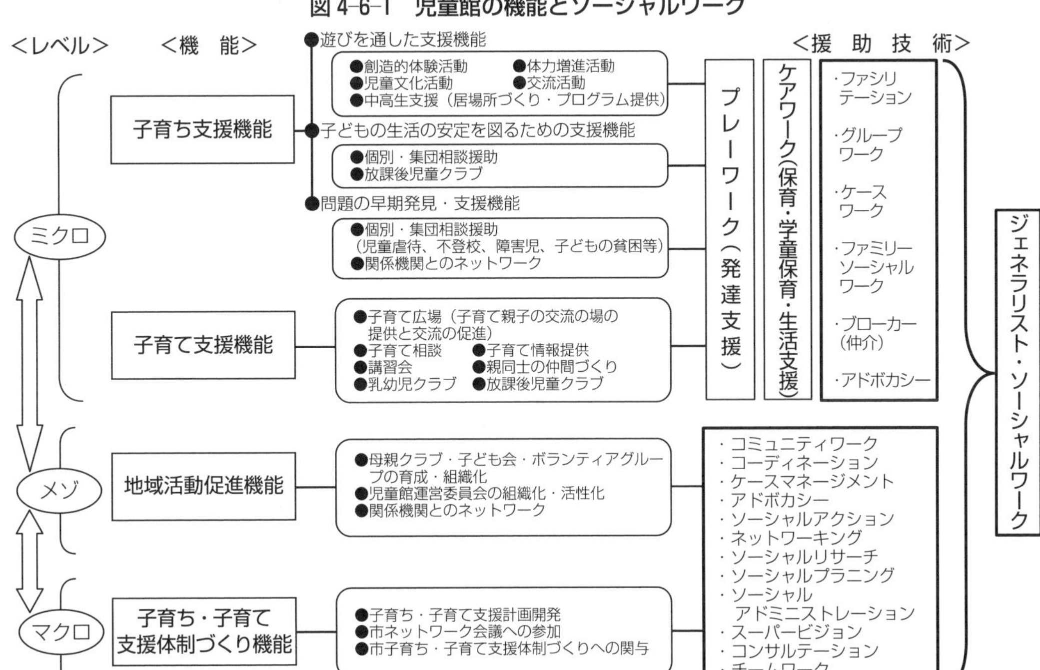

注）高城義太郎『子どもの遊び場（児童館等）に関する調査研究』全国児童館連合会（現．児童健全育成推進財団），1998，p.140の図を大幅に修正、加筆した。
出典）八重樫牧子『児童館の子育ち・子育て支援―児童館施策の動向と実践評価』相川書房，2012．(2019年10月8日、一部修正)

びおよび生活の場を与えて、その健全な育成を図るものである。

1997（平成 9）年の児童福祉法の改正により、従前の「放課後児童対策事業」を改めて法制化され、第二種社会福祉事業に位置づけられた。2012（平成 24）年の子ども・子育て支援新制度の創設に伴い、放課後児童健全育成事業は子ども・子育て支援法 59 条 5 号に規定する地域子ども・子育て支援事業の 1 つとして位置づけられ、市町村子ども・子育て支援事業計画に量的整備等の基盤整備が規定されている。2012（平成 24）年 8 月の児童福祉法の一部改正により、2014（平成 26）年 4 月に「**放課後児童健全育成事業の設備及び運営に関する基準**」（平成 26 年厚生労働省令第 63 号。以下「設備運営基準」）が公布された。この設備運営基準を踏まえ、市町村が条例を定めることになった。

設置運営基準には、児童の集団の規模は、おおむね 40 人以下までとされ、2 名以上の放課後児童支援員（うち、1 人を除き、補助員の代替可）を配置することになっている。放課後児童支援員は、保育士、社会福祉士等（「児童の遊びを指導する者」の職員の資格を基本とする）であって、都道府県知事が行う研修を修了した者とされた。「設備運営基準」の規定

都市公園法の一部改正により、児童公園の名称が廃止され、街区内に居住する者の利用を目的とする「街区公園」（敷地面積 0.25 ha、誘致距離 250 m）と改められた。

放課後児童健全育成事業の設備及び運営に関する基準
「平成 30 年の地方からの提案等に関する対応方針」（2018（平成 30）年 12 月 25 日閣議決定）において、放課後児童健全育成事業に従事する者およびその員数に係る「従うべき基準」については、現行の基準の内容を「参酌すべき基準」とすることになった。ただし、施行後 3 年後を目途として、検討を加え、必要な措置を講ずることになった[(3)]。

放課後児童支援員認定資格研修
厚生労働省雇用均等・児童家庭局通知「職員の資質向上・人材確保等研修事業の実施について」（平成27年5月21日付雇児発0521第19号）に基づく事業である。研修カリキュラムは、6分野、16科目、24時間（1科目90分）で構成されている。実施主体は都道府県（都道府県が認定資格研修を実施する上で適当と認める市区町村、民間団体等に一部委託可）である。ただし、「平成29年の地方からの提案等に関する対応方針」（2017〔平成29〕年12月26日閣議決定）により、2019（平成31）年度より、指定都市も実施主体に加えられた(3)。

放課後児童クラブ運営指針
厚生労働省雇用均等・児童家庭局長通知「『放課後児童クラブ運営指針』の策定について」（雇児発0331第34号）の別紙。
第1章から第7章までの構成で、放課後児童クラブにおける育成支援の内容や運営に関する留意すべき事項などを網羅的に記載し、運営していく上での基本的な事項をまとめている。放課後児童クラブは、この運営指針を踏まえ、それぞれの実態に応じて創意工夫を図り、質の向上と機能の充実に努めていくこととされている(4)。

新・放課後子ども総合プラン
目標（2019～2023年）
①放課後児童クラブについて、2021年度末までに約25万人分を整備し、待機児童解消を目指し、その後も女性就業率の上昇を踏まえ2023年度末までに計約30万人

に基づき、放課後児童支援員の研修カリキュラムが定められ、2015（平成27）年度から**放課後児童支援員認定資格研修**が開始されている。

2007年（平成19年）に作成された「放課後児童クラブガイドライン」の見直しがされ、2015（平成27）年3月に、国として運営および設備等を定めた「**放課後児童クラブ運営指針**」が策定され、公布された。**放課後児童支援員等の育成支援内容**が具体的に明記されている(4)。

次代を担う人材を育成し、加えて共働き家庭が直面する「小1の壁」を打破する観点から、厚生労働省と文部科学省の連携のもと、2014（平成26）年7月に「**放課後子ども総合プラン**」が策定された。その後、2018（平成30）年9月に、引き続き共働き家庭等の「小1の壁」･「待機児童」を解消するとともに、全ての児童が放課後を安全・安心に過ごし、多様な体験・活動を行うことができるよう、放課後児童クラブと放課後子供教室の両事業の計画的な整備等を推進するため、向こう5年間を対象とする「**新・放課後子ども総合プラン**」が策定された(3)。

放課後児童クラブの設置数の増加は著しく、登録児童数も大幅に増加している。2018（平成30）年5月現在の放課後児童健全育成事業（放課後児童クラブ）の登録児童は1,234,366人（クラブ数25,328ヵ所）である。しかし、利用できなかった児童数（待機児童数）も増加しており、17,279人となっている(3)。

[3] 地域組織活動

地域における児童を健全に育成することを目的として、さまざまな児童育成組織活動が展開されている。地域子ども会等の児童の集団活動を育成するものや、**母親クラブ**、親の会等親による育成活動、住民が主体になって運営する**冒険遊び場**（プレーパーク）、**VYS**など青年ボランティア組織がある。健全育成のためには、これらの地域住民の積極的な参加による組織的活動が必要である。

(1) 母親クラブ(5)

母親クラブは、子ども達の健全育成を願い、児童館等を拠点として地域ぐるみでボランティア活動を行う組織である。全国各地の3,300あまりのクラブに合計17～18万人が参加しており、全国組織「みらい子育てネット」（全国地域活動連絡協議会）や都道府県ごとの連絡協議会のもとにネットワーク化されている。①親子や世代間の交流・文化活動、②児童養育に関する研修活動、③児童事故防止のための活動、④児童福祉の向上に寄与する活動、⑤日曜等児童館利用活動を行っている。1973（昭和48）年から、児童館と連携をもち、児童の事故防止活動、家庭養育等に関する知

識や技術についての研修活動を行う母親クラブに対して助成が行われていたが、2012（平成24）年に一般財源化された。

(2) 冒険遊び場[6]

冒険遊び場は、住民（NPO等）が主体となり、自治体と連携して設置し、運営している子どもの遊び場である。1970年代の半ば、遊び場が急激に減少し、変化する中で危機感を感じた世田谷区の大村虔一・璋子夫婦が、地域住民に呼びかけ、ボランティア団体「あそぼう会」を立ち上げ、地域住民による空き地を借用しての冒険遊び場を始めたのが、日本における冒険遊び場の始まりといわれている。1979（昭和54）年に行政（世田谷区）と市民による協働運営で、世田谷区の国際児童記念事業として、日本初の常設の冒険遊び場「羽根木プレーパーク」が誕生した。その後、冒険遊び場づくり活動は全国各地にひろがり、NPO法人日本冒険遊び場づくり協会の調査によると、全国に2013（平成25）年度現在で約400団体が活動を行っている。「自分の責任で自由に遊ぶ」をモットーに、子どもの自由な遊びを保障するための子どもの遊びの環境づくりが行われている。

[4] 児童文化の普及

社会保障審議会および都道府県児童福祉審議会は児童福祉法8条9項の規定により、児童の福祉の向上を図るために、芸能、出版物等の推薦を行い、またはそれらの製作者や興行者に対して必要な勧告を行う権限が与えられている。社会保障審議会において推薦された児童文化財の中から、優れた映画、児童劇を児童館において上映、上演し児童の健全育成を図るために、「児童劇巡回事業」や「子ども映画祭」が、財団法人児童健全育成推進財団に委託され、実施されている。

D. 児童健全育成の今後の課題

「遊びプログラム等に関する専門委員会」の検討を踏まえ、改正された「児童館ガイドライン」[3]や、「放課後児童対策に関する専門委員会」の中間報告「総合的な放課後児童対策にむけて」[3]から、今後の児童健全育成活動を展開していくための課題を挙げておきたい。

第1の課題は、児童健全育成の理念として、児童の権利に関する条約と改正児童福祉法の理念を踏まえ、子どもの最善の利益を保障しなければならないことである。子どもの意見を尊重し、子どもが自らの権利を行使できるようにすることが課題となってくる。

分の受け皿を整備（約122万人→約152万人）。②全ての小学校区で、両事業を一体的にまたは連携して実施し、うち小学校内で一体型として1万ヵ所以上で実施することを目指す。③両事業を新たに整備等する場合には、学校施設を徹底的に活用することとし、新たに開設する放課後児童クラブの約80％を小学校内で実施することを目指す。④子どもの主体性を尊重し、子どもの健全な育成を図る放課後児童クラブの役割を徹底し、子どもの自主性、社会性等のより一層の向上を図る[3]。

VYS
Voluntary Youth Social Workerの頭文字をとったもので、和名を「有志青年社会事業家」という。

冒険遊び場
冒険遊び場づくりで大切にされていることは、①子どもの生活圏にあること、②いつでも遊べること、③だれでも遊べること、④自然素材が豊かな野外環境であること、⑤つくりかえることができる手づくりの要素があることである。また、冒険遊び場の運営については、①住民によって運営すること、②住民と行政のパートナーシップを築くこと、③専門職のプレーリーダーがいることが重要である[6]。

第２の課題は、子どもの発達の特徴や過程を理解し、子どもの「生きる力」（社会性、共感性、創造性等）を育成することである。また、子どもの社会力（地域社会を構成する一員として、人と人がつながり、多様性を尊重することができること）を育成することも重要である。

第３の課題は、子どもや子育て家庭が抱える可能性のある課題の発生予防と早期対応である。そのためには、専門機関との連携が重要である。さらに、児童健全育成を目指す活動が連携・協働し、地域ネットワークを形成することが必要である。

第４の課題は、地域における子育て家庭を支援することである。親子が安心して過ごすことができ、子育て家庭が交流できる居場所を提供することが重要である。

第５の課題は、現代の子どもの感性に合致し、情操を高める多様な遊びの活動を積極的に展開できる体験学習的なプログラムの開発である。そのための専門職員の資質の向上のための研修・資格制度を検討することも課題となってくる。

注）

ネット検索によるデータの取得日は、いずれも2019年10月14日。

(1) 八重樫牧子『児童館の子育ち・子育て支援―児童館施策の動向と実践評価』相川書房，2012，pp. 24-27.

(2) 児童手当制度研究会監修『児童健全育成ハンドブック　平成19年度版』中央法規出版，2007，pp.10.

(3) 厚生労働省子ども家庭局ウェブサイト「平成30年度　全国児童福祉主管課長会議　説明資料2」2019，pp.394-366，p.448.

(4) 放課後児童支援員認定資格研修教材編集委員会編『放課後児童支援員都道府県認定資格研修教材―認定資格研修のポイントと講義概要』中央法規出版，2015.

(5) 児童健全育成推進財団ウェブサイト「母親クラブとは？」.

(6) NPO法人日本冒険遊び場づくり協会ウェブサイト「私たちが大切にしたい遊びについて」.

理解を深めるための参考文献

- **八重樫牧子『児童館の子育ち・子育て支援―児童館施策の動向と実践評価』相川書房，2012.**

  戦後日本の児童館施策の動向を踏まえ、地域子育て支援拠点事業の１つと位置づけられている児童館の調査・研究を試み、児童館の子育ち・子育て支援の課題を明確にし、その実践の有効性を実証的に検証している。児童館の実践に関する研究方法を学ぶことができる。

- **放課後児童支援員認定資格研修教材編集委員会『放課後児童支援員都道府県認定資格研修教材―認定資格研修のポイントと講義概要』中央法規出版，2015.**

  2015（平成27）年３月に策定された「放課後児童クラブ運営指針」について、解説がされている。放課後児童クラブの支援者の役割や育成支援の内容が理解できる。

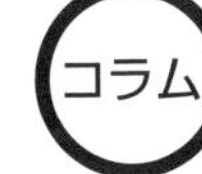

コラム 「こどもの里」の実践から見えてくるもの

「こどもの里」（無認可児童館）は、日雇労働者や野宿生活者の街として知られる大阪市西成区の釜ヶ崎の中心部にある。2016（平成28）年6月から全国で、「こどもの里」を舞台にしたドキュメンタリー映画『さとにきたらええやん』（監督：重江良樹）も上映されている。「こどもの里」では40年間にわたって荘保共子館長が中心となり、貧困、障害、虐待、外国籍などで生きづらさを抱えた子どもとその家族の多様なニーズに応えてきた。「こどもの里」は、どんな状況にあっても親子関係を断ち切らず地域で暮らしていけるように居場所や生活の場を提供し、地域子育てネットワークをつくり、支援者や行政と連携・協働して子どもや家族を丸ごと支えている。「こどもの里」は、子ども家庭福祉サービスを包括的に総合的に実施している無認可児童館であるといえる（**表1**）。

現在、地域で実施されているさまざまな子ども・子育て支援事業を活用し、連携・協働すれば、中学校区に1ヵ所「こどもの里」のような多機能型の「包摂的地域子ども支援センター」(1)を設置できる。このような居場所を拠点にした子ども・子育て支援ネットワークを創り出し、多様性を尊重した包摂的・継続的な個別支援と地域支援に取り組んでいくことが、今、求められている。

表1 多機能型の子育ち・子育て支援施設としての「こどもの里」

児童館の機能		こどもの里のサービス	子ども家庭福祉サービス（3つのPと3つのS）	公衆衛生
マクロレベル	子育ち・子育て支援体制づくり機能	要保護児童対策地域協議会との連繫	普及サービス	
		署名運動		
メゾレベル	地域活動促進機能	ホームページ，報告書作成配布		
		ネットワーク活動		
ミクロレベル	子育ち支援機能 子育て支援機能	遊びの場，体験学習（子ども夜まわりなど）	増進サービス・予防サービス	第1次予防
		生活相談，つどいの広場	支援サービス	
		学童保育	補完サービス	第2次予防
		緊急一時宿泊事業	補完サービス・代替サービス	
		ファミリーホーム（生活の場）	代替サービス	第3次予防
		自立援助ホーム		

注）八重樫牧子「子どもの貧困と『子育ち』支援―釜ヶ崎の『こどもの里』（無認可児童館）の歴史と実践支える理念」安川悦子・髙月教恵編『子どもの養育の社会化―パラダイム・チェンジのために』御茶の水書房，2014，p.89の表1を一部修正．

注）(1) 荘保共子「子どもの居場所『こどもの里』の取組―包摂的地域子ども支援センターを目指して」『子どもの虐待とネグレクト』18（3），2016，pp.327-330.

7. 母子保健

A. 母子保健の展開

[1] 戦前の母子保健

1937（昭和 12）年に保健所法が制定され、保健所の事業として妊産婦や乳幼児の衛生に関する事項が位置づけられた。1942（昭和 17）年には、母子手帳の原型となる妊産婦手帳規定が制定された。この手帳制度は、世界最初の妊婦登録制度として、妊産婦、乳幼児の死亡率の激減や母子保健サービスの拡充など、現在までの母子保健行政の基礎となった(1)。

[2] 母子保健施策の創設—1947 年から 1964 年

戦後、1947（昭和 22）年に、厚生省に児童局（現在の子ども家庭局）が設置され、局内に母子保健衛生課（現在の母子保健課）が置かれ、母子保健行政を所管することになった。同年 12 月に公布された児童福祉法に母子衛生事業も位置づけられ、妊産婦手帳は「母子手帳」と改名され、生まれる児童の保健指導の記録として用いられることになった。1948（昭和 23）年に妊産婦・乳幼児の保健指導療育指導、以後、1954（昭和 29）年に育成医療、1958（昭和 33）年に未熟児対策、1964（昭和 36）年に新生児訪問指導や 3 歳児健康診査などさまざまな保健福祉施策が実施され、わが国の母子保健水準は著しく向上した(1)。

[3] 母子保健法の制定—1965 年から 1983 年

しかし、乳児死亡率、周産期死亡、妊産婦死亡など母子の健康に関する改善点が多く取り残されており、広く母性と乳幼児の保健を対象とした母子保健の単独法の必要性が高まった。そこで、1965（昭和 40）年に、母子保健法が制定され、妊産婦になる前段階の女性の健康管理を含めた母子の一貫した総合的な母子保健施策が推進された。母子保健法の施行後は、1968（昭和 43）年に母子保健推進員制度や先天性代謝異常に対する医療援助、1974（昭和 49 年）に小児慢性特定疾患治療研究事業、1977（昭和 52）年に 1 歳 6 か月児健康診査や先天性代謝異常のマススクリーニング、そして 1980（昭和 55）年には先天性代謝異常症に対する特殊ミルク共同安全開発事業などが進められた(1)。

母子を取り巻く社会環境の急激な変化の中で、母子保健施策の推進の方向性が検討され、1983（昭和58）年に中央児童福祉審議会から今後の母子保健のあり方についての意見具申が出された。これを受け、1984（昭和59）年に神経芽細胞マススクリーニングや周産期医療施策整備事業、1987（昭和62）年にB型肝炎母子感染防止事業、1989（平成元）年に思春期クリニック事業、1990（平成2）年に思春期教室などの事業が進められた[(1)]。

[4] 母子保健法改正(市町村一元化) ─ 1994年から2014年

住民により身近な母子保健サービスの提供を目指して、1994（平成6）年7月に母子保健法が改正され、1997（平成9）年4月から、3歳児健康診査などの基本的な母子保健サービスが市町村により提供されることになった[(1)]。

乳幼児死亡率や妊産婦死亡率の低下にみられるように、わが国の母子保健は前進し続けてきたが、一方で、少子高齢化、女性の社会進出、生殖補助医療、出生前診断等、母子保健に係る変化が進んでいる。2004（平成16）年度から特定不妊治療費助成事業が実施され、2005（平成17）年度には児童福祉法に小児慢性特定疾患治療研究事業が位置づけられ、妊婦健康診査の検査項目や公費負担の拡充がなされている。2015（平成27）年には小児慢性特定疾病児童等自立支援事業が開始されている[(1)]。

一方、2001（平成13）年からは2014（平成26）年を第1次期間とした「**健やか親子21**」が実施された。2013（平成25）年度に最終評価報告書が示された。

健やか親子21
21世紀の母子保健の主要な取組みを提示するビジョンであり、関係者、関係機関・団体が一体となって、その達成に向けて取り組む国民運動として「健康日本21」の一躍を担うものである。

[5] 子育て世代包括支援センターの設置・推進─ 2015年から

地域のつながりの希薄化により、妊産婦・母親の孤立感や負担感が高まっている中、児童虐待の発生予防のためにも、妊娠期から子育て期までの支援については、関係機関が連携し、切れ目のない支援を実施することが重要になっている。そこで、2014（平成26）年に閣議決定された「まち・ひと・しごと創生総合戦略」を受け、2015（平成27）年度から、妊娠期から子育て期までのさまざまなニーズに対して、総合的相談支援を提供するワンストップ拠点（**子育て世代包括支援センター**）が本格的に実施され、整備が進められている。2016（平成28）年6月に公布された「児童福祉法等の一部を改正する法律」により、児童虐待の発生予防のために、市町村は、母子保健に関し、支援に必要な実情の把握等を行う「子育て世代包括支援センター」（法律上の名称は「母子保健包括支援センター」）を設置するように努めなければならないことになった（母子保健法22条、平成29年4月1日施行）。さらに、母子保健法5条2項に、国および地方公共団体は、母子保健施策を講ずるにあたっては、当該施策が乳幼児の虐待の予防および早期発見に資するものであることに留意することが規定された（公布日施行）。また、2015（平成27）年度から「**健やか親子21（第2次）**」が始まっている[1]。

B. 母子保健サービスの現状

妊産婦と生まれてくる子どもの健康を守るためには、疾病その他の問題をもつ妊産婦を早期発見し、治療する必要がある。そこで、妊産婦の保健意識を高め、医療機関を受診しやすくする体制をつくることが重要になってくる。また、子どもに対しても、疾病や障害を早期に発見し、早期治療・療育を行うことが必要である。そこで、わが国の母子保健行政は、1947（昭和22）年に公布された児童福祉法、1948（昭和23）年の予防接種法、1965（昭和40）年の母子保健法に基づいて行われている。また、**図4-7-1**に示すように、母子保健法に基づく母子保健サービスは、地域保健法に規定された「**保健所**」や「**市町村保健センター**」によって実施されている。

母子保健対策は、思春期から妊娠、出産、新生児期、乳幼児期を通じて一貫した体系のもとに総合的に実施することを目指しており、**図4-7-2**に示すようなサービスが体系的に実施されている[2]。これらのなかでも主な母子保健施策について述べていく。

保健所
地域保健法5条～17条に規定されている。都道府県、指定都市、中核市、その他政令で定める市、特別区に設置。専門的な業務、調査研究、情報管理、許認可などを行う「行政機関」。

市町村保健センター
地域保健法18条～20条に規定されている。市町村に任意設置。住民に対し健康相談、保健指導、健康診査など各種サービスを行う「拠点施設」。

[1] 健康診査等

健康診査は、疾病や異常の早期発見（二次予防）の機会として重要であるが、リスクの早期発見による疾病などの発生予防（一次予防）のための保健指導に結びつける機会としても重要である。妊娠した女性および乳幼児については、市町村が定めた方法で健康診査を受けることができ、必要に応じて精密検査を受けることができる[1]。

（1）妊産婦健康診査

①妊婦健康診査

妊娠週数に応じ問診、診察、検査、計測等を行い、妊娠経過を観察し、合併症やその他の異常の発見に努め、必要な指導や治療を行う。流早産や妊娠中毒、未熟児出産等を予防するためには、ハイリスク妊娠を可能な限り早期に把握し、妊婦の健康管理の支援を推進することが必要である。診

図 4-7-1　母子保健事業の推進体制

	市町村（市町村保健センター） ○基本的母子保健サービス		都道府県等（保健所） ○専門的母子保健サービス
健康診査等	・妊産婦、乳幼児（1歳6か月児、3歳児）の健康診査		・先天性代謝異常等検査
保健指導等	・母子健康手帳の交付 ・婚前学級、両親学級、育児学級等	← 技術的援助	・不妊専門相談、女性の健康教育等
訪問指導	・妊産婦、新生児訪問指導、未熟児訪問指導		
療養援護等	・未熟児養育医療		

出典）厚生労働省ウェブサイト「平成30年版厚生労働白書　資料編」p.190.

査は、一般の病院、**市町村保健センター**、母子健康センター等で行われる。妊娠23週までは4週間に1回、妊娠24～35週は2週間に1回、妊娠36週以降は1週間に1回受診することが望ましい[(3)]。

2013（平成25）年度以降、実施に必要な回数（14回程度）につき地方財源を確保し、地方財政措置を講じることにより、恒常的な仕組みへ移行した。全ての市町村で14回以上の公費負担（平成25年4月現在）を行っている。なお、里帰り先での妊婦健診の費用負担についても、全ての市区町で実施している。また、妊婦健康診査が、子ども・子育て支援法の地域子ども・子育て支援事業の1つに位置づけられたことに伴い、妊婦に対する健康診査の望ましい基準（平成27年厚生労働省告示第226号）が定められ、妊婦健康診査における望ましい検査項目や内容等が定められた。診査結果や指導事項は母子健康手帳に記載される[(4)]。

②産婦健康診査

産後うつの予防や新生児の虐待予防等を図る観点から、産後2週間、産後1か月など出産後間もない時期に産婦健康診査を行うことの重要性が指摘されている。このため、2017（平成29）年度から、市町村が実施する産婦健康診査2回分の費用を助成する産婦健康診査事業を実施することにより、産後の初期段階における母子に対する支援を強化し、妊娠期から子育て期にわたる切れ目のない支援体制が整備されることになった[(1)]。

(2)　乳幼児健康診査（1歳6か月健診・3歳児健診）

乳幼児の身体測定、全身状態の観察、一般的な問診や診察を行いながら、各種の疾病、発達の遅れ、視聴覚異常等を発見し、適切な事後指導を行う。異常を発見するだけでなく、育児支援として、経過観察を行いつつ、不安の起こらないようにサポート、問題のある親への助言・相談、親

図 4-7-2　母子保健対策の体系

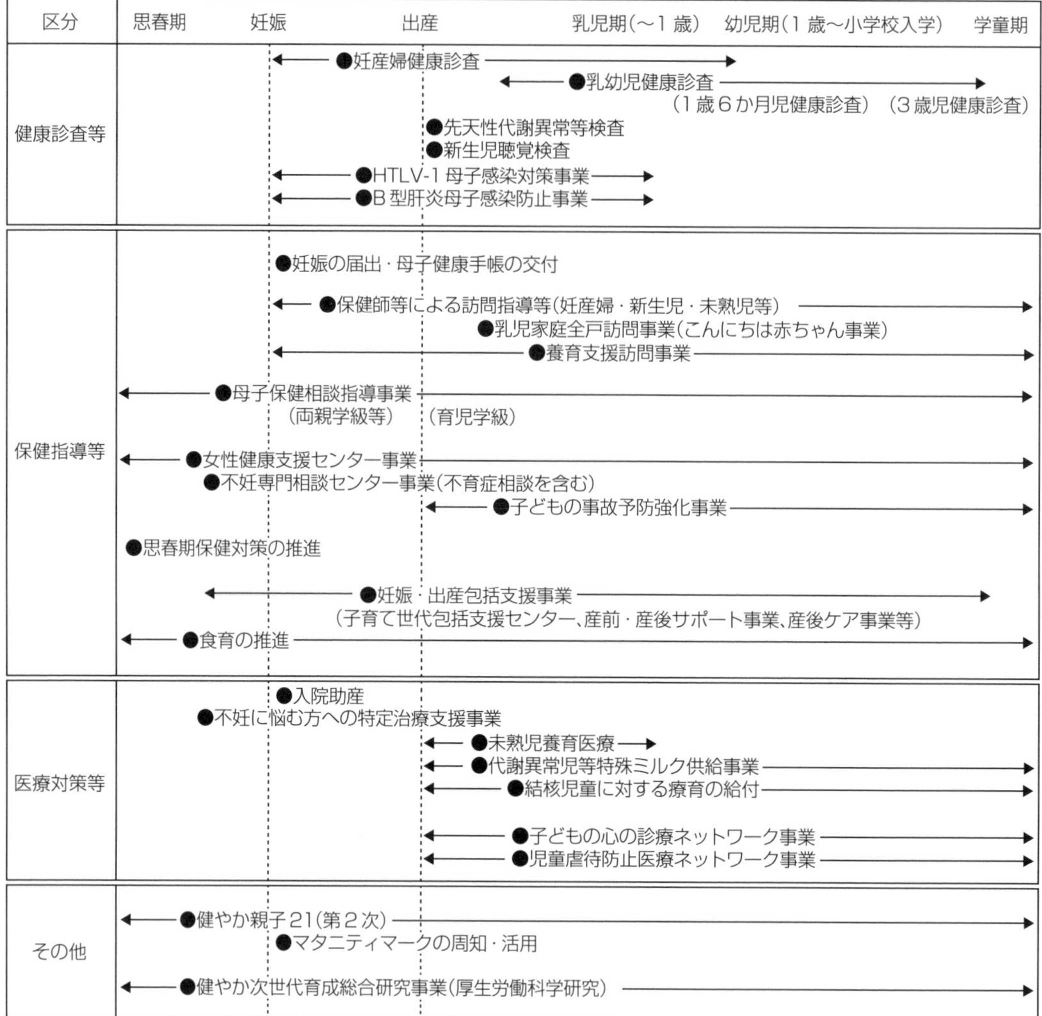

出典）厚生労働省ウェブサイト「平成 30 年版厚生労働白書　資料編」p.189.

同士の交流の機会の確保、家庭環境や親子関係等を考慮しながら、児童の健康レベルを向上させることが目的である。市町村や保健センターでの集団健診と、一般病院での個別健診がある。母子保健法 12 条に基づき **1 歳 6 か月健診**と **3 歳児健診**があり、全国的に実施されている[(5)]。

［2］保健指導等

(1) 妊娠の届出と母子健康手帳の交付

妊娠した者は妊娠を届出ることになっており（母子保健法 15 条）、市町村は届出をした者に対して母子健康手帳を交付する（母子保健法 16 条 1 項）。妊娠、出産および育児に関する一貫した健康記録であるとともに、乳幼児の保護者に対する育児に関する指導書でもある。母子健康手帳の内容には、妊産婦・乳幼児の健康診査、保健指導に関する記録など必ず記載しなければならない必要記載事項（省令事項）と、妊産婦の健康管理、乳幼児の養育に当たり必要な情報等、自治体独自の制度等を記載する任意記載事項（通知事項）がある[1]。

(2) 妊産婦と乳幼児の保健指導・訪問指導

妊娠、出産、育児に関する保健指導は、主に市町村で行われている（母子保健法10条）。妊産婦、新生児、未熟児に対しては、必要に応じて医師や助産師、保健師がその家庭を訪問して保健指導を行っている（母子保健法11条、17条、19条）[1]。

妊産婦保健指導：保健衛生面についての指導だけではなく、その家庭環境や生活環境からみて、妊産婦の健康の保持、増進に関する日常生活全般にわたる指導、助言が妊産婦とその家族に対して行われる。

新生児訪問指導：新生児は外界に対する抵抗力が弱く、そのため特に栄養、環境、疾病予防に留意する必要があることから、育児上必要があると認めるときに、医師、保健師、助産師等による家庭訪問指導が行われる。

未熟児訪問指導：**未熟児**は生理的にも種々の未熟性があり、疾病にもかかりやすい状態にあるため、成長・発達や養育環境の確認を行うために、低体重児の届出等に基づき、支援が必要な家庭に対して、保健師、助産師などによる家庭訪問指導が行われる。

未熟児
母子保健法6条6号において「『未熟児』とは、身体の発育が未熟のまま出生した乳児であって、正常児が出生時に有する諸機能を得るに至るまでのものをいう。」と規定されている。

(3) 乳児家庭全戸訪問事業

生後4ヵ月までの乳児のいるすべての家庭を訪問し、子育て支援に関する情報提供や養育環境等の把握を行うなど、乳児のいる家庭と地域社会をつなぐ最初の機会とすることにより、乳児家庭の孤立化を防ぐことを目的とする事業である。児童福祉法6条の3第4項に規定されている。子ども・子育て支援法の地域子ども・子育て支援事業の1つとして位置づけられている。事業の内容は、次の通りである[6]。

①生後4ヵ月までの乳児のいるすべての家庭を訪問し、次の支援を行う。
　㋐育児等に関するさまざまな不安や悩みを聞き、相談に応じるほか、子育て支援に関する情報提供等を行う。㋑親子の心身の状況や養育環境等の把握および助言を行い、支援が必要な家庭に対し適切なサービス提供につなげる。

②訪問スタッフには、保健師、助産師、看護師の他、保育士、児童委員、子育て経験者等を幅広く登用する。

③訪問結果により支援が必要と判断された家庭について、適宜、関係者によるケース会議を行い、養育支援訪問事業をはじめとした適切なサービ

スの提供につなげる。

(4) 養育支援訪問事業

乳児家庭全戸訪問事業等により把握した保護者の養育を支援することが特に必要と認められる児童、もしくは保護者に監護させることが不適当であると認められる児童およびその保護者、または出産後の養育について出産前において支援を行うことが特に必要と認められる妊婦に対し、その養育が適切に行われるよう、当該居宅において、養育に関する相談、指導、助言その他必要な支援を行うことを目的とする事業である。児童福祉法6条の3第5項に規定されている。子ども・子育て支援法の地域子ども・子育て支援事業の1つとして位置づけられている。養育支援が特に必要であると判断される家庭に対して、保健師・助産師・保育士等が居宅を訪問し、養育に関する指導、助言等を行う(6)。

(5) 妊娠・出産包括支援事業

地域のつながりの希薄化等により、地域において妊産婦の方やその家族を支える力が弱くなっている。より身近な場で妊産婦等を支える仕組みが必要であることから、結婚から妊娠・出産を経て子育て期にわたるまでの切れ目のない支援の強化を図っていくことが重要である。

この事業のうち「**産前・産後サポート事業**」および「**産後ケア事業**」は予算化され、実施されている。2017（平成29）年8月に、産前・産後サポート事業および産後ケア事業についてのガイドラインが策定された(4)。

(6) 子育て世代包括支援センター

妊娠期から子育て期にわたる切れ目のない支援を提供することを目的とするものである。保健師等を配置して、妊産婦等からの相談に応じ、健診等の「母子保健サービス」と地域子育て支援拠点事業等の「子育て支援サービス」を一体的に提供できるよう、必要な情報提供や関係機関との調整、支援プランの策定などを行う機関である。母子保健法の改正により、子育て世代包括支援センター（法律上は「母子健康包括支援センター」）が法定化された。2019（平成31）年4月1日現在、983市区町村1,717ヵ所で実施されている(6)。子育て世代包括支援センターは、「少子化社会対策大綱」（平成27年3月20日閣議決定）や「まち・ひと・しごと創生総合戦略（2015年改訂版）」（平成27年12月24日）において、おおむね2020（令和2）年度末までに、地域の実情を踏まえながら、全国展開を目指すこととされている。2017（平成29）年8月に厚生労働省は、「子育て世代包括支援センター業務ガイドライン」(7)を発表した。また、「平成28年度子育て世代包括支援センター事例集」や「令和元年度子育て世代包括支援センター事例集」についても公表している(8)。

産前・産後サポート事業
妊産婦等が抱える妊娠・出産や子育てに関する悩み等について、助産師等の専門家または子育て経験者やシニア世代等の相談しやすい「話し相手」等による相談支援を行い、家庭や地域での妊産婦の孤立感を解消することを目的とする事業。実施主体は市町村、対象者は身近に相談できる者がいないなど、支援を受けることが適当と判断される妊産婦およびその家族である。「アウトリーチ（パートナー）型」や「デイサービス（参加）型」がある(4)。

産後ケア事業
退院直後の母子に対して心身のケアや育児サポート等を行い、産後も安心して子育てができる支援体制を確保する。実施主体は市町村、対象者は家族から十分な家事および育児などの援助が受けられない褥婦および産婦ならびにその新生児および乳児であって、次の①または②に該当するもの。①産後に心身の不調または育児不安等がある者、②その他特に支援が必要と認められる者である。「宿泊型」「デイサービス型」「アウトリーチ型」がある。事業内容に応じて助産師、保健婦または看護師等の担当者を配置する(4)。

子育て世代包括支援センター
図4-10-5「子育て世代包括支援センターの概要」を参照（p.212）。

(7) 不妊治療への助成等

①不妊治療への助成

不妊治療への助成として「不妊に悩む方への特定治療支援事業」が実施されている。体外受精および顕微授精（特定不妊治療）については経済的な負担が大きいため、2004(平成16)年度から、配偶者間のこれらの不妊治療に要する費用の一部を助成して、経済的負担の軽減が図られている。

対象者は、特定不妊治療以外の治療法によって妊娠の見込みがないか、または極めて少ないと医師に診断された法律上の婚姻をしている夫婦である。給付内容は、①1回15万円（初回の治療に限り30万円まで助成）、②男性不妊治療を行った場合は15万円（初回の治療に限り30万円まで助成）の助成がされる（所得制限730万円）。本事業の実施主体は、都道府県、指定都市、中核市であり、事業実施主体が医療機関を指定する(4)。

②不妊専門相談センター事業

本事業は、生涯を通じた女性の健康の保持増進等を図ることを目的とした「**生涯を通じた女性の健康支援事業**」の1つであり、不妊症に対する支援や、習慣流産等（いわゆる不育症）に対する支援を行っている。

不妊症に対する支援：不妊で悩む夫婦等を対象とする。事業内容は①夫婦の健康状況に的確に応じた不妊に関する相談指導、②不妊治療と仕事の両立に関する相談対応、③不妊治療に関する情報提供、④不妊相談を行う専門相談員の研修などである。実施担当者は、不妊治療に関する専門的知識を有する医師、その他社会福祉、心理に関して知識を有する者等である。

習慣流産等（いわゆる不育症）に対する支援：習慣流産等で悩む者を対象とする。事業内容は①不育症に関する相談対応、②不育症相談を行う専門相談員の研修、③不育症治療に関する普及啓発、④不育症に関する学習会および講演会等の開催などである。実施担当者は、不育症支援に関する専門的知識を有する医師、その他保健、心理に関しての知識を有する者等である。

実施主体は、都道府県・指定都市・中核市で、2018（平成30）年7月1日時点で、全国67ヵ所で実施されている(4)。

生涯を通じた女性の健康支援事業
「母子保健医療対策総合支援事業実施要綱」によると、都道府県等は、地域の実情に応じて以下の事業の一部または全部を実施することとされている。①健康教育事業、②女性健康支援センター事業、③不妊専門相談センター事業、④HTLV-1母子感染対策事業。

(8) 女性健康支援センター事業

本事業は、思春期から更年期に至る女性を対象とし、各ライフステージに応じた身体的・精神的な悩みに関する相談指導や、相談指導を行う相談員の研修を実施し、生涯を通じた女性の健康の保持増進を図ることを目的とした事業である。対象者は、思春期、妊娠、出産、更年期、高齢期等の各ライフステージに応じた相談をする者（不妊相談、予期せぬ妊娠、メンタルヘルスケア、性感染症の対応を含む）である。

相談内容は、①身体的・精神的な悩みを有する女性に対する相談指導、②相談指導を行う相談員の研修養成、③相談体制の向上に関する検討会の設置、④妊娠に悩む者に対する専門相談員の配置、⑤特に妊娠に悩む者が、女性健康支援センターの所在等を容易に把握することができるよう、その所在地および連絡先を記載したリーフレット等を作成し、対象者が訪れやすい店舗等で配布する等広告活動を積極的に実施、⑥特定妊婦等に対する産科受診等支援、である。実施担当者は、医師、保健師または看護師等である。実施主体は、都道府県・指定都市・中核市で、2018（平成30）年7月1日時点で、全国73ヵ所で実施されている(4)。

(9) 食育の推進

2016（平成28）年度から2020（令和2）年度を計画期間とする「第3次食育推進基本計画」（2016年食育推進会議決定）に基づき、母子保健および児童福祉分野における更なる食育の推進がなされている。特に、第3次計画では、個人や家庭環境の違い、多様性を認識した栄養指導等の「多様な暮らしに対応した食育」や、妊産婦や乳幼児の保護者の「若い世代を中心とした食育」の推進が新たな課題として掲げられている(4)。

[3] 医療対策等

(1) 低出生体重児の届出（母子保健法18条）

未熟児は、正常な新生児に比べて生理的に未熟であり、疾病にもかかりやすく、その死亡率は高いばかりでなく、心身の障害を残すことがあることから、生後すみやかに適切な処置を講ずることが必要である。しかし、未熟児であるかどうかの判断は明確でないので、体重によってそれを推定し、出生体重が2,500 g未満の乳児（**低出生体重児**）が出生したときには、その保護者は、速やかにその旨をその乳児の現在地の市町村に届け出なければならないとされている(1)。

(2) 養育医療（未熟児養育医療）（母子保健法20条）

出生時の体重が極めて少ない（2,000 g以下）場合や体温が34度以下の場合、呼吸器系や消化器系などに異常がある場合、あるいは異常に強い黄疸がある場合等で、医師が入院養育を必要と認めたものについては、その養育に必要な医療費に対する費用が一部公費で負担される(1)。2013（平成25）年度からは事務の実施権限が都道府県、政令市および特別区から市区町村に移譲された。

(3) 新生児マススクリーニング（先天性代謝異常等検査）

フェニールケトン尿症ほかの先天性代謝異常や先天性甲状腺機能低下症（クレチン症）などは、早期に発見し、早期に治療を行うことによって知

低出生体重児
世界保健機構（WHO）は出生体重2,500 g未満を未熟児と呼んでいたが、現在では低出生体重児と呼んでいる。出生体重から出生児を分類すると以下のようになる(9)。4,000 g以上：高出生体重児、2,500 g以上4,000 g未満：正出生体重児、2,500 g未満：低出生体重児、1,500 g未満：極低出生体重児、1,000 g未満：超低出生体重児。

養育医療（未熟児養育医療）
未熟児は医学的なケアを必要とする場合が多く、養育のための医療を必要とする未熟児を病院に入院させ必要な医療を給付したり、それが不可能な場合には、必要な医療を受けるための費用を支弁する事業である。指定養育医療機関に入院した出生体重2,000g以下、あるいは周産期に重症な合併症をもった乳児の医療等が主な対象となる。
出典）加藤忠明「未熟児養育医療」(11) p.362.

的障害など心身障害の発生の予防をすることが可能である。このため、先天性代謝異常の早期発見・早期治療のため、各都道府県・指定都市で実施している新生児マススクリーニング検査について、タンデムマス法を用いた検査の普及が図られている。また、2017（平成 29）年 7 月に厚労省研究班の成果を受け、新生児マススクリーニング（タンデムマス法）の対象疾患にカルニチンパルミトイルトランスフェラーゼ 2 欠損症（CPT2 欠損症）が追加された[1]。

(4) 子どもの心の診療ネットワーク事業

厚生労働省は、2008（平成 20）年度に「子どもの心の診療拠点病院機構推進事業」を創設し、都道府県を実施主体として、3 年間のモデル事業を実施した。その目的は、さまざまな子どもの心の問題、児童虐待や発達障害等に対応するため、都道府県における拠点病院を中核とし、地域の医療機関ならびに児童相談所、保健所、市町村保健センター、要保護児童対策協議会、発達障害支援センター、児童福祉施設および教育機関等と連携した支援体制の構築を図ることであった[1]。

2011（平成 23）年度から、名称を「子どもの心の診療ネットワーク事業」として、事業の本格実施を開始し、2018（平成 30）年度は 19 都道府県で本事業を実施している。本事業の実施を通じて、子どもの心の診療に従事する医師のスキルアップ、関係機関への診療支援や困難事例への対応、災害時の子どもの心の問題への対応等の充実を図っている[4]。

[4]「健やか親子 21」の推進[4]

「**健やか親子 21**」は、21 世紀の母子保健の取組みの方向性と目標を示し、関係機関・団体が一体となって推進する国民運動であり、2001（平成 13）年から取組みを開始した。「健やか親子 21（第 1 次）」が 2014（平成 26）年に終了することに伴い、2013（平成 25）年度には最終評価を行い、2014 年度には「健やか親子 21（第 2 次）」(2015〔平成 27〕年度～ 2024〔令和 6〕年度）の方針がとりまとめられた[4]。

C. 母子保健の課題

2015（平成 27）年度から始まった「健やか親子 21（第 2 次）」では、10 年後に目指す姿を、①日本全国どこで生まれても、一定の質の母子保健サービスが受けられ、かつ生命が守られるという地域での健康格差が解消され、②疾病や障害、経済状態等の個人や家庭環境の違い、多様性を認識した母子保健サービスが展開される、「すべての子どもが健やかに育つ社

図 4-7-3 「健やか親子 21」とは

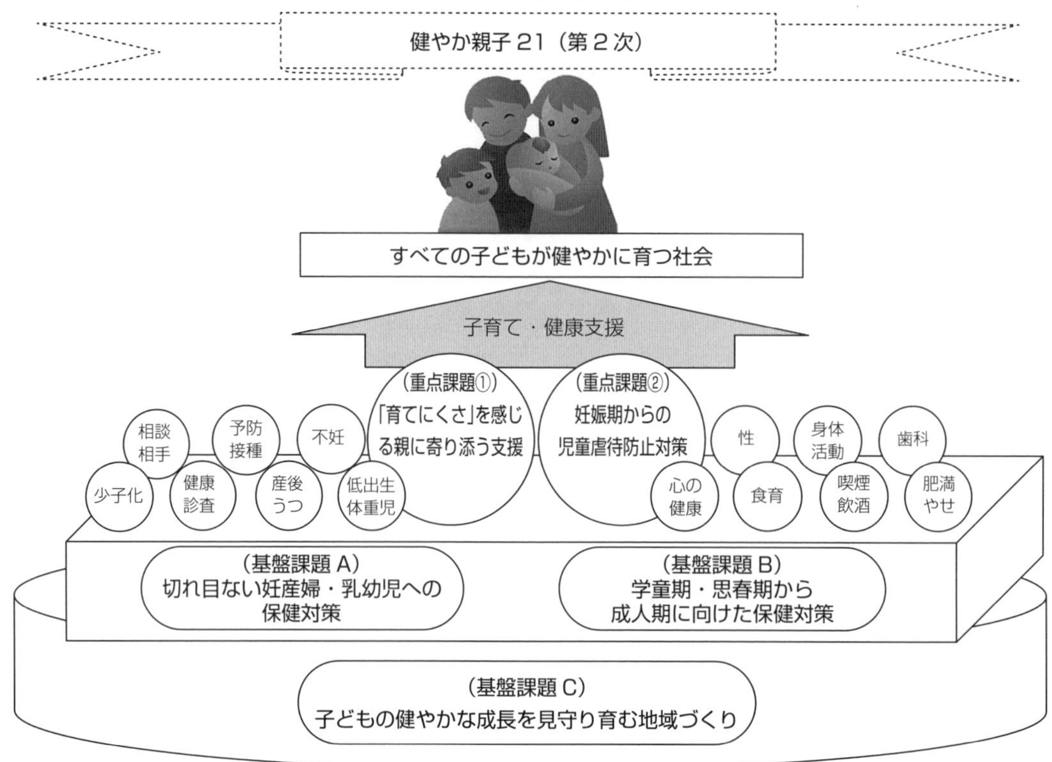

出典）健やか親子 21（第 2 次）ホームページ「健やか親子 21 について」.

会」としている。このような社会を実現するために、**図 4-7-3** のような 3 つの基盤課題と 2 つの重点課題が設定された(10)。

(1) 基盤課題 A —切れ目ない妊産婦・乳幼児への保健対策

妊娠・出産・育児期における母子保健対策の充実に取り組むとともに、各事業間や関連機関間の有機的な連携体制の強化や、情報の利活用、母子保健事業の評価・分析体制の構築を図ることにより、切れ目ない支援体制の構築を目指す。

(2) 基盤課題 B —学童期・思春期から成人期に向けた保健対策

児童生徒自らが、心身の健康に関心を持ち、より良い将来を生きるため、健康の維持・向上に取り組めるよう、多分野の協働による健康教育の推進と次世代の健康を支える社会の実現を目指す。

(3) 基盤課題 C —子どもの健やかな成長を見守り育む地域づくり

社会全体で子どもの健やかな成長を見守り、子育て世代の親を孤立させないよう支えていく地域づくりを目指す。具体的には、国や地方公共団体による子育て支援施策の拡充に限らず、地域にあるさまざまな資源（NPO や民間団体、母子愛育会や母子保健推進員等）との連携や役割分担の明確化が挙げられる。

(4) 重点課題①―育てにくさを感じる親に寄り添う支援

親子が発信するさまざまな育てにくさのサインを受け止め、丁寧に向き合い、子育てに寄り添う支援の充実を図ることを重点課題の１つとする。

育てにくさとは、子育てに関わる者が感じる育児上の困難感で、その背景として、子どもの要因、親の要因、親子関係に関する要因、支援状況を含めた環境に関する要因などさまざまな要素を含む。育てにくさの概念は広く、一部には発達障害等が原因となっている場合等もある。

(5) 重点課題②―妊娠期からの児童虐待防止対策

児童虐待を防止するための対策として、①発生予防には、妊娠届出時など妊娠期から関わることが重要であること、②早期発見・早期対応には、新生児訪問等の母子保健事業と関係機関の連携強化が必要であることから重点課題の１つとする。

注)

(1) 厚生労働省統計協会編『国民衛生の動向 2019/2020』厚生労働省統計協会, 2019, pp.108-118.
(2) 厚生労働省ウェブサイト「平成 30 年版厚生労働白書　資料編」p.189.
(3) 加藤忠明「妊産婦健康診査」山縣文治・柏女霊峰編『社会福祉用語辞典』第 9 版, 2013, p.298.
(4) 厚生労働省子ども家庭局「全国児童主管会課長会議　説明資料 2」2019, pp.591-698.
(5) 加藤忠明「乳幼児健康健診」山縣文治・柏女霊峰編『社会福祉用語辞典』第 9 版, 2013, pp.296-297.
(6) 厚生労働省ウェブサイト「子育て世代包括支援センターの実施状況」(2019 年 4 月 1 日時点：母子保健課調べ).
(7) 厚生労働省ウェブサイト「子育て世代包括支援センター業務ガイドライン」.
(8) 厚生労働省ウェブサイト「子育て世代包括支援センター事例集」.
(9) 厚生労働省ウェブサイト「低出生体重児保健指導マニュアル～小さく生まれた赤ちゃんの地域支援～」(2012 年 12 月).
(10) 健やか親子 21（第 2 次）ホームページ「健やか親子 21 について」.
(11) 山縣文治・柏女霊峰編『社会福祉用語辞典』第 9 版, ミネルヴァ書房, 2013.

理解を深めるための参考文献

- **厚生労働省統計協会『国民衛生の動向 2019/2020』厚生労働省統計協会, 2019.**
  わが国における最新の衛生の状況や保健医療行政の動向を、最新の統計データや多様な関係資料に基づき、わかりやすく説明がされている。母子保健行政の歩みや、最新の母子保健施策を理解し、今後の施策の課題を理解することができる。

8. ひとり親家庭

A. ひとり親家庭支援施策の展開

戦後日本におけるひとり親家庭に対する施策は、1952（昭和 27）年に母子福祉資金の貸付等に関する法律が制定されたことから始まる。1959（昭和 34）年には、国民年金法が制定され、死別母子世帯に対し、母子（福祉）年金が支給されるようになり、それを受けて、生別母子世帯等に対する児童扶養手当が創設された。また、1964（昭和 39）年には、母子福祉の原理を示した基本として母子福祉法が制定され、1981（昭和 56）年には、**母子及び寡婦福祉法**に改称され、母子家庭の母であった寡婦や父子家庭も対象に加えられた[1]。

その後、離婚の急増など母子家庭をめぐる諸状況に対応するために、就業による自立の促進を主眼に置いて母子家庭対策を見直すことになり、2002（平成 14）年 11 月に、母子及び寡婦福祉法等が大幅に改正された。この法改正によって、子育てや生活支援策、就業支援策、養育費の確保策、経済的支援策が総合的、計画的に展開されることになった。この改正により、国は、**母子家庭及び寡婦の生活の安定と向上のための措置に関する基本的な方針（基本方針）**を定め、これを受けて都道府県、市等において、自立促進計画が策定されている[1]。

さらに、子育てと生計の維持を 1 人で担わなければならない母子家庭の母等は、就業面で一層不利な状況に置かれており、こうした状況に対処するために、2012（平成 24）年 9 月には、「母子家庭の母及び父子家庭の父の就業の支援に関する特別措置法」が成立し、2013（平成 25）年 3 月から施行された。情報通信技術等に関する職業能力の開発・向上、在宅就業などの多様な機会の確保支援策の充実、民間事業者に対する協力要請等が定められている。また、2014（平成 26）年 4 月にひとり親家庭支援施策を強化するために、母子及び寡婦福祉法、児童扶養手当法等の改正事項も盛り込んだ「次代の社会を担う子どもの健全な育成を図るための次世代育成支援対策推進法等の一部を改正する法律」が成立し、同年 10 月から施行された。「母子及び寡婦福祉法」が「**母子及び父子並びに寡婦福祉法**」に改称され、貸付金等の支援策の対象を父子世帯にも拡大することになった[1]。

母子家庭及び寡婦の生活の安定と向上のための措置に関する基本的な方針
2003（平成 15）年 6 月 19 日、厚生労働省告示 102。母子及び寡婦福祉法 11 条に基づき、定められた。現在は、2015（平成 27）年から 2019（平成 31）年までの 5 年間を対象期間としている。

母子家庭の母及び父子家庭の父の就業の支援に関する特別措置法
この法律は、子育てと就業との両立が困難であること、就業に必要な知識および技能を習得する機会を必ずしも十分に有してこなかったこと等の母子家庭の母が置かれている特別の事情や、子育てと就業との両立が困難であること等の父子家庭の父が置かれている特別の事情に鑑み、母子家庭の母および父子家庭の父の就業の支援に関する特別の措置を講じ、母子家庭および父子家庭の福祉を図ることを目的とする。

母子及び父子並びに寡婦福祉法
「母子及び寡婦福祉法」の改正により、ひとり親が就業し、仕事と子育てを両立しながら経済的に自立するとともに、子どもが心身ともに健やかに成長できるよう、また、「子どもの貧困」対策にも資するように、ひとり親家庭への支援施策が強化された。

近年、経済的に厳しい状況に置かれたひとり親家庭や多子世帯が増加傾向にあり、自立支援の充実が課題となってきている。また、児童虐待の相談対応件数は増加し続けており、複雑・困難なケースも増加している。そこで、2015（平成 27）年 8 月に「すべての子どもの安心と希望の実現に向けた副大臣等会議」は、ひとり親家庭・多子世帯等自立支援策及び児童虐待防止対策の「施策の方向性」を取りまとめ、「子どもの貧困対策会議」（会長：内閣総理大臣）へ報告した。その後、同年 12 月に、財源確保も含めた政策パッケージとして、「すべての子どもの安心と希望の実現プロジェクト」が、「子ども貧困対策会議」において決定され、翌年 2 月の同副大臣等会議において、「**すくすくサポート・プロジェクト**」（「すくサポ」）という愛称となった[(2)]。

同プロジェクトは、「**ひとり親家庭・多子世帯等自立応援プロジェクト**」および「児童虐待防止対策強化プロジェクト」からなり、関係府省庁において、ひとり親家庭・多子世帯等の自立を応援するとともに、児童虐待防止対策の強化が図られている。このプロジェクトに基づき、2016（平成 28）年 5 月に「児童扶養手当法の一部を改正する法律」が成立・公布され、第 2 子、第 3 子以降加算額が最大倍増されることになった。

すくすくサポート・プロジェクト
詳しくは、p.203 の側注「すべての子どもの安心と希望の実現プロジェクト」を参照のこと。

ひとり親家庭・多子世帯等自立応援プロジェクト
就業による自立に向けた支援を基本としつつ、子育て・生活支援、学習支援などの総合的な支援の充実を図るものである。具体的には、①ひとり親家庭が孤立せず支援につながる仕組みを整えつつ、②生活を応援、③学びを応援、④仕事を応援、⑤住まいを応援するともに、ひとり親家庭を⑥社会全体で応援する仕組みを構築する。主な内容としては、自治体の窓口のワンストップ化の推進、子どもの居場所づくりや学習支援の充実、親の資格取得の支援の充実、児童扶養手当の機能の充実などである[(2)]。

B. ひとり親家庭の現状

2015（平成 27）年の国勢調査によると、母子のみにより構成される母子世帯数は約 75 万世帯、父子のみによって構成される父子世帯は約 8 万世帯である。ひとり親家庭の現状と生活状況については、**表 4-8-1** に示す通りである。母子または父子以外の同居者がいる世帯を含めた全体の母子世帯数は 123.2 万世帯、父子世帯数は 18.7 万世帯であった。母子世帯になった理由は、離婚が 79.5％と最も多く、次いで未婚の母 8.7％、死別 8.0％となっている。父子世帯になった理由は、離婚が 75.6％と最も多く、次いで死別が 19.0％となっている[(2)]。

母子家庭の 81.8％、父子家庭の 85.4％が就労をしており、就労母子家庭のうち、「正規の職員・従業員」は 44.2％、「パート・アルバイト等」は 43.8％である。就労父子家庭のうち、「正規の職員・従業員」は 68.2％、「パート・アルバイト等」は 6.4％である。母子家庭の母自身の平均年収は 243 万円（うち就労収入は 200 万円）、父子家庭の父自身の平均年収は 420 万円（うち就労収入は 398 万円）である。生活保護を受給している母子世帯および父子世帯はともに約 1 割である[(2)]。

養育費の取り決めをしている離婚母子家庭は 42.9％、離婚父子家庭は

表 4-8-1　母子家庭とひとり親家庭の現状

	母子世帯	父子世帯
1. 世帯数（推計値）	123.2 万世帯（123.8 万世帯）	18.7 万世帯（22.3 万世帯）
2. ひとり親世帯になった理由	離婚　79.5%（80.8%）	離婚　75.6%（74.3%）
	死別　8.0%（ 7.5%）	死別　19.0%（16.8%）
3. ひとり親世帯になった時の年齢	33..8 歳（33.0 歳）	39.3 歳（38.5 歳）
4. ひとり親になった時の末子の年齢	4.4 歳（4.7 歳）	6.5 歳（6.2 歳）
5. 平均世帯人数	3.29 人（3.42 人）	3.65 人（3.77 人）
6. 子ども以外の同居人のいる世帯	38.7%（38.8%）	55.6%（60.6%）
内親と同居の割合	27.7%（28.5%）	44.2%（50.3%）
7. 就労状況	81.8%（80.6%）	85.4%（91.3%）
就業者のうち　正規の職員・従業員	44.2%（39.4%）	68.2%（67.2%）
うち　自営業	3.4%（2.6%）	18.2%（15.6%）
うち　パート・アルバイト等	43.8%（47.4%）	6.4%（8.0%）
8. 平均年間収入（母又は父自身の収入）	243 万円（223 万円）	420 万円（380 万円）
9. 平均年間就労収入（母又は父自身の就労収入）	200 万円（181 万円）	398 万円（360 万円）
10. 平均年間収入（同居親族を含む世帯全員の収入）	348 万円（291 万円）	573 万円（455 万円）
11. 養育費		
取り決めをしている割合	42.9%（37.7%）	20.8%（17.5%）
現在受け取っている割合	24.3%（19.7%）	3.2%（4.1%）
受け取っている養育費平均月額	43,707 円（43,482 円）	32,550 円（32,238 円）
12. 面会交流の取り決めをしている割合	24.1%（23.4%）	27.3%（16.3%）
13. 面会交流を行っている割合	29.8%（27.7%）	45.5%（37.4%）
14. 子どもについての悩みの内容	①教育・進学：58.7%（56.1%） ②しつけ：13.1%（16.6%）	①教育・進学：46.3%（51.8%） ②しつけ：13.6%（16.5%）
15. 困っていること	①家計：50.4%（45.8%） ②仕事：13.6%（19.1%） ③自分の健康：13.0%（9.5%）	①家計：38.2%（36.5%） ②家事：16.1%（12.1%） ③仕事：15.4%（17.4%）
15. 相談相手有の割合	80.0%（80.4%）	55.7%（56.3%）
16. 子どもの最終進学目標	大学・大学院：46.1%（38.5%）	大学・大学院：41.4%（35.5%）

※（　）内の値は，前回（平成 23 年度）調査結果を表している．
※「平均年間収入」及び「平均年間就労収入」は，平成 27 年（平成 22 年）の 1 年間の収入．
※集計結果の構成割合については，原則として，「不詳」となる回答（無記入や誤記入等）がある場合は，分母となる総数に不詳数を含めて算出した値（比率）を表している．
出典）厚生労働省雇用均等・児童家庭局家庭福祉課「ひとり親家庭等の支援について」厚生労働省ウェブサイト，p.3 の表と，厚生労働省ウェブサイト「平成 28 年度全国ひとり親世帯等調査結果報告」より筆者作成．

20.8％であり、養育費を現在も受給しているのは、それぞれ 24.3％と 3.2％である。また、面会交流の取り決めをしているのは、それぞれ 24.1％と 27.3％であり、面会交流を現在も行っているのは、それぞれ 29.8％と 42.5％である[(3)]。

図 4-8-1　ひとり親家庭等の自立支援策

○　平成 14 年より「就業・自立に向けた総合的な支援」へと施策を強化し、「子育て・生活支援策」、「就業支援策」、「養育費の確保策」、「経済的支援策」の４本柱により施策を推進中。

○　平成 24 年に「母子家庭の母及び父子家庭の父の就業の支援に関する特別措置法」が成立

○　平成 26 年の法改正（※）により、支援体制の充実、就業支援施策及び子育て・生活支援施策の強化、施策の周知の強化、父子家庭への支援の拡大、児童扶養手当と公的年金等との併給制限の見直しを実施。（※母子及び父子並びに寡婦福祉法、児童扶養手当法）

○　平成 28 年の児童扶養手当法の改正により、第２子、第３子以降加算額の最大倍増を実施。

自立促進計画（地方公共団体が国の基本方針を踏まえて策定）

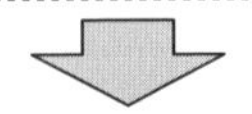
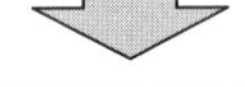
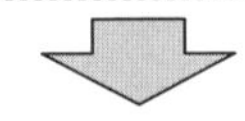
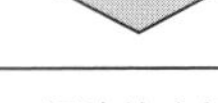

子育て・生活支援	就業支援	養育費確保支援	経済的支援
○母子・父子自立支援員による相談支援 ○ヘルパー派遣、保育所等の優先入所 ○子どもの生活・学習支援事業等による子どもへの支援 ○母子生活支援施設の機能拡充　など	○母子・父子自立支援プログラムの策定やハローワーク等との連携による就業支援の推進 ○母子家庭等就業・自立支援センター事業の推進 ○能力開発等のための給付金の支給　など	○養育費相談支援センター事業の推進 ○母子家庭等就業・自立支援センター等における養育費相談の推進 ○「養育費の手引き」やリーフレットの配布　など	○児童扶養手当の支給 ○母子父子寡婦福祉資金の貸付 就業のための技能習得や児童の修学など 12 種類の福祉資金を貸付　など

出典）厚生労働省ウェブサイト「ひとり親家庭等の支援について」2019，p.10.

C. ひとり親家庭の福祉サービスの現状

ひとり親家庭は親が１人だというだけで、社会的差別を受けやすく、また養育上の問題、家事、教育、しつけの悩み、経済的問題などさまざまな生活問題が生じやすい。特に母子家庭の貧困の問題は深刻である。子どもの相対的貧困率は、1990 年代半ば頃からおおむね上昇傾向にあり、2015（平成 27）年には 13.9％となっている。子どもがいる現役世帯の相対的貧困率は 12.9％であり、そのうち、大人が１人の世帯の相対的貧困率が 50.8％と、大人が２人以上いる世帯の 10.7％に比べて非常に高い水準となっている(4)。したがって、家族が大切な子育て期を安心して乗り切ることのできるような社会的支援を提供していくことが重要になってくる。また、離婚、夫婦の別居体験、両親の葛藤を体験するなど、親だけではなく、子どもも、心理的外傷体験を受けている場合があり、心理的な支援が必要になってくることもある。

そこで、ひとり親家庭の自立促進、生活の安定と向上を図るために、母子及び父子並びに寡婦福祉法、児童福祉法、児童扶養手当法等に基づいて、**図 4-8-1** に示すように、子育てと生活支援策、就業支援策、養育費の確保等、経済的支援策の４本柱で、総合的なひとり親家庭の自立支援策が実施されている[2]。

[1] 子育てと生活支援[2]

(1) **母子・父子自立支援員による相談支援**（母子及び父子並びに寡婦福祉法8条、9条）

母子及び父子並びに寡婦福祉法に基づき、都道府県知事、市長（特別区の区長を含む。）および福祉事務所設置町村長が、**母子・父子自立支援員**を委嘱する。原則として福祉事務所において、ひとり親家庭および寡婦に対し、①母子及び父子並びに寡婦福祉法および生活一般についての相談指導等、②職業能力の向上および求職活動等就業についての相談指導等、③その他自立に必要な相談支援、④母子父子寡婦福祉資金の貸し付けに関する相談・指導を行う。

2014（平成26）年に、母子及び父子並びに寡婦福祉法改正において、都道府県および市等に、母子・父子自立支援員を始めとするひとり親家庭等の自立支援に従事する人材の確保や資質の向上を図るための研修を行う等の措置を講ずることの努力義務が課せられた。また、2016（平成28）の「児童福祉法等の一部を改正する法律」により、これまで母子・父子自立支援員は非常勤を原則とする旨が規定されていたが、この規定は削除された(母子及び父子並びに寡婦福祉法8条3項、平成29年4月1日施行)。

2014（平成26）年度から相談窓口のワンストップ化を推進するために、**ひとり親家庭への総合的な支援のための相談窓口の強化事業**の推進・拡充が行われている。総合的な支援のための相談窓口（市レベル）を整備し、母子・父子自立支援員や就業支援専門員を配置し、①自治体の規模、支援サービスの状況など地域の実情に応じた相談窓口のワンストップ化を推進、②就職を軸とした的確な支援の提供、③支援施策の広報啓発活動の実施を行っている。

ひとり親家庭への総合的な支援のための相談窓口の強化事業
ひとり親家庭に対する総合的な支援体制を構築・強化するため、地方自治体の相談窓口に、就業支援を担う「就業支援専門員」を配置し、就業支援の専門性と体制の確保や、母子・父子自立支援員と連携することで、相談支援体制の質・量の充実を図るとともに、ひとり親家庭が抱えるさまざまな課題について相談できる集中相談事業を実施し、適切な支援メニューにつなげられるような体制の整備を図ることを目的とする[2]。

(2) **ひとり親家庭等日常生活支援事業**（母子及び父子並びに寡婦福祉法17条、31条の7、33条）

ひとり親家庭等日常生活支援事業では、母子家庭、父子家庭および寡婦が、安心して子育てをしながら生活ができる環境を整備するため、修学や疾病などにより家事援助、保育等のサービスが必要となった際に、**家庭生活支援員**を派遣し、または家庭生活支援の居宅等において児童の世話などを行う。また、未就学児のいるひとり親家庭を対象に、定期的な保育・家事援助サービスの利用を可能にすることにより事業の充実を図る。

実施主体は、都道府県または市町村であるが、事業の一部を母子福祉団体等に委託することができる。2002（平成14）年の母子及び寡婦福祉法の改正に伴い、「母子家庭、寡婦及び父子家庭介護人派遣事業」が改められ本事業となった。

(3) ひとり親家庭等生活向上事業（母子及び父子並びに寡婦福祉法 31 条の 5、31 条の 11、35 条の 2）

ひとり親家庭等は、就業や家事等の日々の生活に追われ、家計管理、子どものしつけ・育児または自身や子どもの健康管理などさまざまな面において困難に直面することになる。また、ひとり親家庭の親の中には、高等学校を卒業していないことから希望する就業ができないことや、安定した就業が難しいなどの支障が生じている。そこで、**ひとり親家庭等生活向上事業**は、生活に関する悩み相談、家計管理・育児等に関する専門家による講習会の実施、高等学校卒業程度認定試験合格のための学習支援等を実施することにより、ひとり親家庭等の向上を図ることを目的として、**ひとり親家庭生活支援事業**と、**子どもの生活・学習支援事業**を実施している。

実施主体は、都道府県、指定都市、中核市、市町村である。事業の一部を母子福祉団体や NPO 等に委託することができる。

(4) 母子生活支援施設（児童福祉法 38 条）

母子生活支援施設は、1997（平成 9）年の児童福祉法の改正により母子寮から名称変更された。同条には「配偶者のない女子又はこれに準ずる事情のある女子及びその者の監護すべき児童を入所させて、これらの者を保護するとともに、これらの者の自立の促進のためにその生活を支援し、あわせて退所した者について相談その他の援助を行うことを目的とする」と規定されている。児童（18 歳未満）およびその保護者（配偶者のない女子またはこれに準ずる事情にある女子）が対象であるが、児童が満 20 歳に達するまで在所することができる。

2000（平成 12）年 6 月の「社会福祉の増進のための社会福祉事業法等の一部を改正する等の法律」により、児童福祉法の一部が改正され、都道府県、市および福祉事務所を設置する町村による措置制度から、利用者が希望する施設を選択し、都道府県等と契約する制度となった（翌年 4 月 1 日より施行）。また、2004（平成 16）年 12 月の**「配偶者からの暴力の防止及び被害者の保護等に関する法律」（改正 DV 防止法）**において、被害者の保護施設として、**婦人保護施設**とともに母子生活支援施設が挙げられている。夫等による暴力からの避難対応では母子に限らず、単身女性の保護も行われている。なお、2016（平成 28）年 6 月に公布された「児童福祉法等の一部を改正する法律」により、婦人相談所長は、母子生活支援施設への入所が適当と認められる母子については、母子生活支援施設において母子保護を実施する都道府県等に報告等を行うことが義務づけられた

ひとり親家庭生活支援事業
①相談支援事業：育児や家事、健康管理等の生活一般に係る相談に応じ、必要に応じ、必要な助言・指導や各種支援策の情報提供等を実施する。②家計管理・生活支援講習会等事業（2016（平成 28）年度より一部事業を組み替えて実施）：家計管理、子どものしつけ・育児や養育費の取得手続き等に関する講習会の開催等を実施する。③学習支援事業：高等学校卒業程度認定試験の合格等のためにひとり親家庭の親に対して学習支援を実施する。④情報交換事業：ひとり親家庭が互いに悩みを打ち明けたり相談しあう場を設け、ひとり親家庭の交流や情報交換を実施する[(2)]。

子どもの生活・学習支援事業（居場所づくり）
2016（平成 28）年度より実施されている。ひとり親家庭の子どもが抱える特有の課題に対応し、貧困の連鎖を防止する観点から、放課後児童クラブ等の終了後に、ひとり親家庭の子どもに対し、児童館・公民館や民家等において、悩み相談を行いつつ、基本的な生活習慣の習得支援・学習支援、食事の提供等を行うことにより、ひとり親家庭の子どもの生活の向上を図る。
自治体から委託を受けた NPO 法人等が、地域の実情に応じて、地域の学生や教員 OB 等のボランティア等の支援員を活用し、児童館・公民館や民家等において、実施する[(2)]。

（売春防止法36条の2、同年10月1日施行）。

2018（平成30）年3月末現在で、全国に計227施設あり、3,789世帯（充足率82%）が入所している（2017〔平成29〕）年度福祉行政報告例）。職員として、施設長、**母子支援員**、嘱託医、**少年を指導する職員**（通称：少年指導員）、心理療法担当職員（心理療法を必要とする母子10人以上のとき）、調理員等が置かれている。

2003（平成15）年度に、**小規模分園型（サテライト型）母子生活支援施設の設置運営事業**が創設された。また、母子生活支援施設等を退所する母子家庭等にとって、自立に向けた施策が重要であることから、2007（平成19）年度に**身元保証人確保対策事業**が創設された。

(5) 子育て短期支援事業（児童福祉法6条の3の3）

子育て短期支援事業とは、母子家庭・父子家庭の親が疾病・出産・事故等により一時的に家庭における養育が困難になった場合に、都道府県が指定する児童養護施設や里親において一定期間子どもを保護し養育する事業である。2003（平成15）年に子育て支援短期利用事業から名称変更になった。子ども・子育て支援法の地域子ども・子育て支援事業の1つとして位置づけられている。**短期入所生活援助（ショートステイ）事業**と**夜間養護（トワイライトステイ）事業**からなり、実施主体は市町村である。なお、ひとり親家庭に限らず、すべての家庭を対象としている。

(6) 母子・父子福祉センターと母子・父子休養ホーム（母子及び父子並びに寡婦福祉法39条）

都道府県、市町村、社会福祉法人等は、母子・父子家庭の親や子どもが、心身の健康を保持し、生活の向上を図るために利用する母子・父子福祉施設を設置することができる。母子・父子福祉施設は、**母子・父子福祉センター**と**母子・父子休養ホーム**がある。母子・父子福祉センターは、無料または低額な料金で、母子家庭等に対して、各種の相談や、生活指導、生業の指導を行う等、母子家庭の福祉のための便宜を総合的に提供することを目的とする施設である。母子・父子休養ホームは、無料または低額な料金で、母子・父子家庭に対して、レクリエーションその他休養のための便宜を提供することを目的とする施設である。

2017（平成29）年10月1日現在、全国に母子・父子福祉センターは54施設、母子・父子休養ホームは2施設ある。

(7) 公営住宅の供給に関する特別の配慮（母子及び父子並びに寡婦福祉法27条）

地方公共団体は、公営住宅（公営住宅法による公営住宅）の供給を行う場合には、母子家庭の福祉が増進されるように特別の配慮をしなければな

小規模分園型（サテライト型）母子生活支援施設の設置運営事業
「小規模分園型（サテライト型）母子生活支援施設設置運営要綱」が定められ、2003（平成15）年8月1日より適用されている。母子生活支援施設に入所している母子家庭のうち、早期に自立が見込まれる者について、地域社会のなかの小規模な施設で生活することによって、自立を支援している。また、同年度より母子生活施設の保育機能を活用して、地域で生活する母子家庭等の児童を対象とする子育てと仕事の両立支援を実施している(1)。運営主体は、地方公共団体および社会福祉法人等であり、すでに母子生活支援施設を運営しているものである。

身元保証人確保対策事業
母子生活支援施設等を退所する女子や子どもが就職の際やアパートを賃借する際に、施設長等が身元保証人になった際の損害保険契約を、全国社会福祉協議会が契約者として締結し、その保険料について補助を行う（厚生労働省雇用均等・児童家庭局長通知「身元保証人確保対策事業の実施について」）。

夜間養護（トワイライトステイ）事業
保護者が仕事その他の理由により平日の夜間または休日に不在となることで家庭において子どもを養育することが困難となった場合その他緊急の場合において、その子どもを児童養護施設等において保護し、生活指導、食事の提供等を行う事業(2)。

らないとされている。実際には、母子世帯向住宅を建設したり、母子家庭を優先的に入所できるように母子世帯枠を確保したり、収入が著しく低額な場合は家賃を免除する制度がある。

(8) 特定教育・保育施設等の優先入所の推進（母子及び父子並びに寡婦福祉法28条）

市町村は、特定教育・保育施設や特定地域型保育事業の利用について、相談、助言、あっせん、要請、調整などを行う場合や、放課後児童健全育成事業を行う場合は、母子家庭の福祉が増進されるように特別の配慮をしなければならない。

また、特定教育・保育施設の設置者または特定地域型保育事業者は、特定教育・保育施設を利用する児童（保育を必要とする第2号、第3号の児童）や、特定地域型保育事業を利用する児童を選考するときは、母子家庭の福祉が増進されるように特別の配慮をしなければならない。

[2] 就業相談・就業支援[(2)]

(1) ハローワークによる支援（母子及び父子並びに寡婦福祉法29条、35条）

ハローワークにおいて、子育て女性等（子育て中の女性のほか、子育て中の男性、子育てをする予定のある女性も含む）に対して就業支援サービスの提供が行われている。2006（平成18）年度から全国にマザーズハローワークが設置されている。**マザーズハローワーク事業**については、事業拠点の拡大が行われるとともに、マザーズハローワークにおけるひとり親支援専門の就職支援ナビゲーター等の配置や、ひとり親支援を行うNPO法人との連携による取組みの強化が行われている。具体的には、生活保護受給者等就労自立促進事業、職業訓練の実施、求職者支援事業などを行っている。

(2) 母子家庭等就業・自立支援事業（母子及び父子並びに寡婦福祉法30条、31条の9、35条）

母子家庭等就業・自立支援事業は、2003（平成15）年度に創設された。母子家庭の母および父子家庭の父等に対し、就業相談から就業支援講習会、就業情報の提供等までの一貫した就業支援サービスや、養育費の取り決めなどに関する専門相談など生活支援サービスを提供する事業である。都道府県・指定都市・中核市は、**母子家庭等就業・自立支援センター事業**を実施する。一般市・福祉事務所設置町村は、**一般市等就業・自立支援事業**を実施する。

母子家庭等就業・自立支援センター事業
支援メニューとしては、「就業支援事業」、「就業支援講習会等事業」、「就業情報提供事業」、「養育費等支援事業」、「在宅就業推進事業」（2015〔平成27〕年度から実施）、「面会交流支援事業」、「相談関係職員研修支援事業」、「広報啓発・広聴、ニーズ把握活動等事業」がある。「養育費等支援事業」は平成28年度から「地域生活支援事業」を改称し、弁護士による離婚前を含めた養育費確保のための法律相談を実施する。「相談関係職員研修支援事業」は2016（平成28）年度に「管内自治体・福祉事務所支援事業」を改称したものである[(2)]。

一般市等就業・自立支援事業
母子家庭等就業・自立支援センター事業の8つの支援メニューの中から、地域の実情に応じ適切な支援メニューを選択して実施する。「面会交流支援事業」は平成28年度から追加された[(2)]。

(3) 母子自立支援プログラム策定事業

母子自立支援プログラム策定事業は、2005（平成17）年度に創設された。福祉事務所等に**自立支援プログラム策定員**（母子・父子自立支援員等との兼務可）を配置し、児童扶養手当受給者等に対し、①個別に面接を実施し、②本人の生活状況、就業への意欲、資格取得等について状況把握を行い、③個々のケースに応じた支援メニューを組み合わせた自立支援プログラムを策定し、④プログラムに沿った支援状況をフォローするとともに、⑤プログラム策定により自立した後も、生活状況や再支援の必要性を確認するためアフターケアを実施し、自立した状況を継続できるよう支援を実施する。また、母子・父子自立支援プログラムと連携して就労支援を行うため、ハローワークに就職支援ナビゲーター等を配置し、ハローワークと福祉事務所等とが連携して個々の児童扶養手当受給者等の状況、ニーズ等にきめ細やかな就労支援を行う生活保護受給者等就労自立促進事業を実施している。

(4) より良い就業に向けた能力開発のための給付金等

その他に、より良い就業に向けた能力の開発を行うために、次のような給付金の支給や事業が実施されている。①**自立支援教育訓練給付金**、②**高等職業訓練促進給付金**、③**ひとり親家庭高等職業訓練促進資金貸付事業**、④**高等学校卒業程度認定試験合格支援事業**などである。

(5) その他の雇用の促進（母子及び父子並びに寡婦福祉法29条）

国および地方公共団体は、就職を希望する母や寡婦等の雇用の促進を図るため、事業主等の理解を高めるとともに、職業訓練の実施、就職のあっせん、公共的施設における雇用を促進することとされている。

[3] 養育費の確保[(1)(2)]

母子家庭が経済的に自立し、その児童が健やかに成長するためには、母子家庭の母が養育費をその父親等から確保することが重要である。以下のような取組みがなされている。

(1) 養育費に関する規定の創設と強制手続きの改善

2002（平成14）年の母子及び寡婦福祉法の改正（平成15年4月施行）では、養育費を確保できるよう努めるべきこと、国および地方公共団体は養育費確保の環境整備に努めるべきことが明記された。また、2003（平成15）年の民事執行法の改正（平成16年4月施行）により、養育費等の強制執行について、より利用しやすくし、一度の申し立てで、将来の分についても給料等の債権を差し押さえることができるようになった。さらに、2004（平成16）年の民事執行法の改正（翌年4月施行）により、養育費

自立支援教育訓練給付金（母子及び父子並びに寡婦福祉法31条、31条の10）
2003（平成15）年度に創設。地方公共団体が指定する教育訓練講座を受講した母子家庭の母等に対して講座終了後に、受講料の6割相当額を支給。実施主体は、都道府県、市、福祉事務所設置町村。

高等職業訓練促進給付金（母子及び父子並びに寡婦福祉法31条、31条の10）
2003（平成15）年度に創設。看護師など経済的自立に効果的な資格を取得するために1年以上養成機関等で修学する場合に、生活費の負担軽減のため本給付金を支給。実施主体は、都道府県、市、福祉事務所設置町村。

ひとり親家庭高等職業訓練促進資金貸付事業
2015（平成27）年度に創設（補正）。高等職業訓練促進給付金を活用して就職に有利な資格の取得を目指すひとり親家庭の自立の促進を図るため、本資金を貸し付ける。

高等学校卒業程度認定試験合格支援事業
2015（平成27）年度に創設。ひとり親家庭の親または児童が高卒認定試験合格のための講座を受け、修了時および合格時に受講費用の一部支給。

等の強制執行について、直接強制のほか、間接強制も可能となった。

(2) 養育費の取得に係る裁判費用の貸付と養育費算定基準の周知等

2003（平成15）年4月に、母子寡婦福祉資金の一環として、養育費の確保に係る裁判費用については、特例として生活資金（12ヵ月分の約123万円）の貸付を受けることができるようになった。

2004（平成16）年3月には、養育費の相場を知るための養育費算定表や養育費の取得手続きの概要等を示した「養育費の手引き」が作成され、母子家庭等に対する相談において活用できるように各自治体に配布された。

(3) 離婚届時等における養育費取り決めの促進策の実施

2005（平成17）年8月には、離婚するときなどを捉えて、子の養育に関する法的義務について周知し、養育費の取決書の作成を促すために「**養育費に関するリーフレット**」が作成され、市町村等に配布された。

(4) 養育費相談機関の創設・拡充

①「養育費相談支援センター」の創設

2007（平成19）年度には、母子家庭等就業・自立支援センターで受け付けられた困難事例への支援や、養育費相談に応じる人材養成のための研修等を行う「**養育費相談支援センター**」が創設された。また、養育費の意義や取り決め方法、養育費の支払いの確保の手続き、同センターの業務内容をまとめたパンフレットが作成され、自治体に配布された。

②養育費専門相談員の設置

2007（平成19）年10月に、母子家庭等就業・自立支援センターに、**養育費専門相談員**が新たに配置された。さらに、2010（平成22）年度には、養育費専門相談員の業務に、母子家庭の母が養育費の取り決め等のために家庭裁判所等へ訪れる際の同行支援が追加された。2016（平成28）年度には、母子家庭等就業・自立支援センター事業において、弁護士による養育費の法律相談も実施されている。

(5) 民法等の一部改正

2011（平成23）年の民法等の一部改正（平成24年4月施行）において、協議離婚で定めるべき「子の監護について必要な事項」の具体例として、①親子の面会交流、②子の監護に要する費用の分担等について条文上に明示された。また、離婚届に養育費の取り決めの有無のチェック欄が設けられた。法務省、最高裁判所と連携して、養育費の取り決めを促すためのリーフレットが作成され、市町村の戸籍の窓口や児童扶養手当の窓口、裁判所等に配布された。これを受けて、2012（平成24）年度より、「**面接交流支援事業**」が実施されるようになった。

養育費等の強制執行
直接強制は、債務者の財産を換価して、そこから弁済を受ける方法である。間接強制とは、不履行の場合には養育費債務とは別に上乗せの金銭（間接強制金）を支払うよう債務者に命じて、自ら履行することを心理的に強制する方法である[(2)]。

面接交流支援事業
「母子家庭等就業・自立支援事業」のメニュー事業の1つ。実施主体は都道府県、市・福祉事務所設置町村（母子家庭等就業・自立支援センター）などであり、専門知識や実務経験等を有する外部団体（母子寡婦福祉団体、NPO法人等）への委託も可能である。事業実施主体に配置された面会交流支援員が、同居親または別居親に対して、円滑な面会交流に向けた支援（取り決めのある面会交流の日程調整、場所の斡旋、アドバイス、付き添いなど）を行う[(2)]。

[4] 経済的支援(2)

(1) 遺族基礎年金・遺族厚生年金

死別のひとり親世帯に対し国民年金制度の**遺族基礎年金**と、厚生年金制度における**遺族厚生年金**が支給されている。遺族の範囲や保険料の納付期間等について、一定の要件がある。

(2) 児童扶養手当

児童扶養手当は、**児童扶養手当法**に基づいて支給される。この法律は、「父又は母と生計を同じくしていない児童が育成される家庭の生活の安定と自立の促進に寄与するため、当該児童について児童扶養手当を支給し、もって児童の福祉の増進に寄与すること」(1条) を目的としている。

2003 (平成15) 年に、支給期間と手当額の関係の見直しが行われ、受給期間が5年等を経過したときは、政令で定めるところ (一定の事由に該当する場合は適用除外あり) により手当の一部支給停止措置の導入 (2008〔平成20〕年4月から適用) がなされた。

2010 (平成22) 年8月より児童扶養手当法が改正され、父子家庭にも児童扶養手当が支給されることになった。2012 (平成24) 年8月から、児童扶養手当の支給要件に、配偶者からの暴力 (DV) で「裁判所からの保護命令」が出された場合が加わった。また、従来は、老齢年金以外の公的年金を受けることができる場合には、手当は支給されないことになっていた。しかし、2014 (平成26) 年4月の児童扶養手当法の改正 (同年12月施行) によって、公的年金給付等との併給制限の見直しが行われ、手当よりも低額の公的年金等を受給する場合に、その差額分の手当を支給されることになった。児童扶養手当の支払回数については、2019 (令和元) 年11月より、現行の年3回 (4月、8月、12月) から年6回 (1月、3月、5月、7月、9月、11月) に見直された。児童扶養手当受給者数は、2018 (平成29) 年度末時点で、940,796人 (福祉行政報告例) である(1)。

児童扶養手当は次のいずれかに該当する児童を監護している母または父、父母がいない場合は当該児童を養育している養育者に支給される。イ) 父母が婚姻を解消した児童、ロ) 父または母が死亡した児童、ハ) 父または母が一定の障害の状態にある児童、ニ) 父または母の生死が明らかでない児童、ホ) その他イからホまでに準ずる状態にある児童で政令で定める児童、である。ただし、児童が日本国内に住所がない場合や里親に委託されている場合などには支給されない。なお、1998 (平成10) 年の政令改正において、非嫡出子で父から認知された児童も支給対象とされた。

児童扶養手当の額は、受給者の所得 (収入から各種控除額を減じ、さらに、受給者やその児童が父または母から養育費を受け取っている場合には

児童扶養手当法に規定された児童
この法律において「児童」とは、18歳に達する日以後の最初の3月31日までの間にある者、または20歳未満で政令で定める程度の障害の状態にある者をいう (3条)。

児童扶養手当法4条2号ホに規定する政令で定める児童
①父または母が引き続き1年以上遺棄している児童、②父または母が裁判所からDV保護命令を受けた児童、③父または母が法令により引き続き1年以上拘禁されている児童、④母が婚姻によらないで懐胎した児童、⑤前号に該当するかどうかが明かでない児童、である (児童扶養手当法施行令1条の2、2条)。

児童扶養手当の額
たとえば、手当受給者と子1人の場合、2016年度手当額は、収入が160万円 (所得額87万円) 未満の場合には全額支給額 (月額42,910円) が支給される。収入が160万円以上365万円 (所得額87万円から230万円) 未満の場合には一部支給額 (365万円未満の場合には月額10,120円) が支給される。第2子については月額最大で1万円、第3子以降は月額最大で6,000円が加算される(2)。

図 4-8-2　児童扶養手当の給付額（手当受給者と子ども１人の世帯）

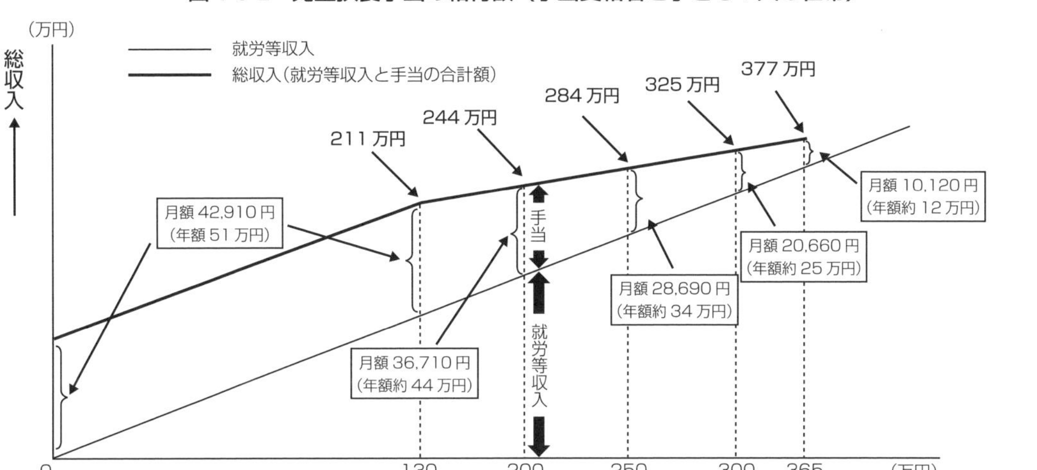

出典）厚生労働省ウェブサイト「ひとり親家庭等の支援について」厚生労働省雇用均等・児童家庭局家庭福祉課，2019，p.68.

その養育費の8割相当額を加えて算出）と扶養親族等の数を勘案して決定される（**図 4-8-2**）。

(3) 母子父子寡婦福祉資金の貸付け（母子及び父子並びに寡婦福祉法13条、31条の6、31条の11）

都道府県・指定都市・中核市は、20歳未満の児童を扶養している配偶者のない女子または配偶者のない男子および寡婦等を対象とする母子父子寡婦福祉資金の貸付け制度を実施している。2019（平成31）年度の**母子貸付資金・父子貸付資金・寡婦貸付資金**の種類は、①事業開始資金、②事業継続資金、③修学資金、④技能習得資金、⑤修業資金、⑥就職支度資金、⑦医療介護資金、⑧生活資金、⑨住宅資金、⑩転宅資金、⑪就学支度資金、⑫結婚資金、⑬臨時児童扶養等資金（令和元年11月1日から令和2年1月31日まで）の13種類である。無利子あるいは低金利で貸付が行われている。なお、**表 4-8-2**のように福祉資金貸付金の拡充が図られた。

(4) その他措置

生活保護制度の母子加算については、16歳～18歳の子どものみ養育するひとり親世帯については、2005（平成17）年度から段階的に廃止され、2008（平成21）年度末に全廃となった。15歳以下の子どもや20歳未満の障害児を養育するひとり親世帯についても、2007（平成19）年度から3年かけて段階的に廃止されることになった。しかし、いずれも2009（平成21）年12月から復活し、父子家庭も対象になった。また、税制上の措置として、母子家庭および寡婦に対しては所得税、地方税の寡婦控除が認められている。父子家庭には、寡夫控除などがある[1]。

D. ひとり親家庭福祉の今後の課題

さまざまな生活問題を抱えたひとり親家庭が、仕事と生活のバランスのとれた生活を送るための総合的な支援を進めていくためには、次に挙げるような課題に取り組んでいく必要がある[5]。

第1の課題は、ひとり親家庭になった時の危機対応としての相談体制を整備することである。福祉問題は、初期対応が十分に行われると、問題が深刻になることを予防できることが多い。ワンストップ化された総合的な支援のための相談窓口に専門的な母子・父子自立支援員等を配置すること、そして、母子・父子自立支援員等のひとり親家庭に対応する相談員が地域の民生委員・児童委員、主任児童委員等と連携し、地域ネットワークの構築を図っていくことが求められる。

第2の課題は、ひとり親家庭の特に母子家庭の経済的・社会的自立を促進することである。まず、年金や手当による経済的支援を充実させることが基本であるが、今後の経済社会状況を考えると、これだけでは不十分である。社会的自立のための就業を可能とするような準備教育、就業相談事業、職場開発、就業あっせん等に取り組んでいく必要がある。

第3の課題は、養育費確保支援の充実である。ひとり親家庭、特に母子家庭の貧困率が高いにもかかわらず、母子の生活を支えるべき養育費は、離婚の9割以上を占める協議離婚において、3分の1程度しか取り決めがなされておらず、取り決めがなされても、履行されないことも多くなっている。養育費については、問題が長期化・複雑化・重度化しないためには、紛争レベルが低い段階から介入して支援をしていく方が望ましい[6]。離婚調停のプロセスでメンタルな問題も抱えた親の支援や、子どものニーズを踏まえた上での相談支援体制を整備することが必要である。

第4の課題は、生活の基盤である住宅の確保である。離別により母子家庭になった場合、当面の住宅確保は重要な課題となる。また、ドメスティックバイオレンス等により危機的状況にある母子家庭に対しては、安全な棲家を提供することが必要である。母子生活支援施設の母子支援員は、母子家庭に生活の場を提供し、保護と自立支援を図っていくことが求められる。また、今後は、母子家庭だけではなく父子家庭に対応するためにも、一般住宅の確保やグループホーム的な住宅を整備することも必要である。

第5の課題は、父子家庭に対するサービスの充実である。父子家庭については、就労が可能であるという前提のもとに、母子家庭に比べ、特化し

表 4-8-2　福祉資金貸付金の拡充内容

no	適用年月日	福祉資金貸付金の拡充内容		
1	平成 21 年 6 月 5 日以降適用	生活が不安定な母子家庭等や自立に向けた活動を行う母子家庭等の資金需要に柔軟に応えることができるよう、母子寡婦福祉貸付金において、貸付利子の引下げ、貸付け条件等の見直しを行う。	貸付利率の引下げ	現行の 3%から無利子に引き下げる。
			貸付け条件の見直し	連帯保証人要件の緩和（連帯保証人のない場合も貸し付けを認める。有利子貸付（1.5%）とする。
				技能習得資金、修業資金、生活資金（技能修得期間中）の貸付期間の延長（貸付期間を 3 年以内から 5 年以内に延長）
			事務費に充当できる利子等の収入の割合の引上げ	現行の 2 ／ 3 から 10 ／ 10 へ引き上げ
2	平成 22 年 4 月 1 日以降適用	母子家庭の母及び寡婦が高等学校等に通う際に必要となる費用について貸付けを行う。	技能習得資金関係	貸付限度額：月額 6,000 円 / 特別貸付 816,000 円（12 月相当）
3	平成 26 年 10 月 1 日以降適用	福祉資金貸付金について父子家庭への対象拡大を図り、父子福祉資金を創設する。	父子福祉資金の対象者、貸付金の種類、貸付限度額、貸付条件等	母子福祉資金と同様とする。
4	平成 27 年 4 月 1 日以降適用	ひとり親家庭が経済的に厳しい状況に置かれていること等を踏まえ、違約金の利率を引き下げる。	違約金利率の引き下げ	（改正前）年 10.75% →（改正後）年 5%
5	平成 28 年 4 月 1 日以後申請分から適用	ひとり親家庭の返済の負担に配慮し、保証人がいない場合の貸付利率を引き下げる。	貸付利率の引き下げ	（改正前）年 1.5% →（改正後）年 1.0%
6	平成 30 年 4 月 1 日以降適用	経済的理由により進学を諦めることがないよう、修学資金及び就学支度資金について、貸付けの対象に大学院を追加する。	貸付け対象の拡大	
7	平成 31 年 4 月 1 日以降適用	就学支度資金における職業能力開発大学校などの修業施設に係る貸付限度額の引上げや、返済の負担に配慮し、修業資金の償還期限を延長する。	貸付限度額の引上げ	就学支度資金における修業施設に係る貸付限度額を引き上げる。（改正前）100,000 円 →（改正後）282,000 円
			償還期限の延長	修業資金について、返済の負担に配慮し、償還期限を延長する。（改正前）6 年 →（改正後）20 年
		児童扶養手当の支払い回数の見直しによる支給制限の適用期間の変更に伴い、増額分の支払時期が従来の 12 月から 2020 年 1 月となる受給者の生活への影響を考慮した新たな資金を創設する。	新たな資金の創設	「臨時児童扶養等資金」を創設する。貸付期間：2019 年 11 月 1 日から 2020 年 1 月 31 日までの間

出典）厚生労働省ウェブサイト「ひとり親家庭等の支援について」厚生労働省雇用均等・児童家庭局家庭福祉課, 2019 より筆者作成.

た支援策は少ない。家事や子育てに困っている父子家庭については、ひとり親家庭等日常生活支援事業による家庭生活支援員を利用できることになっているが、十分機能しているとはいえない。また、母子家庭ほどではないが、父子家庭も就労が制約されることもあり、一般世帯と比べ必ずしも経済的に安定しているとはいえない。母子家庭と同様に父子家庭に対しても経済的支援や生活支援を充実させていくことが求められている。

注)

(1) 厚生労働統計協会『国民の福祉と介護の動向 2019/2020』厚生労働省統計協会, 2019, pp.108-115.
(2) 厚生労働省ウェブサイト「ひとり親家庭等の支援について(平成31年4月)」.
(3) 厚生労働省ウェブサイト「平成28年度　全国ひとり親世帯等調査結果報告」.
(4) 厚生労働省ウェブサイト「平成28年　国民生活基礎調査の概況」p.15.
(5) 山縣文治『児童福祉論』ミネルヴァ書房, 2005, pp.156-157.
(6) 大阪弁護士会　貧困・生活再建問題対策本部　女性と子どもの貧困部会『知っておきたい!養育費算定のこと―貧困母子家庭をなくすために』かもがわ出版, 2013.

理解を深めるための参考文献

- **大阪弁護士会　貧困・生活再建問題対策本部　女性と子どもの貧困部会『知っておきたい!養育費算定のこと―貧困母子家庭をなくすために』かもがわ出版, 2013.**
  ひとり家庭の子どもの貧困は、養育費確保の問題でもある。深刻な母子世帯の貧困の現状やその解決法としての養育費確保について理解を深めることができる。

9. 子どもの貧困の防止

A.「子どもの貧困」とは

[1]「子どもの貧困」への注目

2009（平成 21）年 10 月 20 日、日本政府は OECD 諸国と同じ基準で計算した**相対的貧困率**を初めて公表した。それによると、2007（平成 19）年時点での日本の相対的貧困率は 15.7%、そのうち 18 歳未満の**子どもの貧困率**は 14.2%であり[(1)]、OECD 内でも高い水準であることが明らかになった。さらに、11 月 13 日には、「子どもがいる現役世帯の相対的貧困率」（2007 年）が公表され、「大人が 2 人以上いる世帯の相対的貧困率」は 10.2%であったのに対し、「大人が 1 人いる世帯の相対的貧困率」は 54.3%と、ひとり親世帯の貧困率が圧倒的に高いことが注目された[(2)]。また、本来平等に近づくはずの再分配後の所得（再分配所得）で見た子どもの貧困率が、再分配前より悪化していることも明らかとなり、制度設計のあり方が問題となった。これは、子育て世帯が負担する税金や社会保険料よりも、児童手当などの給付のほうが少なかったことに起因する[(3)]（この逆転現象は 2009 年の統計では解消した[(4)]）。こうした統計的事実を背景に、低所得世帯における子どもの貧困に注目が集まるようになったのである。

現在、子どもの貧困率は 13.9%（2015〔平成 27〕年）とやや改善したが（**図 4-9-1**）、7 人に 1 人の子どもが貧困状態にあり、OECD の統計では貧困率が 39 ヵ国中 17 位とまだ高い水準にある[(5)]。

[2] 貧困をどう捉えるか

生存の危機にあるような貧困と異なり、生活水準が向上した現代社会の「貧困」は見えにくい。先進諸国での貧困を捉えるときに使われることが多い「**相対的貧困**」は、ある社会において「あたりまえ」とされる生活ができない状態、尊厳をもって社会参加をするために必要なものを欠く状態を指す。生存に必要な最低限の収入水準がない「**絶対的貧困**」に比べると、時代や、社会の文化や生活様式によって変化するものだといえる[(6)]。

このような捉え方の先駆となったのは、イギリスのタウンゼントによる貧困概念である。タウンゼントは、それまで「生存」の問題に焦点を合わせてきたラウントリーなどの貧困概念を批判し、貧困を、必要な資源の不

相対的貧困率
相対的貧困率とは、等価可処分所得（世帯の可処分所得を世帯人員の平方根で割って調整した所得）の貧困線（中央値の半分）に満たない世帯員の割合をいう。また、可処分所得とは、所得から所得税、住民税、社会保険料および固定資産税を差し引いたものをいう。相対的貧困率は、貧困の量と動向を捉えることができる指標で、OECD などの国際機関や先進諸国で用いられている。

子どもの貧困率
子ども全体に占める、等価可処分所得が貧困線に満たない世帯に属する子どもの割合。

再分配所得
当初所得から税金、社会保険料を控除し、社会保障給付（現金、現物）を加えたもの。

相対的貧困
ある社会において当たり前とされる水準の生活ができない状態。ある社会のなかで尊厳をもって生活するためには、単に生存可能であるというレベルを超え、社会の規範的な生活を維持できる程度の水準が必要であるとする考え方からくる。

絶対的貧困
人間として最低限の生活を営むために必要な生活財やサービス（衣食住や医療など）が絶対的に不足している状態。相対的貧困と対置されるが、社会の生活水準を反映する部分もあり、相対的観点もある程度含まれている[(3)]。

図 4-9-1　貧困率の年次推移

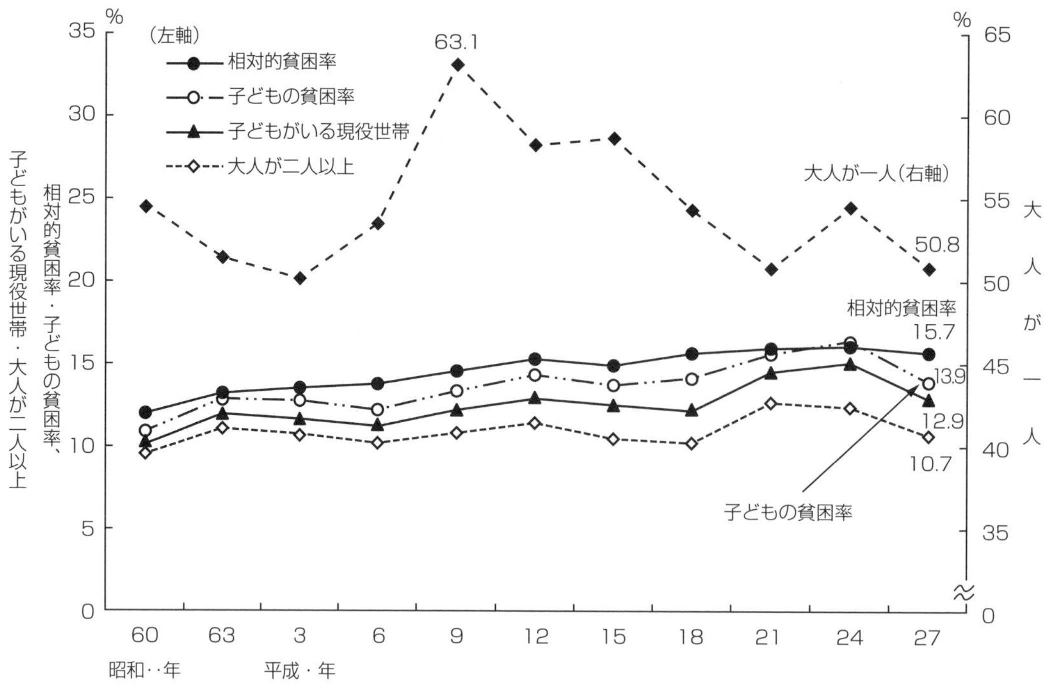

注：1）平成 6 年の数値は、兵庫県を除いたものである。
2）平成 27 年の数値は、熊本県を除いたものである。
3）貧困率は、OECD の作成基準に基づいて算出している。
4）大人とは 18 歳以上の者、子どもとは 17 歳以下の者をいい、現役世帯とは世帯主が 18 歳以上 65 歳未満の世帯をいう。
5）等価可処分所得金額不詳の世帯員は除く。
出典）厚生労働省「平成 28 年　国民生活基礎調査の概況」p.15.

タウンゼント
Townsend, Peter Brereton
1928 ～ 2009
イギリスの社会学者。「相対的剥奪」の概念を提唱した。

ラウントリー
Rowntree, Benjamin Seebohm
1871 ～ 1954
イギリスの貧困研究者。ヨークでの調査をもとに、栄養学などの知見に基づく貧困線・最低生活費の算定などを行った。

足により規範的に期待されている生活様式を共有できない状態を示す「**相対的剥奪**」という観点から捉えることを提唱した(8)。貧困に関しては自己責任論で語られることも多いが、「剥奪」という概念で貧困を捉えることにより、貧困が何かを「奪われている」という受動的な状態であることに重点が置かれ、その状態を引き起こす社会的要因や背景へ人びとの目を向けることにつながる。特に子どもは、自分の置かれている状況を主体的に制御することが難しいだけに、この剥奪概念が適用しやすい(9)。

B. 子どもの貧困の実態

[1] 貧困リスクの高い世帯

冒頭に示した通り、日本社会においてひとり親世帯の貧困率は高い。直近の国民生活基礎調査（平成 28 年）でも、子どもがいる現役世代のうち、「大人が二人以上」世帯の貧困率が10.7%であるのに対し、「大人が一人」世帯の貧困率は50.8%であった（図4-9-1）。ただしその一方で、「夫婦と未婚の子のみ」世帯は、貧困率は低いものの、相対的貧困にある子ども全体の51%（2016〔平成28〕年）を占め、数としては最多であることにも留意する必要がある(11)。そのほか、統計上は、子どもが3人以上の世帯、親の学歴が低い場合に貧困リスクが高くなることが明らかになっている(12)。

[2] 貧困がもたらす不利

(1) 子ども期の不利

子どもが貧困状態にあることは、物質的な欠乏だけではない、さまざまな不利と関連する。貧困と学力の間には密接な関係があり、OECDによる2003年のPISA調査では、親の社会経済階層が高いほど、子どもの学力が高い傾向があった(3)。日本でも、全国学力調査（2013〔平成25〕年）を用いて行った分析で、世帯収入と子どもの学力（国語・算数／数学）の間に、はっきりとした相関関係が認められている(13)。こうした学力格差は、世帯所得のほか、塾などにかかる学校外教育費、保護者からの学歴期待などとも相関している(14)。

さらに、PISA調査のデータから、社会経済階層が低い子どもは、社会経済階層が上位の子どもと比べて、学校で気おくれを感じることが多く、他の生徒からの評価や教師との関係に関する設問でも、否定的な認識をする傾向があることが分かった(3)。別の調査では、子どもの自己肯定感は、「学力」「運動や音楽などの能力」と並び、貧困世帯であることと相関関係があることが明らかになっている(15)。自己肯定感が低いことは、勉強等に対する取組みにも否定的な効果をもたらす可能性がある。

また、貧困世帯の子どもは、そうでない世帯の子どもに比べ、健康状態も良くない傾向がある。国民健康保険の保険料滞納からくる受診控えのほか、保護者の健康問題への関心の低さ、子どものために確保できる時間の少なささなども要因とみられる(16)。

貧困状態にある保護者は、経済的なゆとりのなさ、居住環境の悪さなども影響し、心理的なストレスや抑うつ感を高めやすい(17)。児童虐待のあった世帯において、経済的困難を抱えていたり、ひとり親であったりする割合は統計的に多いが、保護者は、不安定雇用、社会的孤立、家庭内不和や離婚、DV、疾患など、複合的なストレスを抱えており、そのことが虐待リスクを高めている可能性がある(18)。また、虐待には至らなくても、家庭内が緊張の高い状態であることは、子どもに情緒面で負の影響を与え

相対的剥奪
relative deprivation
タウンゼントによると、相対的剥奪は次のように定義できる。「個人、家族、諸集団は、その所属する社会で慣習になっている、あるいは少なくとも広く奨励または是認されている種類の食事をとったり、社会的諸活動に参加したり、あるいは生活の必要諸条件や快適さをもったりするために必要な生活資源を欠いている時、全人口のうちでは貧困の状態にあるとされるのである」(7)。タウンゼントは、相対的剥奪の概念に即した貧困の測定を行うため、収入や支出に注目した従来の方法にかわり、生活水準にかかわる具体的な項目を用いた「相対的剥奪指標」の開発につとめた(8)。

ひとり親世帯の貧困率
ひとり親世帯のなかでも、父子世帯の父の平均年間収入（手当等含む）が420万円であるのに比べ、母子世帯の母では243万円と、母子世帯のほうが厳しい状況にある(10)。

PISA調査
Programme for International Student Assessment
OECDが進めている、国際的な学習到達度に関する調査。15歳児を対象に読解力、数学的リテラシー、科学的リテラシーの3分野について、3年ごとに本調査を実施している。

図 4-9-2　子どもの貧困の悪循環と剥奪

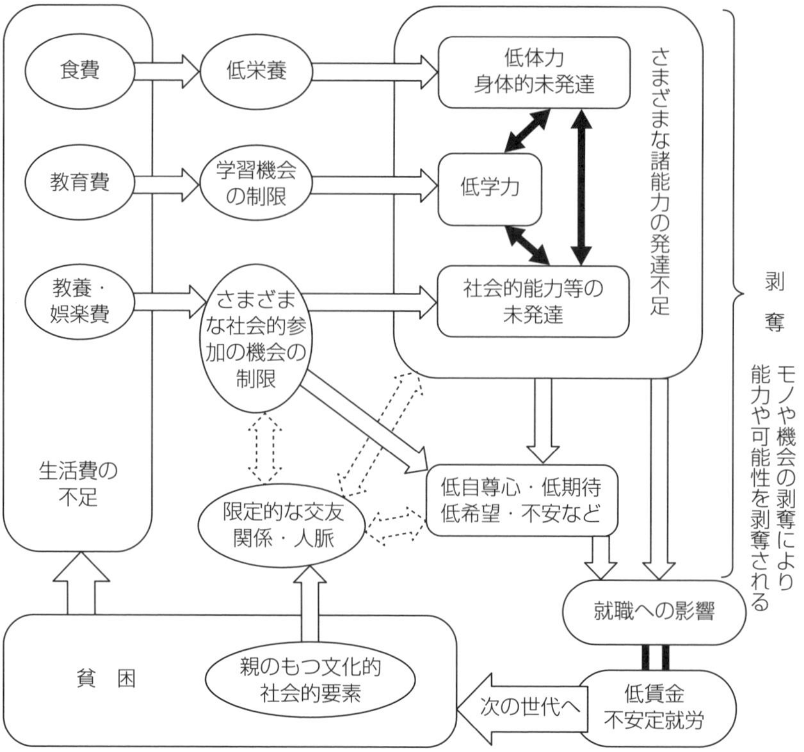

出典）山村りつ「子どもの貧困をとらえるべきか」埋橋孝文・矢野裕俊編『子どもの貧困／不利／困難を考えるⅠ』ミネルヴァ書房，2015，p.53.

る場合がある[17]。非行につながることもあり、少年院に収容されている少年院生が貧困世帯の出身である割合は相対的に高い[19]。

(2) 大人になってからの不利と世代間連鎖

子ども時代の不利は大人になっても持続する可能性が高い。2018（平成30）年の内閣府のデータによると、全世帯の子供の大学等進学率が72.9%であるのに対し、生活保護世帯の大学等進学率は36.0%、ひとり親世帯では58.5%（2016年）と、不利な状況にある子どもの進学率は相対的に低いことがわかる[20]。学歴社会である日本において「低学歴」であるということは、その後の職業選択でも困難に直面する場合が多い。**図 4-9-2** に示されるように、貧困状態にある子どもは教育や成長の機会を「剥奪」され、さらに能力や可能性が「剥奪」され、それによって不利が次の世代へ継承されるという経路がある[9]。こうした経路をより明らかにし、将来の不利や、「**貧困の連鎖**」を食い止めることが、子どもの貧困をめぐる重要な課題である。

貧困の連鎖
貧困が次の世代にも受け継がれること。子ども期に貧困を経験し、不利を背負った人は、大人になってからも貧困から抜け出すことが難しく、しばしば次世代の子どもたちに不利が引き継がれる[12]。

C. 子どもの貧困に対する政策

[1] 子どもの貧困対策の推進に関する法律

子どもの貧困に注目が集まるなか、国も対応を始め、2013（平成25）年に「**子どもの貧困対策の推進に関する法律**」が制定された（2014年施行）。2019（令和元）年6月に改正が行われ、目的や基本理念などの充実がはかられた。

「子どもの貧困対策の推進に関する法律」（2013年制定、2019年改正）の目的と理念

第１条（目的）

この法律は、子どもの現在及び将来がその生まれ育った環境によって左右されることのないよう、全ての子どもが心身ともに健やかに育成され、及びその教育の機会均等が保障され、子ども一人一人が夢や希望を持つことができるようにするため、子どもの貧困の解消に向けて、児童の権利に関する条約の精神にのっとり、子どもの貧困対策に関し、基本理念を定め、国等の責務を明らかにし、及び子どもの貧困対策の基本となる事項を定めることにより、子どもの貧困対策を総合的に推進することを目的とする。

第２条（基本理念）

1　子どもの貧困対策は、社会のあらゆる分野において、子どもの年齢及び発達の程度に応じて、その意見が尊重され、その最善の利益が優先して考慮され、子どもが心身ともに健やかに育成されることを旨として、推進されなければならない。

2　子どもの貧困対策は、子ども等に対する教育の支援、生活の安定に資するための支援、職業生活の安定と向上に資するための就労の支援、経済的支援等の施策を、子どもの現在及び将来がその生まれ育った環境によって左右されることのない社会を実現することを旨として、子ども等の生活及び取り巻く環境の状況に応じて包括的かつ早期に講ずることにより、推進されなければならない。

3　子どもの貧困対策は、子どもの貧困の背景に様々な社会的な要因があることを踏まえ、推進されなければならない。

4　子どもの貧困対策は、国及び地方公共団体の関係機関相互の密接な連携の下に、関連分野における総合的な取組として行われなければならない。

法律では、「子どもの将来がその生まれ育った環境によって左右されることのない」社会を実現するために、子どもの貧困対策を推進するものとされ（1条）、国が子どもの貧困対策に関する「大綱」を作成する義務を負い（8条）、都道府県は大綱を勘案して子どもの貧困対策についての都道府県計画を立てる努力義務を、市町村は大綱および都道府県計画を勘案して市町村計画を定める努力義務を負うと規定された（9条）。また、内閣府に、特別の機関として、子どもの貧困対策会議を置くことになった（15条）。

[2] 子供の貧困対策に関する大綱

上記の法律に基づき、「**子供の貧困対策に関する大綱**」が2014（平成26）年に閣議決定されたが、2019（令和元）年の法改正を踏まえ、同年11月に新たな大綱が決定された。目的、理念、基本的な方針のほか、指標とその改善のための対策が示されている。

「子供の貧困対策に関する大綱」[21]（2019年）の基本的方針と重点施策

■分野横断的な基本方針

1. 貧困の連鎖を断ち切り、全ての子供が夢や希望を持てる社会を目指す。
2. 親の妊娠・出産期から子供の社会的自立までの切れ目のない支援体制を構築する。
3. 支援が届いていない、又は届きにくい子供・家庭に配慮して対策を推進する。
4. 地方公共団体による取組の充実を図る。

■指標の改善に向けた重点施策（主なもの）

1. 教育の支援：学力保障、高校中退予防、中退後支援の観点を含む教育支援体制の整備／真に支援が必要な低所得者世帯の子供たちに対する大学等の授業料減免や給付型奨学金を実施
2. 生活の安定に資するための支援：妊娠・出産期からの切れ目ない支援、困難を抱えた女性への支援／生活困窮家庭の親の自立支援
3. 保護者に対する職業生活の安定と向上に資するための就労の支援：ひとり親への就労支援
4. 経済的支援：児童扶養手当制度の着実な実施／養育費の確保の推進

［3］具体的な施策

2013（平成25）年には生活に困窮している人を包括的に支援する「生活困窮者自立支援法」が成立している。教育コストに関しては、2010（平成22）年から高等学校等の就学に対する高等学校等就学支援金制度（2014〔平成26〕年から所得制限）が導入され、2018（平成30）年には生活保護世帯の子どもに対する進学準備給付金が創設された。さらに、2019（令和元）年10月より、幼稚園、保育所、認定こども園などの利用料が無償化された（対象は3歳から5歳まで。0歳から2歳までの住民税非課税世帯も含む）。

2015（平成27）年4月には、官民による、貧困家庭の子どもを支援する「子供の未来応援国民運動」が政府主導で始まり、同10月には、子どもの貧困対策を行うNPO法人などを寄付等によって支援する「子供の未来応援基金」が設立された。また、国や都道府県、市町村の子ども支援情報の検索ができ、企業からの寄付も受け付けるホームページが開設された。12月には、ひとり親家庭・多子世帯等の自立支援策および児童虐待防止対策の方向性を定めた、「すべての子どもの安心と希望の実現プロジェクト（すくすくサポート・プロジェクト）」が策定されている。

さらに、2016（平成28）年2月に「地域子供の未来応援交付金」が創設された。

高等学校等就学支援金制度
2010年より公立高校の授業料が無償化され（「公立高等学校授業料無償制」）、国立・私立高等学校等に通う生徒を対象に高等学校等就学支援金が支給されるようになった。2014年に所得制限が導入され、国公私立ともに、所得要件を満たす世帯の生徒に対し、高等学校等の授業料にあてる就学支援金が支給されている。

進学準備給付金
生活保護世帯の子どもの大学等への進学の支援を図ることを目的とした制度。大学等に進学した者に対して、進学の際の新生活立ち上げの費用として給付金を支給する。

D. 今後の課題

子どもの貧困対策はまだ始まったばかりである。今後、政策をさらに進めて行くことはもちろん、政策の効果を客観的に測定し、どの政策の有効

性が高いかを、長期的な視点から検証していく必要がある(12)。重要なことは、貧困に至る経路を解明し、貧困の将来への影響や次世代への連鎖を断ち切ることである。同時に、子どもの貧困が、養育者である大人の貧困の問題でもあることが認識されなければならない。格差を生み出している社会構造、就労や子育てをめぐる状況が是正される必要があるだろう(9)。

すべての子どもの安心と希望の実現プロジェクト
2015（平成27）年12月策定。施策の方向性を定めた政策パッケージ。「ひとり親家庭・多子世帯等自立応援プロジェクト」として、自治体の窓口のワンストップ化の推進、子どもの居場所づくりや学習支援の充実、親の資格取得の支援の充実、児童扶養手当の機能の充実など、「児童虐待防止対策強化プロジェクト」として、子育て世代包括支援センターの全国展開、児童相談所体制強化プラン（仮称）の策定、里親委託等の家庭的養護の推進、退所児童等のアフターケアなどが挙げられている。

地域子供の未来応援交付金
地方自治体による貧困対策の取組みを包括的に支援することを目的として2015（平成27）年度に創設。現在は「子供の未来応援地域ネットワーク形成支援事業」（①実態調査・分析および支援ニーズに応える資源量把握ならびに支援体制の整備計画策定、②子供たちと「支援」を結びつける事業・連携体制の整備、③地域ネットワーク形成のための市町村関係職員等を対象とする研修事業）を実施するための経費の一部について、国から交付金が交付される。

注

ネット検索によるデータの取得日は、いずれも2019年9月30日。

(1) 厚生労働省ウェブサイト「相対的貧困率の公表について」(平成21年10月20日)
(2) 厚生労働省ウェブサイト「子どもがいる現役世帯の世帯員の相対的貧困率の公表について」(平成21年11月13日)
(3) 阿部彩『子どもの貧困』岩波新書，2008，p.5，pp.15-17，p.43，pp.95-99.
(4) 阿部彩（2014）「相対的貧困率の動向：2006，2009，2012年」貧困統計HP.
(5) OECD (2019)，Poverty rate (indicator)，doi：10.1787/0fe1315d-en
(6) 松本伊智朗「子どもの貧困研究の視角」浅井春夫・松本伊智朗・湯澤直美編『子どもの貧困』明石書店，2008，p.21-22.
(7) タウンゼント, ピーター「相対的収奪としての貧困―生活資源と生活様式」ウェッダーバーン, D. 編著/高山武志訳『イギリスにおける貧困の論理』海外社会福祉選書④，光生館，1974＝1977，p.19.
(8) 平岡公一「相対的剥奪指標の開発と適用」平岡公一編『高齢期と社会的不平等』東京大学出版会，2001，p.154.
(9) 山村りつ「子どもの貧困をどうとらえるべきか」埋橋孝文・矢野裕俊編『子どもの貧困／不利／困難を考えるⅠ』ミネルヴァ書房，2015，pp.51-54，p.65.
(10) 厚生労働省ウェブサイト「平成28年度全国ひとり親世帯等調査結果報告」
(11) 阿部彩（2018）「子どもの貧困率の動向：2012から2015と長期的変動」貧困統計HP.
(12) 阿部彩『子どもの貧困Ⅱ』岩波新書，2014，pp.11-13，p.38，p.96.
(13) 浜野隆「家庭環境と子どもの学力（1）」お茶の水女子大学編『平成25年度全国学力・学習状況調査（きめ細かい調査）の結果を活用した学力に影響をあたえる要因分析に関する調査研究』2014，pp.40-41.
(14) 耳塚寛明「小学校学力格差に挑む」『教育社会学研究』第80集，2007.
(15) 阿部彩「子どもの自己肯定感の規定要因」埋橋孝文・矢野裕俊編『子どもの貧困／不利／困難を考えるⅠ』ミネルヴァ書房，2015，pp.87-89.
(16) たとえば、足立区・足立区教育委員会／国立成育医療研究センター研究所社会医学研究部「子どもの健康・生活実態調査　平成27年度報告書」2016，p.40.
(17) 山野良一『子どもの最貧国・日本』光文社新書，2008，pp.165-190，pp.171-174.
(18) 川松亮「児童相談所からみる子どもの虐待と貧困」浅井春夫・松本伊智朗・湯澤直美編『子どもの貧困』明石書店，2008，pp.89-98.
(19) 岩田美香「少年非行からみた子どもの貧困と学校」浅井春夫・松本伊智朗・湯澤直美編『子どもの貧困』明石書店，2008，pp.155-159.
(20) 内閣府ウェブサイト「平成30年度子供の貧困の状況及び子供の貧困対策の実施状況」
(21) 内閣府ウェブサイト「子供の貧困対策に関する大綱」

理解を深めるための参考文献

- **阿部彩『子どもの貧困―日本の不公平を考える』岩波新書，2008.**
  子どもの貧困問題やその影響を、「相対的貧困」や「相対的剥奪」の概念を用いた豊富なデータで分かりやすく提示している。解決策に焦点を当てた『子どもの貧困Ⅱ』（2014 年）も刊行されている。
- **山野良一『子どもの最貧国・日本―学力・心身・社会におよぶ諸影響』光文社新書，2008.**
  児童福祉司として働きアメリカで学んだ著者が、日米を比較しながら子どもの貧困の実態を明らかにしている。事例を挿みつつ理論・データが丁寧に紹介されている。

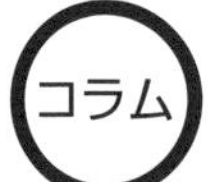

コラム　こども食堂

「こども食堂」に明確な定義はないが、おおむね「子どもが一人でも行ける無料、または低額の食堂」を指す。子どもの貧困への注目が集まるなか 2012（平成 24）年ごろから広がり始め、2019（令和元）年 6 月時点で、全国で 3,718 ヵ所あることが確認されている（2019 年 6 月むすびえおよび全国の地域ネットワーク共同調査）。

こども食堂の運営は、個人が行っているところから、組織化されているところまでさまざまであり、開催頻度や、そこに集まる人数も幅がある。2017（平成 29）年に農林水産省が行った「子供食堂向けアンケート調査」では、開催頻度は月 1 ～ 2 回程度のところが 7 割を占め、1 回あたりの参加人数は平均 37.6 人であった。約 6 割の「食堂」は子ども以外に対しても開いており、子どもは無料または 100 円程度、大人も 300 円程度で参加できるところが多い。

月 2 回程度の開催では、貧困世帯の子どもを救うことはできないという見方もあるだろう。しかし上記のアンケートを見ても、こども食堂の活動目的には、「生活困窮家庭の子供への食事支援」だけでなく、子どもの地域での居場所づくりや、子育てにかかわる地域づくりなども含まれ、並行して学習支援を行っているところもある。子どもや同伴の保護者にとって、地域での居場所、共食の場があることは、栄養バランスのよい食事ができるということだけでなく、孤立感を和らげたり、他人への信頼感をはぐくんだりできるというメリットももつ。

多様な形態で運営されているこども食堂だが、資金や人員の不足のほか、「来てほしい家庭の子供や親に来てもらうことが難しい」という課題も抱えている。行政、企業、学校とのつながりを構築するなど、さらなる試みが続いている。

10. 児童虐待について

A. 児童虐待とは

2000（平成12）年に「児童に対する虐待の禁止、児童虐待の防止に関する国及び地方公共団体の責務、児童虐待を受けた児童の保護のための措置等を定めることにより、児童虐待の防止等に関する施策を促進すること」を目的とした「児童虐待の防止に関する法律」（以下「児童虐待防止法」という）が制定された。この法律において、「児童虐待」とは、保護者がその監護する児童に対して身体的虐待、性的虐待、ネグレクト、心理的虐待などの行為をすることとしており、具体的には以下の表の内容と定義されている（**表4-10-1**）。

表4-10-1　児童虐待の定義

虐待の定義	内容
身体的虐待	殴る、蹴る、叩く、投げ落とす、激しく揺さぶる、やけどを負わせる、溺れさせる　など
ネグレクト	家に閉じ込める、食事を与えない、不潔にする、車中に放置する、病気になっても病院に連れて行かない、同居人による虐待の行為の放置など
性的虐待	子どもへの性的行為、性的行為を見せる、ポルノグラフィの被写体にする　など
心理的虐待	言葉による脅し、無視、きょうだい間での差別的扱い、子どもの目の前で家族に対して暴力をふるう（DV）　など

出典）厚生労働省ウェブサイト「児童虐待防止対策」を参照し，著者作成.

B. 児童虐待の現況

［1］児童虐待防止に関する法整備

「児童虐待防止法」の施行から19年が経過し、児童福祉法と合わせると大きな改正は7回行われて来た。特に2012（平成24）年4月には「民法等の一部を改正する法律」の施行により、親権停止制度を創設するなど、児童虐待について、発生予防、早期発見・早期の適切な対応、虐待を受けた子どもの保護・自立に向けた支援など、切れ目のない支援が行われるよう対策が推進されてきた。

接近禁止命令
都道府県知事または児童相談所長は、児童虐待を受けた児童について、施設入所等の措置が採られ、または一時保護が行われ、面会・通信の全部に制限がされている場合、特に必要があると認められるときは、保護者に対して6ヵ月を超えない期間を定めて接近禁止を命令することができる（児童虐待防止法12条の4）。なお、上記の面会・通信については、児童相談所長または施設長がその全部または一部を制限することができるとされている。（児童虐待防止法12条）

また、2017（平成29）年に成立し、翌年4月に施行された児童福祉法の改正では、家庭裁判所による一時保護の審査が導入され、児童相談所長等が行う一時保護について、親権者等の意に反して2ヵ月を超えて行う場合には、家庭裁判所の承認を得なければならないこととなった。また、同時に行われた児童虐待防止法の改正では、加害者である保護者への**接近禁止命令**について適用範囲が拡大され、親権者等の意に反して施設入所等の措置が採られている場合だけでなく、一時保護や保護者の同意のもとで施設入所等の措置が採られている場合にも行うことができることとなった。

しかしながら、その後も親からの虐待によって、子どもが死亡するという事件が後を絶たず、児童相談所への虐待相談対応件数も、増加を続け、2017（平成29）年度中に、全国210ヵ所の児童相談所が児童虐待相談として対応した件数は13万件を超え、過去最多となった。政府においては、こうした状況を受け「児童虐待防止対策体制総合強化プラン」（2018〔平成30〕年）を策定するなど児童虐待防止対策に関する取組みを進め、2019（平成31）年には「『児童虐待防止対策の強化に向けた緊急総合対策』の更なる徹底・強化について」（2019年2月8日児童虐待防止対策に関する関係閣僚会議決定）を決定し、対策を強化した。

そのような結果から、2019（令和元）年には、児童福祉法等が改正された。今回の改正では、児童の権利擁護に関し、親権者等による体罰の禁止を法定化すること、児童相談所の体制強化に関し、躊躇（ちゅうちょ）なく一時保護に踏み切れるよう「介入」担当者と「保護者支援」担当者を分離すること、児童相談所における弁護士等の配置を促進すること、児童相談所の設置促進に関し、児童相談所の管轄区域に関する基準を法定化すること、児童相談所の設置に向けた中核市および特別区への施設整備および人材確保・育成を支援すること、関係機関間の連携強化に関し、学校、教育委員会、児童福祉施設等の職員に対する守秘義務を規定すること、DV対策と連携すること等の措置が講じられた[(1)]。

[2] 虐待を受けた子どもの状況

厚生労働省から公表されている2018（平成30）年度の児童相談所による児童虐待相談対応件数の件数は、15万9,850件で、前年度より2万6,072件（19.5%）増え、過去最多を更新した（**図4-10-1**）。対応件数の内訳は、心理的虐待が8万8,389件（55.3%）、身体的虐待が4万256件（25.2%）、ネグレクトが2万9,474件（18.4%）、性的虐待が1,731件（1.1%）となっている（**表4-10-2**）。

図 4-10-1　児童相談所での児童虐待相談対応件数（速報値）

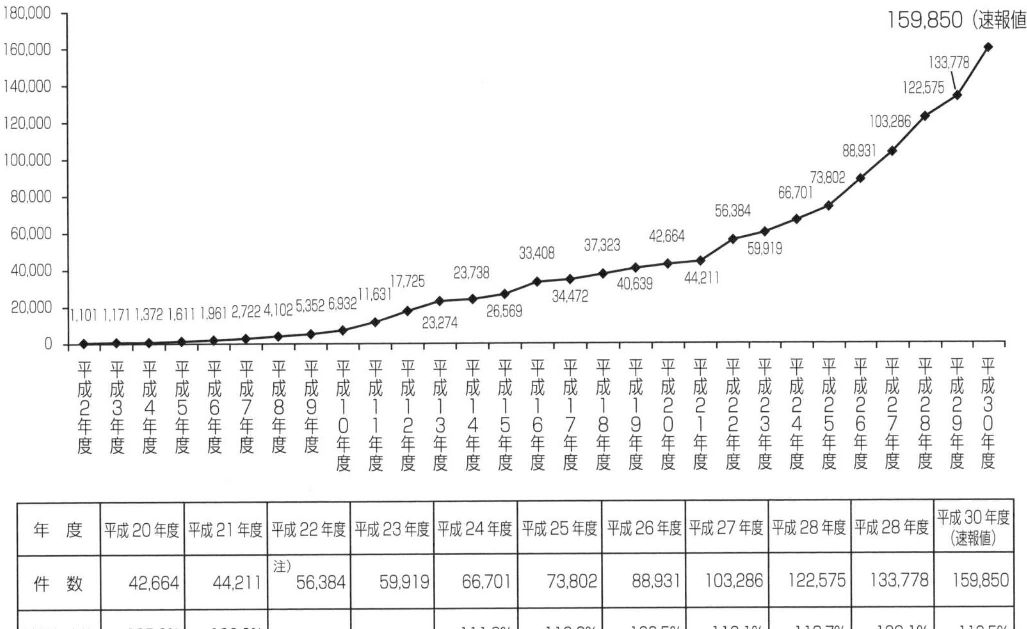

年　度	平成 20 年度	平成 21 年度	平成 22 年度	平成 23 年度	平成 24 年度	平成 25 年度	平成 26 年度	平成 27 年度	平成 28 年度	平成 28 年度	平成 30 年度（速報値）
件　数	42,664	44,211	注）56,384	59,919	66,701	73,802	88,931	103,286	122,575	133,778	159,850
対前年度比	105.0%	103.6%	−	−	111.3%	110.6%	120.5%	116.1%	118.7%	109.1%	119.5%

注）平成 22 年度の件数は、東日本大震災の影響により、福島県を除いて集計した数値。

出典）厚生労働省ウェブサイト「平成 30 年度児童相談所での児童虐待相談対応件数（速報値）」．

表 4-10-2　児童相談所での虐待相談の内容別件数の推移

	身体的虐待	ネグレクト	性的虐待	心理的虐待	総数
平成 21 年度	17,371（39.3%）	15,185（34.3%）	1,350（3.1%）	10,305（23.3%）	44,211（100.0%）
平成 22 年度	21,559（38.2%）	18,352（32.5%）	1,405（2.5%）	15,068（26.7%）	56,384（100.0%）
平成 23 年度	21,942（36.6%）	18,847（31.5%）	1,460（2.4%）	17,670（29.5%）	59,919（100.0%）
平成 24 年度	23,579（35.4%）	19,250（28.9%）	1,449（2.2%）	22,423（33.6%）	66,701（100.0%）
平成 25 年度	24,245（32.9%）	19,627（26.6%）	1,582（2.1%）	28,348（38.4%）	73,802（100.0%）
平成 26 年度	26,181（29.4%）	22,455（25.2%）	1,520（1.7%）	38,775（43.6%）	88,931（100.0%）
平成 27 年度	28,621（27.7%）	24,444（23.7%）	1,521（1.5%）	48,700（47.2%）	103,286（100.0%）
平成 28 年度	31,925（26.0%）	25,842（21.1%）	1,622（1.3%）	63,186（51.5%）	122,575（100.0%）
平成 29 年度	33,223（24.8%）	26,821（20.0%）	1,537（1.1%）	72,197（54.0%）	133,778（100.0%）
平成 30 年度（速報値）	40,256（25.2%）（＋ 7,033）	29,474（18.4%）（＋ 2,653）	1,731（1.1%）（＋ 194）	88,389（55.3%）（＋ 16,192）	159,850（100.0%）（＋ 26,072）

※平成 22 年度は，東日本大震災の影響により，福島県を除いて集計した数値である．

※平成 30 年度の件数は，速報値のため今後変更があり得る．

出典）厚生労働省ウェブサイト「平成 30 年度児童相談所での児童虐待相談対応件数（速報値）」．

2017（平成 29）年度の被虐待者の年齢別にみると「7 ～ 12 歳」が 4 万 4,567 件（構成割合 33.3%）と最も多く、次いで「3 ～ 6 歳」が 3 万 4,050 件（同 25.5%）、「0 ～ 2 歳」が 2 万 7,046 件（同 20.2%）となっている（**表 4-10-3**）。

また、主な虐待者別構成割合については「実母」が46.9%と最も多く、次いで「実父」が40.7%となっており、「実父」の構成割合は年々上昇している（**図4-10-2**）。

表4-10-3　被虐待者の年齢別対応件数の年次推移

（単位：件）

	平成25年度		26年度		27年度		28年度		29年度		対前年度	
		構成割合(%)		構成割合(%)		構成割合(%)		構成割合(%)		構成割合(%)	増減数	増減率(%)
総数	73 802	100.0	88 931	100.0	103 286	100.0	122 575	100.0	133 778	100.0	11 203	9.1
0～2歳	13 917	18.9	17 479	19.7	20 324	19.7	23 939	19.5	27 046	20.2	3 107	13.0
3～6歳	17 476	23.7	21 186	23.8	23 735	23.0	31 332	25.6	34 050	25.5	2 718	8.7
7～12歳	26 049	35.3	30 721	34.5	35 860	34.7	41 719	34.0	44 567	33.3	2 848	6.8
13～15歳	10 649	14.4	12 510	14.1	14 807	14.3	17 409	14.2	18 677	14.0	1 268	7.3
16～18歳	5 711	7.7	7 035	7.9	8 560	8.3	8 176	6.7	9 438	7.1	1 262	15.4

注：平成27年度までは「0～2歳」「3～6歳」「7～12歳」「13～15歳」「16～18歳」は、それぞれ「0～3歳未満」「3歳～学齢前」「小学生」「中学生」「高校生・その他」の区分の数である。

出典）厚生労働省ウェブサイト：厚生労働省　政策統括官付参事官付行政報告統計室「平成29年度福祉行政報告例の概況」（平成30年11月21日）.

図4-10-2　児童虐待相談における主な虐待者別構成割合の年次推移

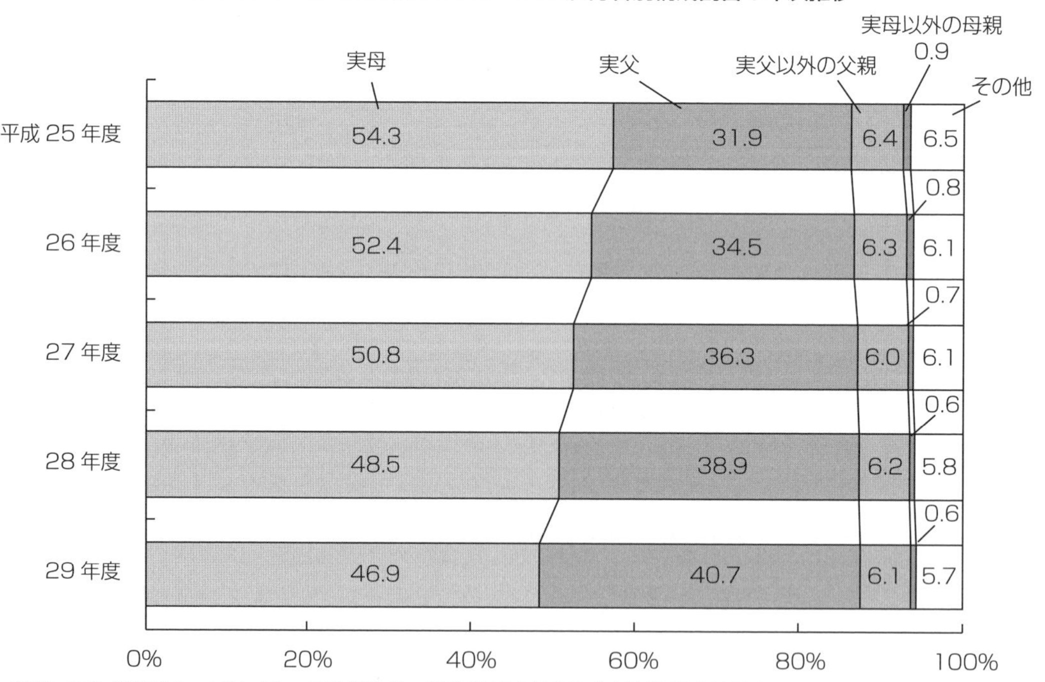

出典）厚生労働省ウェブサイト：厚生労働省　政策統括官付参事官付行政報告統計室
「平成29年度福祉行政報告例の概況」（平成30年11月21日）.

[3] 児童虐待死亡事例検証について

児童虐待による死亡事件が後を絶たない状況から、2006（平成18）年10月に社会保障審議会児童部会の下に「児童虐待等要保護事例の検証に関する専門委員会」が設置され、全国の児童虐待による死亡事例等を分析・検証し、全国の児童虐待への対応に携わる関係者が認識すべき共通の課題を明らかにし、対応策の提言を行うことを目的として、これまでに第15次（2019〔令和元〕年8月）まで報告がまとめられてきた。虐待死はほとんどの年で50人を超えている（**図4-10-3**）。

図4-10-3　児童虐待による死亡事例の推移（児童数）

社会保障審議会児童部会児童虐待等要保護事例の検証に関する専門委員会による検証結果より

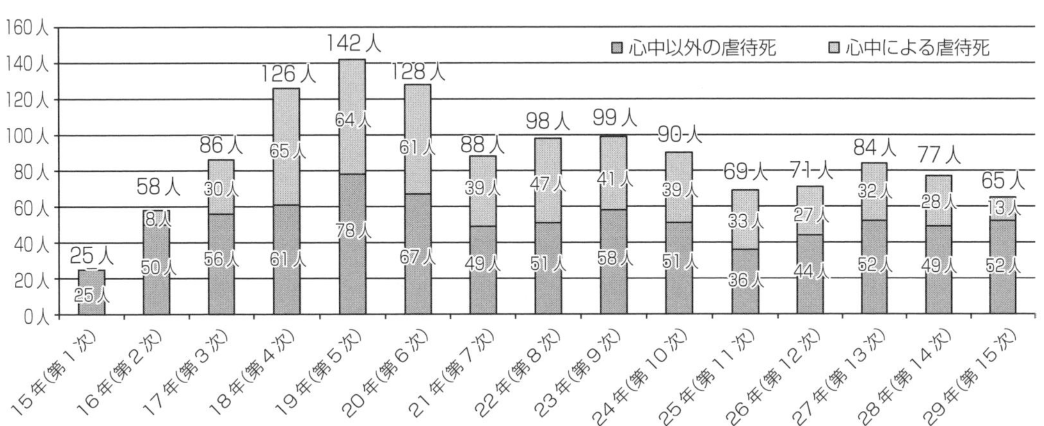

（注1）平成15年～平成19年までは暦年。平成20年度以降は年度、（注2）平成15年はH15.7.1～H15.12.31の6か月間、（注3）平成19年はH19.1.1～H20.3.31の15か月間

出典）厚生労働省ウェブサイト「子ども虐待による死亡事例等の検証結果等について（第15次報告）のポイント」.

「子ども虐待による死亡事例等の検証結果等について（第15次報告）」(2)によると、2017（平成29）年度（平成29年4月1日から平成30年3月31日までの）心中以外の虐待死事例は50例（52人）、心中による虐待死事例（未遂により親は生存したが子どもは死亡したものを含む）は8例（13人）であり、総数は58例（65人）であった。死亡事例の検証結果では、男女の割合は、ほぼ同数となっている。死亡した子どもの年齢は、0歳が28人（53.8％）と最も多く、うち月齢0か月が14人（50％）であったことなどが報告されている。

心中以外の虐待死における主たる加害者は、第15次報告では「実母」が25人（48.1％）と最も多く、次いで「実父」が14人（26.9％）であった。第1次報告から第15次報告までの傾向をみると、加害者が「実母」である事例がおおむね全体の半数を占めて最も多く、次いで「実父」や

「実母と実父」が多くみられている。

C. 児童虐待防止対策の取組み

[1] 発生予防

発生予防の取組みに関しては、「児童福祉法等の一部を改正する法律」（平成28年法律第63号）において、母子保健法（昭和40年法律第141号）22条の改正が行われ、妊娠期から子育て期にわたる切れ目のない支援を行う「子育て世代包括支援センター」（法律上の名称は「母子健康包括支援センター」）が新たに規定され、市町村において、同センターを設置するように努めなければならないこととされた。また、政府としては、「ニッポン一億総活躍プラン」（2016〔平成28〕年6月2日閣議決定）に基づき、子育て世代包括支援センターについて、2020（令和2）年度末までの全国展開を目指し取り組むこととされている。

また、乳児のいるすべての家庭と地域社会をつなぐ最初の機会を持ち、乳児家庭の孤立化を防ぎ、乳児の健全な育成環境の確保を図ることを目的として、**乳児家庭全戸訪問事業（こんにちは赤ちゃん事業）**を行っている。

養育支援訪問事業とは、育児ストレス、産後うつ病、育児ノイローゼ等の問題によって、子育てに対して不安や孤立感等を抱える家庭や、さまざまな原因で養育支援が必要となっている家庭に対して、子育て経験者等による育児・家事の援助または保健師等による具体的な養育に関する指導助言等を行い、個々の家庭の抱える養育上の諸問題の解決、軽減を図るため、訪問を実施するものである。

乳児家庭全戸訪問事業（こんにちは赤ちゃん事業）
事業内容は、①育児等に関するさまざまな不安や悩みを聞き、相談に応じるほか、子育て支援に関する情報提供等を行う。②親子の心身の状況や養育環境等の把握および助言を行い、支援が必要な家庭に対し適切なサービス提供につなげる。③訪問スタッフには、愛育班員、母子保健推進員、児童委員、子育て経験者等を幅広く登用する。④訪問結果により支援が必要と判断された家庭について、適宜、関係者によるケース会議を行い、養育支援訪問事業をはじめとした適切なサービスの提供につなげる。

養育支援訪問事業
事業の内容は、①産褥期の母子に対する育児支援や簡単な家事等の援助、②未熟児や多胎児等に対する育児支援・栄養指導、③養育者に対する身体的・精神的不調状態に対する相談・指導、③若年の養育者に対する育児相談・指導、③児童が児童養護施設等を退所後にアフターケアを必要とする家庭等に対する養育相談・支援などがある。

[2] 早期発見・早期対応

児童虐待の早期発見・早期対応のためには、身近にある地域での気づきが、子どもやその親を救うきっかけとなることや、地域としての声かけや見守り等の方策を探り、必要な専門的支援につなぐことが虐待の重篤化を防ぐことにつながることを周知する必要がある。児童虐待の通告は全ての国民に課せられた義務であり、児童福祉法25条（要保護児童発見者の通告義務）では、「要保護児童を発見した者は、これを市町村、都道府県の設置する福祉事務所若しくは児童相談所又は児童委員を介して市町村、都道府県の設置する福祉事務所若しくは児童相談所に通告しなければならない」とあり、児童虐待防止法6条（児童虐待に係る通告）では、2004（平成16）年の改正より「虐待を受けた児童」から「児童虐待を受けたと思われる児童」に改められた。

児童虐待の通告
第3章2節の図3-2-2「市町村・児童相談所における相談援助活動系統図」を参照のこと（p.60）。

厚生労働省は、児童虐待の通報や相談を24時間受け付ける児童相談所（児相）全国共通ダイヤル「**189（いちはやく）**」の周知啓発を進め、その利便性の向上を図っている。「近所の子どもが虐待を受けているのではないか」「子育てが辛くて子どもにあたってしまう」等、虐待の疑いや不安がある際に189番に電話すると、近くの児童相談所につながり、相談することができ、連絡は匿名で行うことも可能であり、連絡者や連絡内容に関する秘密は守られる。

(1) 要保護児童対策地域協議会

要保護児童等の早期発見や適切な保護や支援を図るためには、関係機関（児童福祉、保健医療、教育、警察・司法関係等）がその子ども等に関する情報や考え方を共有し、適切な連携の下で対応していくことが重要である。この要保護児童等に関し、関係者間で情報交換と支援の協議を行う機関を「**要保護児童対策地域協議会**」（以下「要対協」）（**図4-10-4**）といい、児童福祉法25条の2に位置づけられている。要対協の設置について、法定化された2005（平成17）年度では111ヵ所（4.6％）であったものが、2008（平成20）年度には、努力義務化されたこともあり1,532ヵ所（84.6％）まで増加し、2016（平成28）年度には1,727ヵ所（99.2％）の設置となっている。2016（平成28）年の児童福祉法改正により、児童虐待発生の迅速・的確な対応をするために、市町村が設置する要対協の調整機関は、専門職を配置し（児童福祉法25条の2第6項）、厚生労働大臣が定める基準に適合する研修を受けなければならないことになった（同法25条の2第8項）。

(2) 子育て世代包括支援センター

児童虐待防止対策の強化に向けた緊急総合対策（2018〔平成30〕年7月20日児童虐待防止対策に関する関係閣僚会議決）によって、市町村において、効果的・効率的に、かつリスクの程度に応じて適切に相談支援ができる体制を構築するため、**子育て世代包括支援センター**と子ども家庭総合支援拠点（市区町村子ども家庭総合支援拠点）との効果的な連携方策や一体的に運営する際の役割分担などを整理するとともに、先行事例を盛り込んだ市町村向けの立ち上げ支援マニュアル等を年度内に作成することになった（**図4-10-5**）。

子育て世代包括支援センターについては、「まち・ひと・しごと創生基本方針」（2015〔平成27〕年6月30日閣議決定）等において、妊娠期から子育て期にわたるまでのさまざまなニーズに対して総合的相談支援を提供するワンストップ拠点（「子育て世代包括支援センター」）の整備を図ることを目的としており、運営するのは各市区町村で、2019（平成31）年4

要保護児童対策地域協議会に関する児童福祉法改正の経過

(1) 2004（平成16）年の児童福祉法改正：①地方公共団体は要保護児童対策地域協議会（以下、地域協議会）を置くことができる、②地域協議会を設置した地方公共団体の長は、連絡調整を行う調整機関を指定する、③地域協議会を構成する関係機関等に対し守秘義務を課す等。(2) 2007（平成19）年同法改正：地方公共団体に対する地域協議会の設置の努力義務化。(3) 2008（平成20）年同法改正：①地域協議会における協議の対象を特定妊婦や要支援児童およびその保護者に拡大、②児童福祉司や保健師等の専門職を配置する努力義務。(4)2016（平成28）年同法改正：①要保護児童として18歳以上20歳未満の延長者等とその保護者を含む、②地域協議会の調整機関への調整担当者配置の義務化、厚生労働大臣が定める基準に適合する研修を受けること（義務）。

図 4-10-4　要保護児童対策地域協議会の概要

果たすべき機能

支援対象児童等の早期発見や適切な保護や支援を図るためには、
・関係機関が当該児童等に関する情報や考え方を共有し、
・適切な連携の下で対応していくことが重要
であり、市町村において、要保護児童対策地域協議会を設置し、
① 関係機関相互の連携や役割分担の調整を行う機関を明確にするなどの責任体制を明確化するとともに、
② 個人情報の適切な保護と関係機関における情報共有の在り方を明確化することが必要

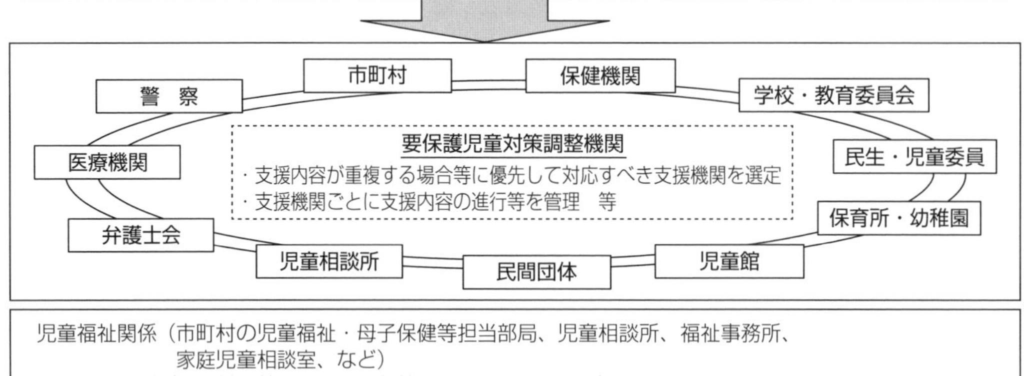

児童福祉関係（市町村の児童福祉・母子保健等担当部局、児童相談所、福祉事務所、
家庭児童相談室、など）
保健医療関係（市町村保健センター、保健所、医療機関、など）
教育関係（教育委員会、幼稚園、など）
警察・司法関係（警察、弁護士会、など）
人権擁護関係（法務局、人権擁護委員）

出典）厚生労働省ウェブサイト「要保護児童対策地域協議会とは」を参照し筆者作成．

図 4-10-5　子育て世代包括支援センターの概要

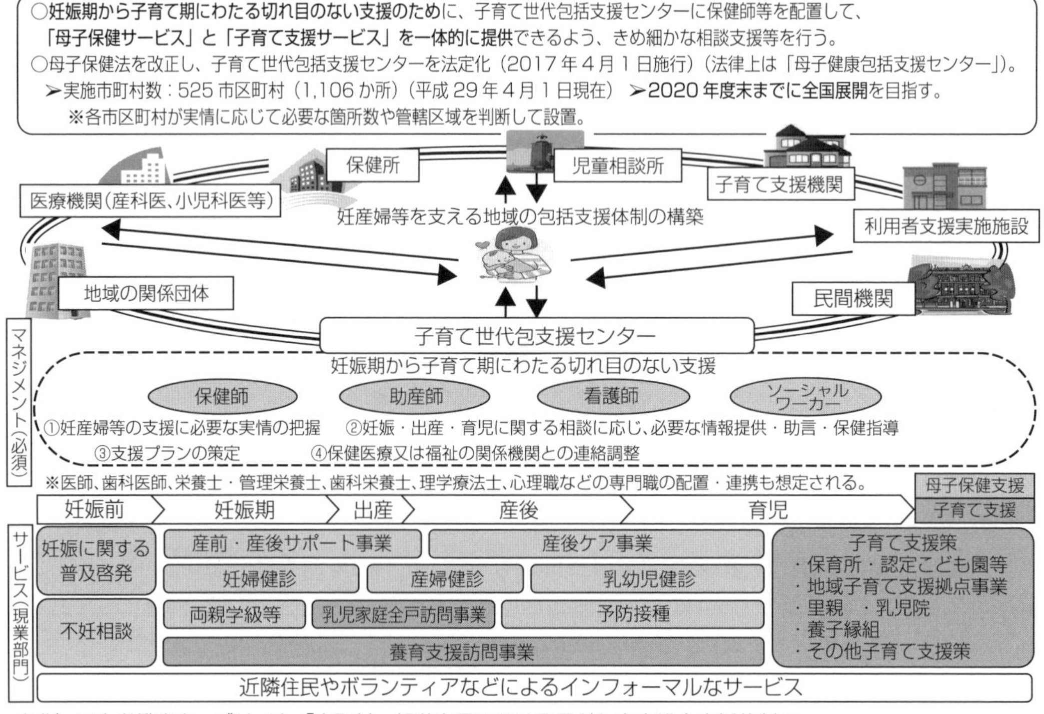

出典）厚生労働省ウェブサイト「市町村・都道府県における子ども家庭総合支援体制の
整備に関する取組状況について（追加資料）」（平成30年10月）．

図 4-10-6　市区町村子ども家庭総合支援拠点の概要

市区町村における児童等に対する必要な支援を行う体制の関係整理（イメージ図）

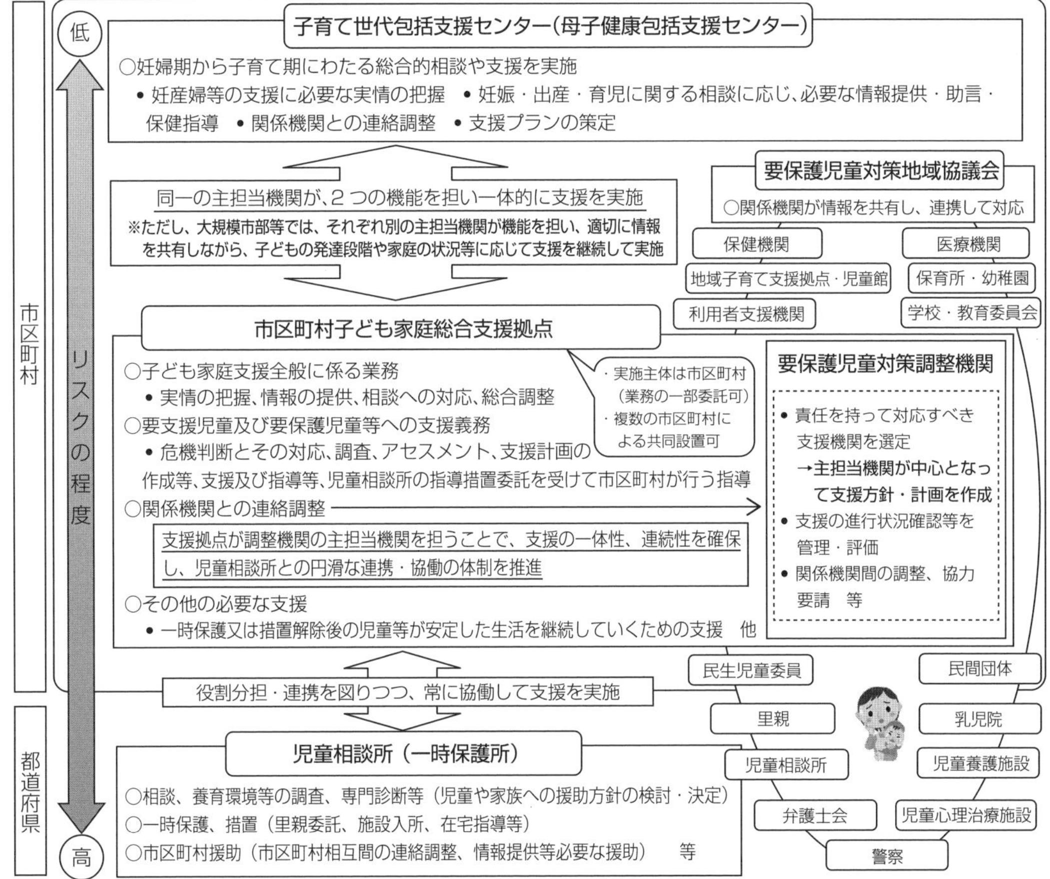
低
高
リスクの程度
市区町村
都道府県
子育て世代包括支援センター（母子健康包括支援センター）
○妊婦期から子育て期にわたる総合的相談や支援を実施
• 妊産婦等の支援に必要な実情の把握　• 妊娠・出産・育児に関する相談に応じ、必要な情報提供・助言・保健指導　• 関係機関との連絡調整　• 支援プランの策定
同一の主担当機関が、2 つの機能を担い一体的に支援を実施
※ただし、大規模市部等では、それぞれ別の主担当機関が機能を担い、適切に情報を共有しながら、子どもの発達段階や家庭の状況等に応じて支援を継続して実施
要保護児童対策地域協議会
○関係機関が情報を共有し、連携して対応
保健機関
医療機関
地域子育て支援拠点・児童館
保育所・幼稚園
利用者支援機関
学校・教育委員会
市区町村子ども家庭総合支援拠点
○子ども家庭支援全般に係る業務
• 実情の把握、情報の提供、相談への対応、総合調整
○要支援児童及び要保護児童等への支援義務
• 危機判断とその対応、調査、アセスメント、支援計画の作成等、支援及び指導等、児童相談所の指導措置委託を受けて市区町村が行う指導
○関係機関との連絡調整
支援拠点が調整機関の主担当機関を担うことで、支援の一体性、連続性を確保し、児童相談所との円滑な連携・協働の体制を推進
○その他の必要な支援
• 一時保護又は措置解除後の児童等が安定した生活を継続していくための支援　他
・実施主体は市区町村（業務の一部委託可）
・複数の市区町村による共同設置可
要保護児童対策調整機関
• 責任を持って対応すべき支援機関を選定
→主担当機関が中心となって支援方針・計画を作成
• 支援の進行状況確認等を管理・評価
• 関係機関間の調整、協力要請　等
民生児童委員
民間団体
役割分担・連携を図りつつ、常に協働して支援を実施
里親
乳児院
児童相談所（一時保護所）
○相談、養育環境等の調査、専門診断等（児童や家族への援助方針の検討・決定）
○一時保護、措置（里親委託、施設入所、在宅指導等）
○市区町村援助（市区町村相互間の連絡調整、情報提供等必要な援助）　等
児童相談所
児童養護施設
弁護士会
児童心理治療施設
警察

※子育て世代包括支援センターや市区町村子ども家庭総合支援拠点の設置に当たっては、同一機関が 2 つ機能を担うなどの設置方法を含め、各市区町村の母子保健及び子ども家庭相談の体制や事情に応じて検討すること。

出典）厚生労働省ウェブサイト「市町村・都道府県における子ども家庭総合支援体制の整備に関する取組状況について（追加資料）」（平成 30 年 10 月）.

月時点では983市町村の1,717ヵ所に設けられている（厚生労働省資料『子育て世代包括支援センターの実施状況』より）。

子育て世代包括支援センターの必須業務として、妊産婦・乳幼児等の実情を把握すること、妊娠・出産・子育てに関する各種の相談に応じ、必要な情報提供・助言・保健指導を行うこと、支援プランを策定すること、保健医療または福祉の関係機関との連絡調整を行うことが挙げられている。

(3) 市区町村子ども家庭総合支援拠点

2016（平成28）年5月に成立した「児童福祉法等の一部を改正する法律」（平成28年法律第63号）において、基礎的な地方公共団体である市町村は、子どもの最も身近な場所における子どもおよび妊産婦の福祉に関する支援業務を適切に行わなければならないことが明確化され、子どもとその家庭および妊産婦等を対象に、実情の把握、子ども等に関する相談全般から通所・在宅支援を中心としたより専門的な相談対応や必要な調査、訪問等による継続的なソーシャルワーク業務までを行う機能を担う拠点（市区町村子ども家庭支援拠点）の整備に努めなければならないと規定され、今後、児童人口の規模に応じて整備が進められることになった（**図4−10-6**）。

(4) 学生によるオレンジリボン運動(3)

厚生労働省では、2012（平成24）年から、近い将来親になる若者たちが「**オレンジリボン運動**」を行うことにより、児童虐待問題への関心を高め、虐待の予防につなげていくことを目的として、「学生によるオレンジリボン運動―若年者に向けた児童虐待予防のための広報・啓発の試行的取組」を開始した。開始当初は7校の大学等に対して、児童虐待防止の啓発運動の実施を呼びかけ、試行的に実施された。

2015（平成27）年度からは、より多くの大学等の学生自身が主体となり創意工夫して「オレンジリボン運動」を実施するため、特定非営利活動法人児童虐待防止全国ネットワークにおいて実施されており、2018（平成30）年度は60校で実施され、毎年度の終わりには、各校で実施したオレンジリボン運動について、第一次審査を通過した大学などによる発表が行われている（NPO児童虐待防止全国ネットワーク「オレンジリボン運動」より）。

オレンジリボン運動
2004（平成16）年に栃木県小山市で起きた3歳と4歳になる2人の兄弟が父親の知人に暴行を受けたうえ、橋から川に投げ込まれるという事件をきっかけにはじまった児童虐待防止のための広報・啓発活動を行う市民運動。この運動では、子ども虐待防止の賛同者が、それぞれ胸にオレンジリボンを着けることで、子ども虐待防止の活動に参加し、子育てを暖かく見守る意志のあることを示す。

[3] 虐待を受けた子どもの保護

虐待を受けている、またはそのおそれがある子どもについては、第一に一時保護を行う必要がある。一時保護の目的は、子どもの生命の安全を迅速に確保することである。単に生命の危険にとどまらず、現在の環境におくことが子どもの安全な家庭生活を確保する上で明らかに問題があると判断されるときは、まず一時保護を行う必要があり、子どもへの危険を回避した上で、虐待を行っている保護者への調査や指導を進めることができる。子どもの観察や意見聴取においても、保護者から離し、一時保護による安全な生活環境下に置くことで、より的確な情報収集を行うことが期待できる。以上の目的から必要とされる場合は、躊躇せず一時保護を行い、その上で虐待の事実等を調査するということが子どもの最善の利益といえる。緊急一時保護が必要か否かは、児童虐待防止法では、児童虐待に係る通告を受けた児童相談所は、子どもの安全の確認を行うための措置を講ずるとともに、必要に応じ一時保護（児童福祉法33条1項）を行うものとされ（児童虐待防止法8条2項）、その実施にあたっては、速やかに行うものとするとされている（児童虐待防止法8条3項)。2017（平成29）年の児童福祉法改正により、児童相談所長が行う一時保護について、親権者等の意に反して2ヵ月を超えて行う場合には、家庭裁判所の承認を得なければならないことになった。

[4] 虐待を受けた子どもの自立支援

保護者のない児童、被虐待児など家庭環境上養護を必要とする児童などに対し、公的な責任として、社会的に養護を行う。社会的養護は、「子どもの最善の利益のために」と「社会全体で子どもを育む」を理念として行われており、乳児院、児童養護施設、児童心理治療施設、児童自立支援施設、母子生活支援施設、自立援助ホームに、約4万5千人の対象児童が在籍している（福祉行政報告例・2018〔平成30〕年3月末現在)。

児童福祉法等の一部を改正する法律（平成28年法律第63号）によって、全ての児童が健全に育成されるよう、児童虐待について発生予防から自立支援まで一連の対策の更なる強化等を図るため、児童福祉法の理念を明確化するとともに、母子健康包括支援センターの全国展開、市町村および児童相談所の体制の強化、里親委託の推進等の所要の措置を講ずることが、挙げられた。特に、被虐待児童への自立支援として、①親子関係再構築支援について、施設、里親、市町村、児童相談所などの関係機関等が連携して行うべき旨を明確化する。②都道府県（児童相談所）の業務として、里親の開拓から児童の自立支援までの一貫した里親支援を位置づける。③養子縁組里親を法定化するとともに、都道府県（児童相談所）の業務として、養子縁組に関する相談・支援を位置づける。④自立援助ホームについて、22歳の年度末までの間にある大学等就学中の者を対象に追加する。ということを進めていくことが示された。

D. 児童虐待に関わる課題

[1] 関係機関の連携

緊急性や重症度の高い事案については、対面による引継ぎや同行訪問等による引継ぎも検討する等、状況がより正確に伝えられるような工夫が必要となる。要保護児童対策地域協議会で協議されているケースでも、状況を確認するだけでなく、それぞれ関係機関の役割分担や期限設定も含めて情報共有する等の対応が必要である。また、転居事例については、転居したことを把握していない場合もあり、要保護児童対策地域協議会においては、対象となっている家庭の転居を確実に把握する仕組みづくりを検討する必要がある[4]。

2019（令和元）年の児童福祉法等改正により、関係機関等は要対協から資料または情報の提供、意見の開陳その他必要な協力の求めがあった場合は、これに応じるように努めなければならないことになった（児童福祉法25条の3の第2項）。また、児童虐待を受けた児童が住所等を移転する場合に、移転前の住所等を管轄する児童相談所長は移転先の児童相談所長に速やかに情報提供を行うとともに、情報提供を受けた児童相談所長は要対協に速やかに情報交換を行うことができるための措置等を講ずるものとすることになった（児童虐待防止法4条6項）。

［2］支援を必要とする養育者の早期発見

虐待死亡事例の検証報告結果から、心中以外の虐待死の中で0ヵ月児事例の発生数は、0歳児死亡事例の50.0％と高い水準でとなっている。また心中以外の虐待死での実母が妊娠期・周産期に抱えていた問題をみると、「遺棄」が36.5％と最も多く、次いで「予期しない妊娠／計画していない妊娠」「妊婦健診未受診」「自宅分娩（助産師などの立ち会いなし）」が30.8％を占めている。地方公共団体においては、支援が必要と思われる妊婦がいた場合に、組織として支援対象とする判断基準をもち、妊娠期から子育て期までの長期的視野をもった対応を検討するとともに、関係機関と母子保健担当部署が出産前から連携を図ることで、出産後の母子が健やかな生活を送れるよう、支援していくことが重要である。また、医療機関との連携のもと、妊婦健診の情報等を把握し未受診者への対応を徹底する等の対応が課題といえる。

［3］市町村および児童相談所の相談体制の強化と職員の資質向上

児童相談所および市町村における虐待相談対応件数は、統計をとり始めて以降、毎年増加の一途にある。第15次報告の結果によると、死亡事例（心中以外）が発生した地域における児童相談所の当該事例担当職員の1年間（2017〔平成29〕年度）の受け持ち事例数は、1人当たり平均140.5件であり、そのうち虐待事例として担当している事例数は平均81.6件となっている。

児童相談所および市町村の体制強化については、「児童虐待防止対策体制総合強化プラン」（平成30年12月18日児童虐待防止対策に関する関係府省庁連絡会議決定）が出され、児童相談所における児童福祉司等の専門職の増員や、市区町村子ども家庭総合支援拠点の全市町村への設置、要保護児童対策地域協議会調整機関の調整担当者の全市町村への配置等を2022（令和4）年度末までに行うこととされている。各地方公共団体においては、計画的な増員、設置促進することが課題となっている。

注）

(1) 厚生労働省「児童虐待防止対策の抜本的強化について」平成31年3月19日児童虐待防止対策に関する関係閣僚会議，pp.10-16.

(2) 厚生労働省「子ども虐待による死亡事例等の検証結果等について（第15次報告）」社会保障審議会児童部会児童虐待等要保護事例の検証に関する専門委員会.

(3) オレンジリボン運動ウェブサイト「子ども虐待防止　オレンジリボンについて」特定非営利活動法人　児童虐待防止全国ネットワーク.

(4) 「令和元年度全国児童福祉主管課長・児童相談所長会議資料」（令和元年8月1日）https://www.mhlw.go.jp/stf/seisakunitsuite/bunya/000019801_00006.html

理解を深めるための参考文献

- **千賀則史『子ども虐待 家族再統合に向けた心理的支援―児童相談所の現場実践からのモデル構築』明石書店，2017.**
  児童相談所における実践研究として、子どもの安心・安全を確保しながら、家族再統合に向けた子ども・家族・援助者の関係性をいかに構築するのか、虐待対応の専門職として、何ができるのかを調査結果をもとに、新たな心理的支援の可能性を探り、モデル構築している。
- **子どもの虐待防止センター監修／坂井聖二著／西澤哲編『子ども虐待への挑戦―医療，福祉，心理，司法の連携を目指して』誠信書房，2013.**
  子ども虐待防止センターで長年力を尽くしてきた著者が、小児科の現場で体験したことをもとに児童虐待の早期発見について書かれており、さらに同僚や連携領域の心理職や弁護士の立場からも虐待防止にどう関わるか、虐待されている子どもの早期発見と救出を目指して、医療職と心理職ならびに福祉職の連携について示している。
- **林浩康『子ども虐待時代の新たな家族支援―ファミリーグループ・カンファレンスの可能性』明石書店，2008.**
  子どもの虐待について、家族支援をどのように行っていくかが重要な課題となっているが、諸外国では「ファミリーグループ・カンファレンス」について、日本でのソーシャルワーク実践に新しい可能性を示唆した文献である。

コラム　それでもお母さんが大好き

４歳から児童養護施設で生活していた小学校４年のＹ子が、母親と一緒に暮らすことになったため、親の訓練をはじめた。最初は職員同席の施設内で面会し、徐々に親子だけで過ごし、時間も延び、親子で外出し、一緒に買い物・外食が出来るようになった。さらに外泊を練習し、だんだんと期間を延ばしていた。このまま順調に進めば４月から引き取りだと検討されていた冬休みに、１週間ほどの外泊をした。いつもなら外泊から帰ってくると、お母さんに買ってもらったものや、一緒に行った場所など、周りがうんざりするほど元気に話してくるが、どうも様子がおかしい。すぐに部屋に入ってしまって、ごはんや風呂の声掛けの際にも様子が変だったため、就床前に１人の職員が本人のいる部屋に入っていくと、ポロポロ泣き出した。ゆっくり話を聴き、色々確認すると、背中にアイロンの三角の赤く水ぶくれになったやけどがあった。本人は「お母さんがアイロンをかけている時、間違ってころんじゃっただけ」と言う。児童相談所に連絡し、本人やお母さんと面談をしてもらうことになると職員が言うと、「児相に言わないで、言ったらもう家に帰れなくなる。お母さんの悪口をいう職員は嫌い」と何度も泣きながらいう。親から虐待を受けて保護されている子どもの多くは、親のところに帰りたい、自分がいい子でいたら虐待されないかも、親ももうしないと約束してくれたから、と期待を抱き続けていることが多い。高校の卒業時に進路について検討する際にやっと、半数の子どもたちは、自分がされてきたことは自分のせいではなく親の問題なんだ、自分で自立した生活をしよう、と考えられるようになっていく。しかし、残りの半数は、どんなに期待してその思いを裏切られてきても、今度こそと思い続けている。

虐待を受けた子どもたちと関わっていると、子どもの思いに寄り添う気持ちで、親たちを悪く言ってしまうことがある。「子どものあなたは悪くない」ということは前提だが、子どもが「うちの親はひどい」といったとしても、「本当にひどいね」と返してしまうと、多くの子どもは傷つき怒り出す。「ひどいと思っているんだね、怒りたいよね、寂しいね、悲しいね」と理解した上で、「ここはあなたを守るためにある。お父さん、お母さんはあなたと一緒に生活することが上手くできないので、練習してもらい出来るようになってもらわないと、家に帰ることはできない」ことも話していかなくてはならない。

11. いじめ・不登校

いじめや不登校は、教育関係者のみならず、広く国民が不安を感じるところであり、その改善、解決を図ることは教育領域だけでなく児童福祉領域の緊急の課題となっている。

文部科学省は、2008（平成 20）年度に「いじめ、不登校、暴力行為、児童虐待など、児童生徒の問題行動等の状況や背景には、児童生徒の心の問題とともに、家庭、友人関係、地域、学校等の児童生徒が置かれている環境問題が複雑に絡み合っていることから、児童生徒が置かれている様々な環境に着目して働き掛け、関係機関等との連携を強化し、問題を抱える児童生徒の課題解決を図るためのコーディネーター的な存在が、教育現場に必要である」として、**スクールソーシャルワーカー活用事業**(1)を開始した（**図 4-11-1**）。また、「**学校教育法施行規則**」の一部改正において、スクールソーシャルワーカーの職務内容を「学校における児童の福祉に関する支援に従事する」と規定した（2017〔平成 29〕年 4 月 1 日施行）。

スクールソーシャルワーカー活用事業
スクールソーシャルワーカーは、社会福祉士や精神保健福祉士等の福祉に関する専門的な資格を有する者、福祉や教育の分野において、専門的な知識・技術を有する者または活動経験の実績等がある者であって、次の職務内容を適切に遂行できる者を、スクールソーシャルワーカーとして選考する。①問題を抱える児童生徒が置かれた環境への働き掛け、②関係機関等とのネットワークの構築、連携・調整、③学校内におけるチーム体制の構築、支援、④保護者、教職員等に対する支援・相談・情報提供、⑤教職員等への研修活動。

学校教育法施行規則
学校教育法施行規則（1947〔昭和 22〕年）は、学校教育法施行令の下位法である省令である。

図 4-11-1　スクールソーシャルワーカー活用事業

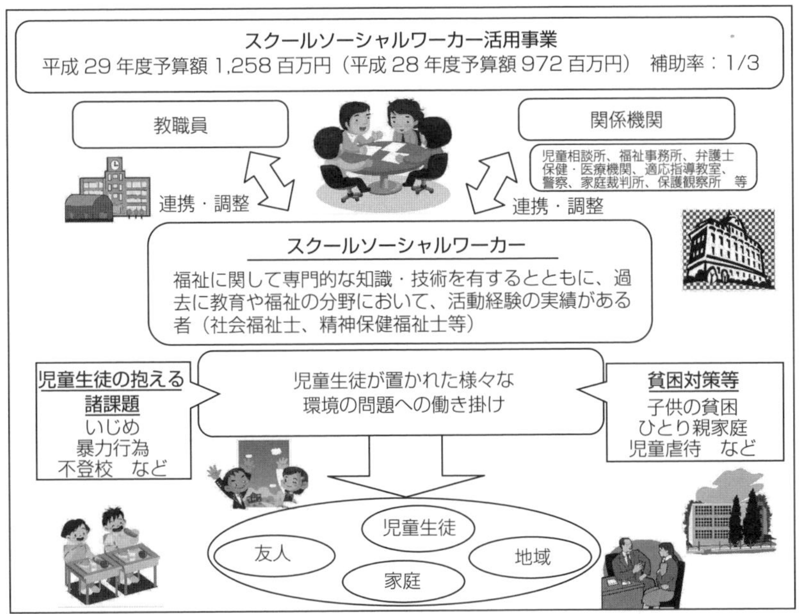

出典）文部科学省ウェブサイト『スクールソーシャルワーカー活用事業実施要領』p5.

A. いじめ

[1] いじめ認知の経緯

子どもが抱える問題が社会的な変化を見せだしたのは、1970年代前半に公立中学校を中心に発生した校内暴力である。文部省（現：文部科学省）はその対策として、強い管理的生活指導体制（校則など）を敷くこととなった。その結果、校内暴力は沈静化したが、児童生徒が抱える社会的・内的な課題は、不登校や長期欠席、暴力行為などのさまざまな問題として表出しだした。さらに、児童生徒の課題は、生徒間同士の人間関係に影響し、いじめにもつながった。そして、いじめが原因とみられる不登校、自殺、事件が年々増加し、深刻な社会問題、政治問題となった。

学校におけるいじめ問題は、1985（昭和60）年頃から「いじめ」自殺事件が多発したことで、マスコミが大きく取り上げ社会問題化した。この頃、「いじめ」における社会の理解は「いじめられるほうも悪い」「いじめは昔からあった」という考えが強く、「いじめを通して子どもは成長する」などというと風潮さえあった。そのため、1986（昭和61）年にいじめを苦に中学生が自らの命を絶ち、裁判にもなったが、いじめと自殺を直結させるべきでないという判断がなされている。当時の文部省の定義では「①自分より弱いものに対して、②身体的心理的攻撃を継続的に加え、③相手が深刻な苦痛を感じているものであって、④学校としてその事実を確認しているもの」とあり、いじめられるのは弱いものという認識やいじめかどうかを判断するのは教師側にあるという問題点が見られた。いじめの定義にある「学校としてその事実を確認しているもの」は、1994（平成6）年度の調査から削除された。

1994（平成6）年に、いじめによる自殺が1ヵ月に数件も起き、政府を挙げて対応を求められる深刻さとなった。文部省は、いじめ対策緊急会議を発足し、『児童生徒のいじめ等に関するアンケート調査結果』（1996〔平成8〕年）を公表、いじめ問題への取組みを提言した。この時期、**子ども権利条約**の発効の影響もあり、社会の認識は、「いじめる方が悪い」「現代のいじめは昔と違う」「いじめは許せない」などの変化を見せた。そして、1995（平成7）年には**スクールカウンセラー等活用事業**が開始された。2007（平成19）年1月、今までのいじめの定義を見直し「一定の人間関係のある者から、心理的・物理的な攻撃を受けたことにより、精神的な苦痛を感じているもの」とし、いじめかどうかは当該児童生徒の立場に立って判断するよう徹底するとした。しかし、その後もいじめ認知件数は増加、自殺も後を絶たず、いじめが多発する学校構造（校則・教育・人間

スクールカウンセラー等活用事業
1995（平成7）年、公立の小学校、中学校、義務教育学校、高等学校、中等教育学校、特別支援学校および地方公共団体が設置する児童生徒の教育相談を受ける機関（以下「学校等」という）に児童生徒の心理に関して高度に専門的な知識・経験を有するスクールカウンセラーまたはスクールカウンセラーに準ずる者（以下「スクールカウンセラー等」という）を配置。

関係など）の問題の広がりを示唆するものとなった。

[2] いじめ防止対策推進法

2011（平成 23）年、当時中学 2 年の男子がいじめを苦に自殺するに至った事件（大津市いじめ自殺事件）の翌年には本事件が誘因となって**いじめ防止対策推進法**が国会で可決され、2013（平成 25）年に施行された。

いじめ防止対策推進法は、1 条に目的、2 条に定義、3 条を基本理念としている。

第一条　この法律は、**いじめが、いじめを受けた児童等の教育を受ける権利を著しく侵害し、その心身の健全な成長及び人格の形成に重大な影響を与えるのみならず、その生命又は身体に重大な危険を生じさせるおそれがある**ものであることに鑑み、児童等の尊厳を保持するため、いじめの防止等（いじめの防止、いじめの早期発見及びいじめへの対処をいう。以下同じ。）のための対策に関し、基本理念を定め、国及び地方公共団体等の責務を明らかにし、並びにいじめの防止等のための対策に関する基本的な方針の策定について定めるとともに、いじめの防止等のための対策の基本となる事項を定めることにより、いじめの防止等のための対策を総合的かつ効果的に推進することを目的とする。

第二条　この法律において「いじめ」とは、児童等に対して、当該児童等が在籍する学校に在籍している等当該児童等と一定の人的関係にある他の児童等が行う心理的又は物理的な影響を与える行為（インターネットを通じて行われるものを含む。）であって、当該行為の対象となった児童等が心身の苦痛を感じているものをいう。

第三条　いじめの防止等のための対策は、いじめが全ての児童等に関係する問題であることに鑑み、児童等が安心して学習その他の活動に取り組むことができるよう、学校の内外を問わずいじめが行われなくなるようにすることを旨として行われなければならない。

2　いじめの防止等のための対策は、全ての児童等がいじめを行わず、及び他の児童等に対して行われるいじめを認識しながらこれを放置することがないようにするため、いじめが児童等の心身に及ぼす影響その他のいじめの問題に関する児童等の理解を深めることを旨として行われなければならない。

3　いじめの防止等のための対策は、いじめを受けた児童等の生命及び心身を保護することが特に重要であることを認識しつつ、国、地方公共団体、学校、地域住民、家庭その他の関係者の連携の下、いじめの問題を克服することを目指して行われなければならない。

図 4-11-2　いじめの認知（発生）率の推移（1,000 人当たりの認知件数）

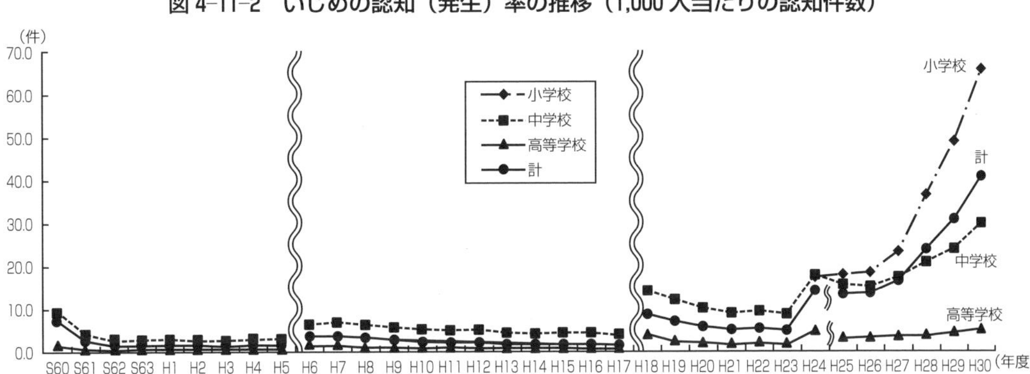

出典）文部科学省ウェブサイト「平成 30 年度児童生徒の問題行動・不登校等生徒指導上の諸課題に関する調査結果について」p.25.

[3] いじめの現状と背景

文部科学省の『**平成 30 年度児童生徒の問題行動・不登校等生徒指導上の諸課題に関する調査結果**』によると、小・中・高等学校および特別支援学校におけるいじめの認知件数は 54 万 3,933 件（前年度 41 万 4,378 件）と前年度より 12 万 9,555 件増加しており、児童生徒 1,000 人当たりの認知件数は 40.9 件（前年度 30.9 件）である（**図 4-11-2**）。近年、児童生徒 1,000 人当たりの認知件数の都道府県の差は、小さくなっているが、いまだに教員のいじめ認知に差があることは、紛れもない事実である。また、いじめ防止対策推進法 28 条 1 項に規定する**重大事態**の発生件数は 602 件（前年度 474 件）と増加している。

いじめの重大事態
いじめ防止対策推進法 28 条 1 項
一　いじめにより当該学校に在籍する児童等の生命、心身又は財産に重大な被害が生じた疑いがあると認めるとき。
二　いじめにより当該学校に在籍する児童等が相当の期間学校を欠席することを余儀なくされている疑いがあると認めるとき。

いじめの発見のきっかけは、学校の教員などによるものが約 66% と高いが、本人の訴えによるものが約 18% となっている。また、いじめの内容では、小、中、高、特別支援学校とも冷やかしやからかい、悪口や脅し文句、嫌なことを言われるなどが、半数以上を占めている。高等学校ではパソコンや携帯による誹謗・中傷が高くなっている。

いじめにおいて、ふざけや、いたずらという認識を変えなければならない。「ふざけ」型のいじめの重大性を明確に認識することが重要である。現在、「**心理的ふざけ**」や「**物理的ふざけ**」がいじめの中核になっていると、森田洋司らは述べている[(2)]。また、いじめが見えにくかったり、いじめが継続したりエスカレートしやすい、いじめられている児童生徒が増えているなどの特徴がある。

心理的ふざけ
学用品などを隠し、困って探しているのを楽しむなど。

物理的ふざけ
プロレスごっこなどの中で、一方的に殴るなど。

いじめの背景には、学校という構造的な課題やわが国に根付いてない人権の課題、環境変化（子どもの遊びの減少やテレビやメディアの影響など）、大人による体罰なども影響していると考えられる。

[4] スクールソーシャルワーカーの役割

いじめ防止対策推進法において、学校は、当該学校におけるいじめの防止等に関する措置を実効的に行うため、複数の教職員・心理や福祉等の専門的知識を有する者その他の関係者により構成される「いじめの防止等の対策のための組織」（以下「学校いじめ対策組織」という）を置く（法 22 条）とし、スクールソーシャルワーカーが組織の一員として対応することが明記されている。

スクールソーシャルワーカーは児童生徒の尊厳保持の立場で、いじめを受けた児童生徒の安全・安心・教育保障などを学校組織の一員として教員とともに支えていかなければならない。また、必要に応じて（いじめが犯罪行為である場合など）関係機関との連携を行い、いじめを受けた保護者への支援やクラス環境（人間関係）を教員とともに調整するなど、学校組織における役割を認識し活動することが重要である。

また、いじめが発見された時の対応だけでなく、学校内でのいじめの予防や発見に努めることが大切であり、スクールソーシャルワーカーは客観的に学校組織をアセスメントし、いじめ予防・発見の組織構築（チーム支援）に働きかけること大切である。

B. 不登校

［1］不登校の経緯

現在の不登校という用語が使用されるのは1991（平成3）年以降で、それ以前は学校恐怖症や登校拒否と言われた時期があった。本節では、学校恐怖症や登校拒否が使われた時期も含め、不登校とする。受験戦争という言葉が使われた1970年代は優等生の息切れとして不登校の理解が始まった。1980（昭和55）年以降、学校に行かないだけで普段は同じであることから、不登校を成熟の準備期間であるとし、成熟を待つための居場所づくりを中心に支援が始まった。しかし、さまざまな対応を駆使しても減少しない不登校に対し、文部科学省の「不登校問題に関する調査研究協力者会議」(2003〔平成15〕年）は「子どもを放って置くことで状況は改善しない」として教師らが学校復帰へ向けて働きかけることの重要性を提示した報告書骨子案をまとめた。2016（平成28）年の『不登校児童生徒への支援に関する最終報告：文部科学省』において、支援の目標を「児童生徒が将来的に精神的にも経済的にも自立し、豊かな人生を送れるよう、その社会的自立に向けて支援することである。」とし、学校登校が目標ではなく社会的自立を目標とした支援の展開を明らかにした。不登校の理解の変遷に伴い、支援目標も変化していった。また、文部科学省では、2007（平成19）年度から「問題を抱える子ども等の自立支援事業」により、不登校などの未然防止、早期発見・早期対応など児童生徒の支援を行うため、教育委員会が設置・運営し、不登校児童生徒の指導・支援を行う**教育支援センター（適応指導教室）**を活用した取組みなどを支援している。2017（平成29）年度からは「不登校への対応におけるNPO等の活用に関する実践研究事業」において、不登校児童生徒に多様な支援を行うため、NPO等の学校外の機関などに対して、不登校児童生徒の実態に応じた効果的な活動プログラムの開発などを委託している。

教育支援センター（適応指導教室）
不登校児童生徒の集団生活への適応、情緒の安定、基礎学力の補充、基本的生活習慣の改善等のための相談・適応指導（学習指導を含む。以下同じ）を行うことにより、その学校復帰を支援し、もって不登校児童生徒の社会的自立に資することを目的として教育委員会によって設置されている。

[2] 不登校の現状と背景

不登校について文部科学省は「何らの心理的・情緒的・身体的・あるいは社会的な要因・背景により児童生徒が登校していないあるいはしたくともできない状況にあるため年間30日以上欠席した者のうち、病気や経済的理由によるものを省いたもの」と定義している。

不登校は、小・中学生において1997（平成9）年度に10万人を超え、それ以降増加の傾向をたどっている。少子化で小・中学生の数が減少しているにもかかわらず2018（平成30）年度は16万4,528人と過去最高となった（**図4-11-3**）。高校生においても5万2,723人と前年度より増加した（**図4-11-4**）。不登校になったきっかけは学習の課題、対人関係、いじめ等だけでなく、なんとなく行かなくなったという場合もある。また、発達障害のある児童生徒が周囲との人間関係や学習におけるつまずき、学校環境への不適応等をきっかけに不登校にいたることも増えている。

[3] スクールソーシャルワーカーの役割

文部科学省は、2016（平成28）年9月**「不登校児童生徒への支援の在り方について」**において、支援の視点は児童生徒が自らの進路を主体的に捉えて、社会的に自立することを目指す必要があること、学校教育の意義・役割、不登校の理由に応じた働きかけやかかわりの重要性、家庭への支援について提言している。そして、学校の取組みとして、①「児童生徒理解・教育支援シート」を活用した組織的・計画的支援、②不登校が生じないような学校づくり、③不登校児童生徒に対する効果的な支援の充実、④スクールカウンセラーやスクールソーシャルワーカーとの連携協力、⑤

図4-11-3　児童生徒の不登校推移

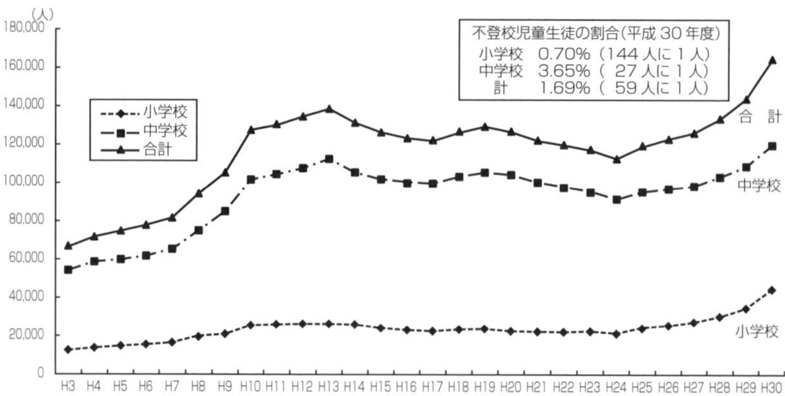

出典）文部科学省ウェブサイト「平成30年度児童生徒の問題行動・不登校等生徒指導上の諸課題に関する調査結果について」p.72.

図 4-11-4　高校生の不登校数と割合

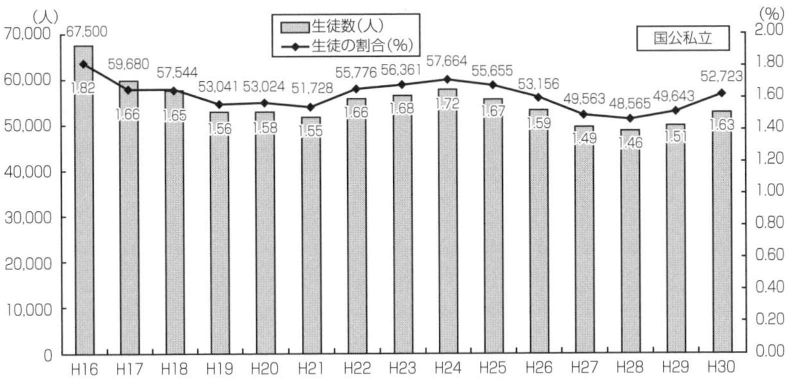

出典）文部科学省ウェブサイト「平成 30 年度児童生徒の問題行動・不登校等生徒指導上の諸課題に関する調査結果について」p.102.

家庭訪問を通じた児童生徒への積極的支援や家庭への適切な働きかけ、⑥不登校児童生徒の登校にあたっての受入体制、⑦児童生徒の立場に立った柔軟な学級替えや転校等の対応について示している。これらは、学校が不登校児童生徒への支援として行わなければならないことである。スクールソーシャルワーカーは学校や児童生徒をサポートするために、学校現場でコーディネート的な立場で、問題を抱える児童生徒が置かれた環境への働き掛け、関係機関等とのネットワークの構築、連携・調整、学校内におけるチーム体制の構築、保護者、教職員等に対する支援・相談などにおいて、効果的なソーシャルワーク実践を行う必要がある。

C. いじめ・不登校におけるスクールソーシャルワークの課題

いじめが、完全になくなることは不可能かもしれない。しかし、いじめが起こりにくい環境にしていくことは可能である。いじめは、学校現場の課題だけでなく、子どもの最善の利益を目指して改善・解決を図るべき児童福祉領域の課題でもある。スクールソーシャルワーカーの強みを生かし、子どものいじめに影響を与えうる環境（学校・家庭・地域）に着目し、いじめが起きにくい環境づくりに向けたスクールソーシャルワーク実践を、学校現場のみならず、家庭や地域において展開していくことが今後の課題となる。

現在の不登校は、これが原因で不登校になったというよりも、子ども自身と環境の相互作用で起きていることが多く、不登校となった児童生徒の社会的自立に向けた支援だけでなく、不登校における予防、早期の気づきが大切である。言い換えれば、子どもと環境の状況から不登校になりうるかもしれないという予測である。さらに、欠席の兆候が見られたら、早期発見・早期対応に切り替えた支援を行うことが重要である。不登校については、子どもが学校不適応を起こしているという捉え方が強いが、学校が子どもに合わなくなってきているという側面もある。今後も不登校予防・早期発見・早期対応には、予防・発見・支援機能をもつスクールソーシャルワーク実践に期待されるところが大きい。不登校児童生徒への支援は、子どもの発達権や学習権、参加権などの実現を目指すスクールソーシャルワーカーの重要課題である。

現在は、学校教育現場や教育行政においてスクールソーシャルワーカーの要請、配置が進み、ソーシャルワークの知識、技術のある社会福祉士・精神保健福祉士が多く活躍している。一般社団法人日本ソーシャルワーク教育学校連盟は、**「スクール（学校）ソーシャルワーク教育課程認定事業」**を実施し、より専門性の高いスクールソーシャルワーカーを養成している。

注）

(1) 文部科学省「2017年度スクールソーシャルワーカー活用事業実施要領等」より.
(2) 森田洋司・清永賢二『いじめ―教室の病い』新訂版，金子書房，1994.

理解を深めるための参考文献

- **日本弁護士連合会『いじめ問題ハンドブック―発見・対応から予防まで』こうち書房，1995.**
  弁護士の立場から、いじめについての理解、具体的な救済のあり方や留意点についてまとめられた実践的なハンドブックで社会福祉士のいじめ理解、支援の参考となる文献である。
- **森田洋司・清永賢二『いじめ―教室の病い』新訂版，金子書房，1994.**
  いじめ現象における人間関係について、代表的な学説の理解を深める文献である。

12. 女性福祉

A. 売春防止法

公娼制度があった戦前の日本では、婦人団体を中心とした廃娼運動が1880年代以降断続的に続けられていたが[(2)]、制度の廃止には至らなかった。戦後になり、社会情勢の変化や女性運動の高まりを背景に、1956（昭和31）年に**売春防止法**が制定され（1958〔昭和33〕年施行）、これによって売春が禁止され、公娼制度が解体されることになった。

［1］売春防止法の概要

売春防止法は、売春する女性とあっせん業者を処罰する側面と、売春した女性および売春するおそれのある女性（**要保護女子**）を保護更生させる**婦人保護事業**の側面を併せ持った法律である。1条で、「この法律は、売春が人としての尊厳を害し、性道徳に反し、社会の善良の風俗をみだすものであることにかんがみ、売春を助長する行為等を処罰するとともに、性行又は環境に照して売春を行うおそれのある女子に対する補導処分及び保護更生の措置を講ずることによつて、売春の防止を図ることを目的とする」として、売春する主体を女性に限定しつつ、処罰と保護更生の両方を提示している。さらに3条では、「何人も、売春をし、又はその相手方となつてはならない」と規定するものの、法律のなかに売春そのものに対する罰則はなく、売春を勧誘、斡旋、助長するような行為に対して処罰をするものとなっている。

一方で、売春防止法では、5条（勧誘罪）に違反した満20歳以上の女性が懲役または禁錮刑の執行を猶予されたときは、補導処分とすることができ（17条1項）、補導処分とされた者に対しては**婦人補導院**に収容し、その更生のために必要な補導を行うこととなっている（17条2項）。また、「性行又は環境に照して売春を行うおそれのある女子」を「要保護女子」として、**婦人相談所**が、その相談に応じたり、本人やその家庭について必要な調査、医学的・心理学的・職能的判定を行うとともに必要な指導を行ったり、一時保護を行うこととされている（34条3項）。

公娼制度
公権力による売買春の統制制度。日本では16世紀に確立したが、明治期に近代的公娼制度が導入された。形式上の芸娼妓解放令（1872〔明治5〕年）や娼妓取締規則（1900〔明治33〕年）などにもかかわらず、廃業は自由ではなく、実態としては前借金等で貧困女性を拘束する制度であった[(1)]。

廃娼運動
公娼制度の廃止を目指す運動。日本では明治初期から始まり、日本キリスト教婦人矯風会、廓清会、救世軍などが中心となった。

社会情勢の変化
敗戦後は米軍相手の慰安施設の需要が生じたが、性病の蔓延で1946（昭和21）年にGHQによる廃娼令が出された後、私的な街娼となる女性が増加し、社会問題となった。この状況を背景に、戦後の婦人参政権付与とともに活発化した女性団体が主導し、戦後の売春禁止運動が展開した[(2)]。

売春防止法5条
売春をする目的で、次の各号の一に該当する行為をした者は、六月以下の懲役又は一万円以下の罰金に処する。
一　公衆の目にふれるような方法で、人を売春の相手方となるように勧誘すること。
二　売春の相手方となるように勧誘するため、道路その他公共の場所で、人の身辺に立ちふさがり、又はつきまとうこと。
三　公衆の目にふれるような方法で客待ちをし、又は広告その他これに類似する方法により人を売春の相手方となるように誘引すること。

[2] 売春防止法の問題点

売春防止法は、売春を禁止し、公娼制度の解体を導いたという点で評価される反面、法律に売春する女性への偏見が内包されること、売春をする「おそれ」だけでも補導処分や保護更生の措置をとり得るものであること、また「対償を受け、又は受ける約束で、不特定の相手方と性交すること」(2条)という「売春の定義」に抜け道が多いこと、売春が売る側および仲介する者の問題とされ売春の相手方の処罰規定が設けられていないことなど、多くの批判がある(3)。

さらに、売春は表面的には禁止されているものの、「風俗営業等の規制及び業務の適正化等に関する法律(風営法)」における「性風俗関連特殊営業」という形態が、売春の温床となっているという指摘もある(4)。こうした法の抜け穴を整備して、売春防止法を実効性のあるものにすべきとする主張がある一方で、現在では議論が多様化し、自由意思に基づく売春を「セックスワーク」と呼び、正当な労働として非犯罪化しようとする立場もある(5)。

なお、売春防止法のもつ婦人保護事業としての側面は、通知や法律の制定によってその対象範囲を拡大し、支援を要する女性の多様なニーズに対応する機能を担うようになってきた。この概要についてはC項で述べる。

仲介する者の問題
売春防止法では、売春の周旋、強要、対償の収受、前貸、契約、場所の提供、売春させる業、資金提供などに対して罰則を設けている。

売春の相手方
1970年代には、「買う側」の問題性を問う「買春」という言葉が使用されはじめ、普及した。現在では、「売買春」という用語が使われることが多い。

風俗営業等の規制及び業務の適正化等に関する法律
1948(昭和23)年制定、1984(昭和59)年改称。風俗営業および性風俗関連特殊営業等について、営業時間、営業区域等の制限などを規定する。性風俗関連特殊営業は、都道府県公安委員会に届け出て、必要要件を満たしていれば合法的営業となる。

B. 配偶者からの暴力の防止及び被害者の保護等に関する法律(DV防止法)

ドメスティック・バイオレンス(DV)が日本国内の政策課題として本格的に取り上げられるようになった契機は、第4回世界女性会議(1995年)で採択された「北京宣言および行動綱領」で、重要分野の1つに「女性に対する暴力」が位置づけられ、国内行動計画に盛り込む必要性が生じたことであった(6)。その後、政府の国内行動計画として初めて「女性に対する暴力の根絶」を女性の人権課題に掲げた「男女共同参画2000年プラン」(1996〔平成8〕年)などを経て、2001(平成13)年に**「配偶者からの暴力の防止及び被害者の保護に関する法律」(DV防止法・現:「配偶者からの暴力の防止及び被害者の保護等に関する法律」)**が制定された。その後、2004(平成16)年、2007(平成19)年、2013(平成25)年に改正が行われ、暴力の範囲や保護命令の対象が徐々に広げられてきた。

ドメスティック・バイオレンス
domestic violence(DV)
明確な定義はなく、原語での意味は「家庭内暴力」(親から子への暴力等を含む)であるが、日本では「配偶者や恋人など親密な関係にある、またはあった者から振るわれる暴力」という意味で使用されることが多い。DV防止法では、「配偶者からの暴力」を対象としている。

男女共同参画2000年プラン
同年の男女共同参画ビジョンを指針としている。男女共同参画ビジョンでは、国連「女性に対する暴力撤廃宣言」(1993年)に示された国際女性の人権基準を基本的な視点として提示している。

[1]「配偶者からの暴力」の定義

対象となるのは「**配偶者からの暴力**」だが、離婚したあとに引き続き受ける暴力も対象となる。「配偶者」には、事実婚の状態にある者を含み、「離婚」には、事実婚の状態を解消した場合も含まれる（1条3項）。さらに、生活の本拠を共にする交際相手からの暴力（関係解消後に続く場合も含む）にも準用される（28条の2）。また「身体に対する暴力（身体に対する不法な攻撃であって生命又は身体に危害を及ぼすものをいう）」だけでなく、「これに準ずる心身に有害な影響を及ぼす言動」も暴力に含まれる（1条1項）。

なお、法律ではDVの加害者および被害者として男女両性を想定しているが、法律の前文においては、「配偶者からの暴力の被害者は、多くの場合女性であり、経済的自立が困難である女性に対して配偶者が暴力を加えることは、個人の尊厳を害し、男女平等の実現の妨げとなっている」として、法の主目的が女性の被害者の救済にあることが示唆されている。実態としても、警察によって検挙された配偶者間における傷害や暴行の被害者は女性が圧倒的に多く、2018（平成30）年に検挙されたケースでは、傷害事件（2,684件）の92.7％、暴行事件（4,830件）の90.8％で、女性が被害者となっている(7)。一方で、内閣府の調査（2017年）では、男性も19.9％が「身体的暴力」「精神的暴力」「経済的圧迫」「性的強要」のいずれかの被害を経験したと回答しており（女性は31.3％）(7)、今後男性の被害も解明される必要がある。

［2］計画

DV防止法では、国（内閣総理大臣、国家公安委員会、法務大臣、厚生労働大臣）による「基本方針」（「配偶者からの暴力の防止及び被害者の保護のための施策に関する基本的な方針」）の策定、都道府県による「都道府県基本計画」（「配偶者からの暴力の防止及び被害者の保護のための施策の実施に関する基本的な計画」）の策定が義務とされた（2条の2、2条の3）。さらに、市町村（特別区を含む）は「市町村基本計画」を定めるよう努めなければならない（2条の3第3項）。

［3］通報

配偶者からの暴力（身体に対する暴力に限る）を受けている者を発見した者には、配偶者暴力相談支援センターまたは警察官に通報する努力義務がある（6条1項）。医師その他の医療関係者は、配偶者からの暴力によって負傷しまたは疾病にかかったと認められる者を発見したときは、配偶者暴力相談支援センターまたは警察官に通報することができるとされているが（2項）、「その者の意思を尊重するよう努める」ともされている。

DV防止法改正の主な内容

2004年：①暴力の定義を拡大（身体的暴力に加え言葉や態度などによる精神的暴力も含む）、②保護命令の対象を元配偶者に拡大、退去命令の期間を2週間から2ヵ月へ拡大。
2007年：保護命令制度の拡充（「脅迫を理由とする保護命令」「電話等禁止命令」「親族への接近禁止」の導入）、市町村基本計画策定の努力義務化など。
2013年：同居する交際相手からの暴力が適用対象になり、法律名を「配偶者からの暴力の防止及び被害者の保護等に関する法律」に改称。

心身に有害な影響を及ぼす言動

「これ（身体的暴力）に準ずる心身に有害な影響を及ぼす言動」としては、「精神的な暴力」（心無い言動等により、相手の心を傷つけるもの）、「性的暴力」（性行為や中絶の強要、避妊の拒否など）等があたる。
ただし、保護命令制度については、「身体に対する暴力」と「生命等に対する脅迫」だけが対象となり、また、配偶者からの暴力の発見者による通報や警察官による被害の防止および警察本部長等の援助に関する規定については、「身体に対する暴力」だけが対象となる。

[4] 配偶者暴力相談支援センター

配偶者暴力相談支援センターは、DV被害者を支援する専門相談機関である。都道府県は、当該都道府県が設置する婦人相談所やその他の適切な施設において、配偶者暴力相談支援センターとしての機能を果たすようにすることを求められている（3条）。女性センターや福祉事務所に機能をもたせている都道府県もある。市町村での設置は努力義務である。

配偶者暴力相談支援センターの業務は、以下のとおりである(8)。

相談や相談機関の紹介／カウンセリング／被害者および同伴者の緊急時における安全の確保および一時保護／自立して生活することを促進するための情報提供その他の援助／被害者を居住させ保護する施設の利用についての情報提供その他の援助／保護命令制度の利用についての情報提供その他の援助

一時保護については、婦人相談所が自ら行うか、婦人相談所から一定の基準を満たす者に委託して行うが、母子生活支援施設や、民間シェルターも、基準を満たせば委託対象となる。

配偶者暴力相談支援センターの相談件数は、2017（平成29）年度の1年間で、来所・電話相談等あわせて10万6,110件（うち、女性10万4,082件、男性2,028件）であり、増加傾向にある。また、相談件数のうち1,495件は日本語が十分に話せない被害者から、7,423件は障害をもつ被害者から寄せられている(9)。

民間シェルター
民間団体によって運営されている、暴力を受けた被害者が緊急一時的に避難できる施設。

申立人への電話等禁止命令
申立人への接近禁止命令の期間中、次に掲げるいずれの行為も禁止する保護命令。
①面会の要求。②行動を監視していると思わせるような事項を告げ、または知り得る状態に置くこと。③著しく粗野または乱暴な言動。④無言電話、または緊急やむを得ない場合を除き、連続して、電話をかけ、ファクシミリ装置を用いて送信し、もしくは電子メールを送信すること。⑤緊急やむを得ない場合を除き、午後10時から午前6時までの間に、電話をかけ、ファクシミリ装置を用いて送信し、または電子メールを送信すること。⑥汚物、動物の死体その他の著しく不快または嫌悪の情を催させるような物を送付し、または知り得る状態に置くこと。⑦名誉を害する事項を告げ、または知り得る状態に置くこと。⑧性的羞恥心を害する事項を告げ、もしくは知り得る状態に置き、または性的羞恥心を害する文書、図画その他の物を送付し、もしくは知り得る状態に置くこと。

[5] 被害者の保護

被害者保護の体制としては、配偶者暴力相談支援センターの設置のほか、警察官による被害の防止（8条）、警察本部長等の援助（8条の2）、福祉事務所による自立支援（8条の3）、その他、関係機関の連携（9条）が定められている。

さらに、配偶者からの「身体に対する暴力又は生命等に対する脅迫」により、生命または身体に重大な危害を受けるおそれが大きいとき、裁判所は、被害者の申立てにより、配偶者に対して**保護命令**を出すことができる。保護命令はDV防止法の中核である。保護命令には、**接近禁止命令**と、**退去命令**がある（10条）。

①申立人への接近禁止命令（6ヵ月間、申立人の身辺につきまとい、またはその通常所在する場所の付近を徘徊（はいかい）してはならないことを命ずる保護命令）
②申立人への電話等禁止命令
③申立人の子への接近禁止命令

④申立人の親族等への接近禁止命令

⑤退去命令（2ヵ月間、申立人と共に生活の本拠としている住居から退去すること、およびその住居の付近を徘徊してはならないことを命ずる保護命令）

なお、②～④は①の命令の実効性を確保する付随的な制度であり、①と同時か、①がすでに出ている場合にのみ発令される[10]。保護命令に違反した者には、1年以下の懲役または100万円以下の罰金が科せられる（29条）。

退去命令
退去命令の期間は、「被害者が逃げて、荷物を運び出すのに十分な時間」とされる[6]。法制定時は2週間であったが、2004（平成16）年の改正により2ヵ月に拡大された。

[6] 今後の課題

2013（平成25）年の改正で法の適用対象範囲が「生活の本拠を共にする交際相手」まで拡大されたが、法の本来の対象が異性愛の「配偶関係」であることから、生活の本拠をともにしない親密な関係性や、同性同士の関係性が含まれないという問題がある。また、保護命令違反罪以外、加害者の法的責任が問われない点も議論されている[11]。加害者の更生についても、「加害者の更生のための指導の方法」に関する「調査研究の推進」への努力が指摘されるにとどまり[12]（25条）、継続した課題となっている。

C. 婦人保護事業

[1] 婦人保護事業の概要

婦人保護事業は、1956（昭和31）年に成立した売春防止法4章に規定された事業であり、婦人相談所・婦人相談員・婦人保護施設から構成されている。当初は、売春防止法施行に伴う業者の廃業で生活困窮に陥る女性の生活再建を図ることを目的としていたが、時代の変容と相談ニーズの多様化に伴い、「**要保護女子**」の規定を拡大解釈することによって、女性全般の相談支援を担う事業に変遷してきた。

2001（平成13）年にDV防止法が成立すると、配偶者暴力相談支援センターとしての役割を婦人相談所等が果たすこととなった。また、2004（平成16）年からは「人身取引対策行動計画」（平成16年12月）に基づき、婦人保護事業が人身取引被害者への支援を担うことになり、2013（平成25）年からは「DV防止法」および「ストーカー行為等の規制等に関する法律」の改正によって、ストーカー被害者の支援を婦人相談所が行うことになった[13]。現在、婦人保護事業の対象となる女性の範囲は、以下のようになっている[14]。

①売春経歴を有するもので、現に保護、援助を必要とする状態にあると認

婦人保護事業
現在の根拠法等は以下の4つである。
①売春防止法、②配偶者からの暴力の防止及び被害者の保護等に関する法律、③人身取引対策行動計画、④ストーカー行為等の規制等に関する法律。

人身取引対策行動計画
2000年11月に国連で人身取引議定書が採択されたことをきっかけに、人身取引に対する総合的・包括的な対策を推進するため策定された計画。その後「人身取引対策行動計画2009」「人身取引対策行動計画2014」が策定されている。

ストーカー行為等の規制等に関する法律
特定の者やその関係者に対する「つきまとい等」を規制し、被害者への援助措置を定めた法律。2000（平成12）年施行、2013（平成25）年、2016（平成28）年改正。

められる者

②売春経歴は有しないが、その者の生活歴、性向または生活環境等から判断して現に売春を行うおそれがあると認められる者

③配偶者からの暴力を受けた者（事実婚を含む）

④家庭環境の破綻、生活の困窮等正常な生活を営む上で困難な問題を有しており、かつ、その問題を解決すべき機関が他にないために、現に保護、援助を必要とする状態にあると認められる者

⑤人身取引被害者

⑥ストーカー被害者

配偶者からの暴力を受けた者
離婚した者も含む。また、第三次男女共同参画基本計画を踏まえ、2011（平成23）年3月より、恋人からの暴力を受けている者も一時保護の委託対象に加わった。

[2] 婦人保護事業の実施機関（根拠法：売春防止法）

(1) 婦人相談所

婦人相談所は、心身を傷つけられ、人権を侵害されるなどの、女性のさまざまな問題に対して、相談・保護・自立支援など専門的支援を切れ目なく一貫して行うことを目的とした公的機関である(13)。都道府県は、婦人相談所を設置しなければならない（売春防止法34条1項）とされ、各都道府県に設置されている。また、指定都市も婦人相談所を設置することができる（34条2項）。婦人相談所は、婦人保護事業の効果的推進を図るため、啓発活動、相談、本人およびその家庭環境等に関する調査、判定（医学的・心理学的・職能的）、指導・援助（就労や医療・福祉機関の紹介など）、一時保護を行う(15)。

一時保護
売春防止法に基づき、婦人保護施設への収容保護などの措置が取られるまでの間や、短期間の更生指導を必要とする場合などに行う。2002（平成14）年度からはDV防止法により、配偶者からの暴力被害者やその同伴する家族の一時保護も行う。なお、一時保護所は婦人相談所に設けなければならないが（売春防止法34条）、DV被害者支援においては、基準を満たす母子生活支援施設・民間シェルターも一時保護委託先となる（DV防止法3条4項）。2016（平成28）年度に婦人相談所により一時保護された女性は4,624人、同伴家族が4,018人、合計8,642人である。同伴家族の約6割が乳幼児、約3割が小学生。一時保護の理由は「夫等からの暴力」が69.5%であった(14)。

(2) 婦人相談員

都道府県知事、婦人相談所を設置した指定都市市長は、「社会的信望があり、職務遂行に必要な熱意と識見を持っている人」に**婦人相談員**を委嘱する（35条1項）。なお、婦人相談所を設置しない市の市長も、婦人相談員を委嘱することができる（35条2項）。2018（平成30）年4月1日現在、都道府県482名、市区1,018名、合計1,500名の婦人相談員が全国に配置されている(16)。都道府県の婦人相談員は、原則として婦人相談所長の指揮監督を受け、市の婦人相談員は原則として、福祉事務所長の指揮監督を受ける。婦人相談員は、要保護女子等の早期発見、相談、調査、判定（判定の依頼）、指導などを行うものとされている(15)。

2016（平成28）年に婦人相談所や婦人相談員が対応した相談種別は、多い順に「夫等からの暴力」（3万2,403人、40.8%）、「暴力以外の家族親族の問題（離婚問題を含む）」2万1,412人（27.0%）、「経済関係」（7,269人、9.2%）となっており(14)、暴力被害への対応が目立つ。

暴力被害
加害者が「夫等」「子・親・親族」「交際相手等」である場合を合計すると、暴力被害の相談は全体の48.1%となり、群を抜いている。

なお、婦人相談員を「非常勤」とする規定が設けられていたが（35条4

項)、2016（平成 28）年の売春防止法改正で削除された。しかし現在でも、非常勤ないし勤務年数の短い相談員が多いと指摘され、多様化、困難化するケースへの対応のため、婦人相談員の専門性を強化する作業が急務である[(17)]。

(3) 婦人保護施設

都道府県は、要保護女子を収容保護するための婦人保護施設を設置することができる（36 条）とされ、2018（平成 30）年 4 月 1 日現在、39 都道府県に 47 ヵ所設置されている[(18)]。婦人保護施設は、利用者の自立に向けて中長期的に心身の健康の回復を図りつつ、生活を支援するという役割を担うとともに、一時保護の委託先としても活用されている。要保護女子等の収容保護は、婦人相談所長が行う婦人保護施設への収容保護の決定に基づいて行う。

[3] 今後の課題

婦人保護事業はその対象範囲を徐々に広げてきたが、もともと売春防止法の規定を転用してきたことから、その弊害が指摘されている[(11)]。さらに、婦人保護事業における用語の古さや、支援を要する人の実態と制度運用との齟齬がみられることから、婦人保護事業のあり方について見直しが進んでいる[(19)]。

婦人保護事業のあり方についての見直し
2019 年 6 月時点で、運用面における見直し方針として、①他法他施策優先の取扱いの見直し、②一時保護委託の対象拡大と積極的活用、③婦人保護施設の周知・理解、利用促進、④携帯電話等の通信機器の使用制限等の見直し、⑤広域的な連携・民間支援団体との連携強化、⑥ SNS を活用した相談体制の充実、⑦一時保護解除後のフォローアップ体制等の拡充、⑧児童相談所との連携強化等、⑨婦人保護事業実施要領の見直し、⑩母子生活支援施設の活用促進、が挙げられている。

注)

ネット検索によるデータの取得日は，いずれも 2019 年 10 月 2 日.

(1) 藤目ゆき「公娼制度」井上輝子ほか編『岩波女性学事典』岩波書店，2002，pp.120-122.

(2) 藤目ゆき『性の歴史学—公娼制度・堕胎罪体制から売春防止法・優生保護法体制へ』不二出版，1997，pp.89-111，pp.326-331.

(3) たとえば，角田由紀子『性と法律—変わったこと、変えたいこと』岩波新書，2013，pp.215-225.

(4) 堀千鶴子「現代の買売春と婦人保護事業」林千代編『「婦人保護事業」五〇年』ドメス出版，2008，pp.83-86.

(5) 青山薫「セックスワーカーへの暴力をどう防ぐか—各国の法体系と当事者中心のアプローチ」SWASH 編『セックスワーク・スタディーズ—当事者視点で考える性と労働』日本評論社，2018，pp.138-145.

(6) 戒能民江「DV 防止法の成立」戒能民江編著『ドメスティック・バイオレンス防止法』尚学社，2001，pp.3-4，p.42.

(7) 内閣府男女共同参画局『男女共同参画白書　令和元年版』Ⅰ-6-1 図，Ⅰ-6-2 図. http://www.gender.go.jp/about_danjo/whitepaper/r01/zentai/html/zuhyo/zuhyo01-06-02.html

(8) 内閣府男女共同参画局ウェブサイト「配偶者暴力相談支援センター」. http://www.gender.go.jp/policy/no_violence/e-vaw/soudankikan/01.html

(9) 内閣府「配偶者暴力相談支援センターにおける配偶者からの暴力が関係する相談件数等の結果について（平成 29 年度）」（平成 30 年 9 月 28 日）.

http://www.gender.go.jp/policy/no_violence/e-vaw/data/pdf/2017soudan.pdf

(10) 裁判所ウェブサイト「保護命令の種類」.
http://www.courts.go.jp/saiban/syurui_minzi/hogomeirei_shurui/index.html

(11) 戒能民江「DV 被害者支援から見えてきたもの—支援の現状と課題」『国際ジェンダー学会誌』第 15 号，2017，pp.14-15，p.21．山口佐和子によれば，処罰についての賛否は分かれる．

(12) 山口佐和子「ドメスティック・バイオレンス」杉本貴代栄編『フェミニズムと社会福祉政策』ミネルヴァ書房，2012，pp.151-152.

(13) 厚生労働省婦人相談員相談・支援指針策定ワーキングチーム「婦人相談員相談・支援指針—厚生労働省平成 26 年度先駆的ケア策定・検証調査事業」(平成 30 年 10 月 24 日) 参考資料，pp.1-2.

(14) 厚生労働省「婦人保護事業の現状について」(平成 30 年 7 月 30 日) 資料 6-1
https://www.mhlw.go.jp/content/11920000/000340518.pdf

(15)「婦人保護事業実施要領」昭和 38 年 3 月 19 日厚生省発社第 34 号各都道府県知事宛厚生事務次官通知　厚生労働省発雇児第 1202002 号.
http://www.gender.go.jp/policy/no_violence/e-vaw/kanrentsuchi/pdf/03/r_03_1202002.pdf

(16) 厚生労働省子ども家庭局家庭福祉課「平成 29 年度婦人保護事業実施状況報告の概要」.

(17) 厚生労働省「婦人保護事業等における支援実態等に関する調査研究」報告書（抜粋)」(平成 30 年 8 月 23 日).
https://www.mhlw.go.jp/content/11920000/000345628.pdf

(18) 厚生労働省子ども家庭局家庭福祉課「平成 29 年度婦人保護事業実施状況報告の概要」.

(19) 厚生労働省子ども家庭局「婦人保護事業の運用面における見直し方針について」(令和元年 6 月 21 日).
https://www.mhlw.go.jp/content/11920000/000520193.pdf

理解を深めるための参考文献

- **角田由紀子『性と法律—変わったこと、変えたいこと』岩波新書，2013.**
  DV、売買春をはじめ、ジェンダーに関わる法の問題を、法律家の視点からわかりやすく説明している。
- **千田有紀・中西祐子・青山薫『ジェンダー論をつかむ』有斐閣，2013.**
  女性福祉の理解には、ジェンダー問題を広い文脈で捉えておくことが望ましい。本書は、家族、労働、教育、身体などさまざまなテーマをコンパクトながら独自の視点で提示しており、掘り下げて考えるきっかけとしてお薦めする。

国家試験対策用語集

アスペルガー症候群

〔Asperger syndrome〕

知的発達の遅れを伴わず、かつ、自閉症の特徴のうち言葉の発達の遅れを伴わないもの。発達障害者支援法（2条1項）で発達障害の1つとされている。アメリカ精神医学会の最新の診断基準（DSM-5）では自閉症スペクトラム障害に含むとされた。

新しい少子化対策について

2005（平成17）年、わが国が1899（明治32）年に人口動態の統計をとり始めて以来、初めて出生数が死亡数を下回り、出生数は106万人、合計特殊出生率は1.26と、いずれも過去最低を記録した。こうした予想以上の少子化の進行に対処するために、2006（平成18）年6月に少子化社会対策会議において本対策が決定された。「子ども・子育て応援プラン」の着実な推進にあわせ、全ての子育て家庭を支援する視点のもとに、妊娠・出産から高校・大学生期に至るまでの年齢進行ごとの新しい子育て支援策や、働き方の改革に関する施策が推進されることになった。

育児休業

育児・介護休業法によって規定された雇用労働者が育児のために休業することができる制度。日本では、労働者が申し出ることにより子が1歳になるまで取得できる。父母ともに取得した場合には1歳2ヵ月まで延長可能。

意見表明権

児童の権利に関する条約には、12条で意見表明権が規定されている。締約国は、自己の意見を形成する能力のある児童がその児童に影響を及ぼすすべての事項について自由に自己の意見を表明する権利を確保する。

石井十次

〔1865-1914〕

宮崎県に生まれる。19歳のときに洗礼を受ける。熱心なキリスト教信者。22歳のときに岡山孤児院を設立。ピーク時には1,200名の孤児を救済し、生涯を通して孤児救済に尽力した。また1909（明治42）年、当時のスラム街である大阪名護町に愛染橋保育所を開設した。

石井亮一

〔1867-1937〕

佐賀県に生まれる。1891（明治24）年の濃尾大地震の際に孤児を引き取り、それが契機となって東京に孤女学院を設立し、知的に遅れのある児童の教育を行った。これは、のちに滝乃川学園となる。わが国最初の知的障害児施設、日本精神薄弱児愛護協会（現、日本知的障害者福祉協会）を結成するなど、知的障害児問題に一生を捧げた。

一時保護

児童福祉法33条には、児童相談所長は、必要があると認めるときは、措置をとるに至るまで、児童に一時保護を加えることができるとされている。一時保護は、緊急保護、行動観察、短期入所指導の目的で実施される。2017（平成29）年の児童福祉法改正により、児童相談所長等が行う一時保護について、親権者の意に反して2ヵ月を超えて行う場合は、家庭裁判所の承認を得なければならないことになった。また、売春防止法に基づく婦人相談所では、要保護女子の一時保護が実施される。

ウィニコット

〔Winnicott, Donald Woods 1896–1971〕

絶対的依存状態にある乳児が、母親との依存関係を通して、相対的依存へと移行し、母親から分離していくとした。また、絶対的依存状態にある乳児が受ける「抱っこ」という概念が、乳児の基本的経験として必要であるとした。

エリクソン，E. H.

〔Erikson, Erik Homburger 1902–1994〕

生涯発達の視点から人生を8つの時期に分け、各発達段階にはその時期に中心的な発達課題があると論じた。青年期の課題としてアイデンティティの確立、その準備段階としてのモラトリアムの概念で知られている。

オーウェン

〔Owen, Robert 1771–1858〕

19世紀のイギリス産業革命下において、児童労働禁止の立場から、1816年に「性格形成学院」を設立し、幼児の保護および教育をすすめた。人間の性格は、環境によって形成されるという性格形成論を唱えた。その後、1933年の工場法によって、9歳未満の労働禁止、1日12時間労働、18歳未満夜間労働禁止等が規定された。

解離性障害

〔dissociative disorder〕

一般的には多重人格として知られているが、正確にはDSM-Ⅳ-TRの基準である解離性健忘（自伝的記憶の喪失）、解離性とん走（突然姿を消しどこかに行ってしまう）、解離性同一性障害（いわゆる多重人格）、離人症性障害（自分自身に対する非現実的感覚）、などが当てはまる障害と判断されるものである。虐待によって生じるとの説もあるが、議論も多く確定はできていない。

家庭裁判所

児童福祉法25条には、罪を犯した満14歳以上の児童を発見した場合は、家庭裁判所に通告しなければならないとされている。少年事件の保護処分には、保護観察所の保護観察、児童自立支援施設または児童養護施設への送致、少年院送致の種類がある。

家庭支援専門相談員（ファミリーソーシャルワーカー）

乳児院、児童養護施設、児童心理治療施設、児童自立支援施設に入所している児童に対し、早期の家庭復帰が達成されることを目的に、保護者等への育児指導や相談等を行う専門職員のこと。

家庭児童相談室

福祉事務所の家庭児童福祉に関する相談業務を強化するために設置された相談機関である。地域住民の比較的身近な相談機関としての役割が期待されている。家庭相談員および家庭児童福祉主事が配置される。

家庭的保育事業

児童福祉法に規定される事業の1つで、いわゆる「保育ママ」である。市町村が乳児または幼児が保育を必要とすると認める場合において、家庭的保育者の居宅その他の場所において、家庭的保育者による保育を行う事業をいう。「家庭的保育事業ガイドライン」が定められており、家庭的保育者の定義（市町村長の認定を受け家庭的保育を行う者）等が明記されている。保育を必要とする3歳児未満（必要に応じて3歳以上）の乳幼児を対象とする家庭的保育事業については、子ども・子育て支援法（7条5項）に地域型保育事業の1つとして位置づけられている。

感化法

1900（明治33）年、非行少年等を教育や保護によって感化することを目的として制定された法律。その後、都道府県の義務として感化院が設置された。1933（昭和8）年に少年教護法となり、1947（昭和22）年には児童福祉法のなかに教護院が位置づけられた。

虐待

2000（平成12）年に児童虐待防止法（児童虐待の防止等に関する法律）が制定され、児童虐待の定義が明示された。①身体的虐待、②性的虐待、③ネグレクト（保護の怠慢・拒否）、④心理的虐待の4種別に分類される。2006（平成 18）年制定の高齢者虐待防止に関する法律（高齢者の虐待防止、高齢者の養護者に対する支援等に関する法律）では、ネグレクトは介護放棄として示され、経済的虐待が加えられている。

救護法

第一次世界大戦末期には、物価高騰による生活苦を背景に米騒動や労働運動が勃発し、これらの社会不安を受けて政府は社会事業対策を打ち出していく。そして、1874（明治 7）年に制定された恤救規則ではますます深刻化する国民の救貧対策に対応できなくなり、それに代わるものとして救護法が 1929（昭和 4）年に制定されたが、財源難から 3 年遅れて実施された。対象者は、65 歳以上の老人、13 歳以下の幼者、妊産婦、病人であり、労働能力のある者はその対象とされなかった。

くるみんマーク・プラチナくるみんマーク

次世代育成支援対策推進法に基づき行動計画を策定し、その行動計画に定めた目標を達成するなど、一定の要件を満たした企業が申請を行い、厚生労働大臣から認定されることで使うことができる子育てサポート企業マークのこと。特に厳しい基準を満たし特例認定を受けた場合にはプラチナくるみんマークとなる。子育てに理解がある優良企業であるというアピールができることと、税制優遇措置などのメリットがある。

結社・集会の自由

児童の権利に関する条約（1989 年）15 条には、「締約国は、結社の自由および平和的な集会の自由についての児童の権利を認める」とし、「民主的社会において必要なもの以外のいかなる制限も課すことができない」として、締約国の責務を明らかにしている。

健康診査

母子保健における健康診査は、疾病や発達の遅れを発見し、適切な指導を行うため、妊婦および乳幼児に対して市町村が実施している。幼児については、1 歳 6 か月児健診と 3 歳児健診が実施される。

合計特殊出生率

15 歳から 49 歳までの女性の年齢別出生率の合計から算出したもので、1 人の女性が一生の間に産む平均的な子どもの数に相当する。2018（平成 30）年の日本の数値は 1.42 で、依然として人口維持に必要な基準の 2.08 を大きく下回っている（2019 年「人口動態統計」）。

子育て支援事業

市町村は、児童の健全な育成に資するため、放課後児童健全育成事業や子育て短期支援事業、乳児家庭全戸訪問事業等の実施に努めなければならない（児童福祉法 21 条の 9）。また、放課後児童健全育成事業の利用の促進に努めなければならず（同法 21 条の 10）、子育て支援事業に関し、必要な情報の提供を行うものとされている（同法 21 条の 11）。

子ども・子育て応援プラン

2004（平成 16）年、少子化社会対策会議決定「少子化社会対策大綱に基づく重点施策の具体的実施計画について」のこと。2002（平成 14）年の「少子化対策プラスワン」とともに、次世代育成支援対策行動計画策定（2005 年から 10 か年計画）にあたってのガイドラインを提示している。その後、2010（平成 22）年の「子ども・子育てビジョン」の閣議決定により、2014（平成 26）年度までの子ども・子育て支援に関する具体的内容が示された。

子ども・子育て支援給付

子ども・子育て支援法に規定された給付で、子どものための現金給付（児童手当）と子どものための教育保育給付（施設型給付費・特例施設型給付費・地域型保育給付費・特例地域型保育給付費）がある。

子ども・子育て支援法

急速な少子化の進行、家庭や地域環境の変化に鑑み、子ども・子育て支援給付など必要な支援を行って、子どもが健やかに成長できる社会の実現を目指す法律で、2012（平成 24）年に制定された。その内容は、子ども・子育て支援給付、認定こども園・幼稚園・保育所といった特定教育・保育施設および特定地域型保育事業者、地域子ども・子育て支援事業、子ども・子育て支援事業計画、子ども子育て会議等から構成されている。

里親

児童福祉法6条の4に規定する「都道府県知事が適当と認める者」をいう。里親の種類には、「養子縁組を希望する里親」のほか、「親族里親」「養育里親」があり、養育里親には「専門里親」が含まれる。児童に対する監護、教育、懲戒に関する権限が定められた（47条3項）。

里親委託

児童相談所長は、要保護児童発見者の通告（児童福祉法25条）を受けた児童等について、里親に委託しまたは乳児院、児童養護施設等に入所させる必要があると認めたときは、都道府県知事に報告することとなっている。その際、都道府県知事は里親委託等の措置を採らなければならない。

次世代育成支援対策推進法

2003（平成15）年制定。地域における子育ての支援等の実施に関する、市町村行動計画や都道府県行動計画が、この法に基づき、前期計画（2005～2009年度の5か年）および後期計画（2010～2014年度の5か年）として策定された。一般事業主および特定事業主が行動計画を策定した場合、厚生労働大臣にその旨を届け出なければならない。また、一般事業主行動計画の策定・届出義務の対象は、常時雇用者101人以上の事業主となっている。当初2015（平成27）年3月31日までの時限立法だったが、2025年（令和7）年3月31日まで延長された。

思想、良心、宗教の自由

児童の権利に関する条約14条において、締約国は、児童が思想、良心および宗教の自由についての権利を行使するに当たり、父母等が、児童の発達能力に適合する方法で指示を与える権利と義務の尊重を規定して、締約国の責務を明らかにしている。

市町村の業務

児童および妊産婦の福祉に関し、必要な実態の把握、必要な情報の提供、家庭その他からの相談に応ずるなどの業務の他、子育て支援事業の実施、保育の実施、障害福祉サービスの提供、乳幼児の健康診査、児童扶養手当支給の申請受理や支給決定、児童手当の認定支給等の業務を実施する。

児童

児童福祉法4条では、児童を「満18歳に満たない者」と規定している。さらに乳児、幼児、少年に分類している。しかし、国内で適用される法令の種類によってその範囲や名称が異なる。児童の権利に関する条約では、「18歳未満のすべての者」を児童としている。

児童委員

児童福祉法16条には、市町村の区域に児童委員を置くと規定されている。民生委員を兼ねることにより、都道府県知事の推薦によって、厚生労働大臣が委嘱する。その職務は、児童および妊産婦の状況把握、情報提供、援助および指導等である。また、要保護児童発見者は、児童委員を介して通告することができる（児童福祉法25条および児童虐待の防止等に関する法律6条）。

児童委員の活動要領

雇用均等・児童家庭局長通知「児童委員の活動要領の改正について」（2004年）の別添。児童委員の職務や活動内容の明示のほか、主任児童委員の職務についても明示されている。

児童家庭支援センター

児童福祉法44条の2において、地域の児童の福祉に関する各般の問題につき、児童に関する家庭その他からの相談に応じ、必要な助言を行い、また児童相談所、児童福祉施設との連絡調整等を行う児童福祉施設である。児童福祉施設に附置する（ただし附置を要件としない）ものとされている。

児童虐待等の場合の措置

児童福祉法28条には、保護者の児童虐待等の場合の都道府県の措置が規定されている。また、虐待等により、児童を里親に委託し、または乳児院等に入所させようとする時は、家庭裁判所の承認をとることになっている。家庭裁判所は、当該保護者への指導措置をとるよう都道府県に勧告することができる。

児童虐待の早期発見

児童虐待の防止等に関する法律5条には、児童の福祉に業務上関係のある団体や、児童の福祉に職務上関係のある者は、児童虐待を発見しやすい立場にあることを自覚し、児童虐待の早期発見に努めなければならないとされている。

児童虐待の防止等に関する法律

2000（平成12）年制定。児童に対する虐待の禁止、児童虐待の予防および早期発見、国および地方公共団体の責務、児童の保護および自立支援のための措置等を定め、児童虐待の防止等に関する施策の促進を目的とする法律である。都道府県知事は、当該保護者に対する出頭要求、立入調査、再出頭要求および当該児童の臨検、捜索等をさせることができる。2019（令和元）年6月（2020〔令和2〕年4月施行）の改正により、親権者は、児童のしつけに際して体罰を加えてはならないことになった（14条）。

児童憲章

児童福祉法で示された理念を普及させるために制定された、すべての児童の幸福をはかるための日本独自の宣言。1951（昭和26）年のこどもの日（5月5日）に制定され、3項目から成る前文のほか、全12条から成り立っている。

児童健全育成施策

児童福祉法2条には児童（健全）育成の責任が明記されている。児童厚生施設（児童館、児童遊園）の整備、放課後児童健全育成事業（放課後児童クラブ）の整備、地域組織活動（母親クラブ）の促進、児童環境づくり基盤整備事業、社会保障審議会福祉文化分科会による児童福祉文化財の推薦等が実施されている。

児童厚生施設

児童福祉法7条における児童福祉施設の1つ。同40条において児童遊園、児童館等児童に健全な遊びを与えて、その健康を増進し、または情操をゆたかにすることを目的とする施設とされている。「児童の遊びを指導する者」を置くことになっている。

児童指導員

児童福祉施設に配置される児童の指導に関する専門職種である。児童の施設生活全般に関する援助業務のほか、家庭環境との関係調整等の相談業務にも関わることになるが、現場では保育士等との連携において職務が遂行されることになる。

児童自立支援施設

児童福祉法7条における児童福祉施設の1つ。同44条では、不良行為をなし、またはなすおそれのある児童および家庭環境その他の環境上の理由により生活指導等を要する児童を入所させ、または保護者の下から通わせて、個々の児童の状況に応じて必要な指導を行い、その自立を支援することに加え、退所した者について相談その他の援助を行うことを目的としている。児童自立支援専門員および児童生活支援員が配置される。

児童自立支援専門員・児童生活支援員

児童自立支援施設に置かなければならない職員（児童福祉施設の設備および運営に関する基準80条）のこと。おおむね児童5人につき1人以上配置することとされている。児童自立支援専門員は児童の生活指導を担い、児童生活支援員は児童の生活支援を担うこととされている。

児童自立生活援助事業（自立援助ホーム）

児童福祉法6条3に規定された事業で、いわゆる自立援助ホームのことをいう。義務教育を終了した児童または児童以外の満20歳に満たない者であって措置解除等をされた者や、大学などに通学する満22歳未満の者への住居の提供や日常生活上の援助、相談、生活指導、就業指導などを行う。児童相談所の措置によって開始される。近年では施設への措置を経ないで直接措置される者も増えている。第二種社会福祉事業である。

児童心理司

児童相談所に配置されている心理判定や心理療法などを行う心理の専門職。2016（平成28）年の児童福祉法改正で、児童相談所に義務設置されることが規定された。

児童心理治療施設

2016（平成 28）年の児童福祉法改正により情緒障害児短期治療施設から名称変更されたもので、家庭環境、学校における交友関係その他の環境上の理由により社会生活への適応が困難となった児童を、短期間入所させ、または保護者の下から通わせて、社会生活に適応するために必要な心理に関する治療および生活指導を主として行い、あわせて退所した者について相談その他の援助を行うことを目的とする施設（2017〔平成 29〕年 4 月施行）。現在は被虐待児の入所が多い。

児童相談所

都道府県・政令指定都市に必置。児童に関する家庭その他からの相談のうち、専門的な知識および技術を必要とするものに応じる役割や、必要な判定・指導、児童の一時保護の実施等を業務とする。また、市町村に対し必要な援助・相互間の連絡調整等や障害者総合支援法に規定する業務等も実施する。また児童福祉法には、児童相談所長の役割や採るべき措置が規定されている。2006（平成 18）年には中核市が、2016（平成 28）年には特別区も設置できることとなった。

児童相談所運営指針

児童相談所の相談の種類や内容を示した運営指針である。児童相談所の業務は自治体単位であるため、国のガイドラインとしての役割をもたせた通知である。2016 年（平成 28）年 9 月の改正では、「子どもの最善の利益の優先」が加えられ、また「児童」が「子ども」と表現されるようになった。2018（平成 30）年 7 月の改正では、転居した場合の児童相談所間における情報共有の徹底や引継ぎが完了するまでの間は、児童福祉司指導および継続指導を解除せず、援助を継続することが明記された。

児童相談所の児童虐待相談

2018（平成 30）年度の児童虐待相談の対応件数は、15 万 9,850 件。種別では、心理的虐待が 8 万 8,389 件（55.3%）と最も多く、次いで身体的虐待が 4 万 256 件（25.2 %）、ネグレクト 2 万 9,474 件（18.4 %）、性的虐待 1,731 件（1.1%）となっている（「平成 31 年度厚生労働省速報値）。

児童相談所の相談動向

2017（平成 29）年度の相談の対応件数は、約 46 万件である。そのうち、養護相談が最も多く 42%、次いで障害相談が 40%、育成相談が約 9%、非行相談が 3%、保健相談が 0.3% となっている。児童相談所における相談の対応件数の年次推移は、「福祉行政報告例」（厚生労働省）により把握することができる。

児童手当

2012（平成 24）年度から、父母その他の保護者が子育てについての第一義的責任を有するという基本的認識の下に、児童を養育している者に児童手当を支給することにより、家庭等における生活の安定に寄与するとともに、次代の社会を担う児童の健やかな成長に資することを目的とする新しい児童手当が実施されている。支給対象は、中学生まで対象として所得制限を設けた。所得制限額未満の者には、月額 1 万円あるいは 1 万 5,000 円が、所得制限額以上である者には当分の間特例給付として 5,000 円が支給される。また、費用負担については国と地方の負担割合を 2：1 とし、被用者の 3 歳未満（所得制限額未満）については 15 分の 7 を事業主の負担とする（公務員分は所属庁の負担）。

児童の権利宣言

1959（昭和 34）年、国連採択。児童に固有の権利を保障する初めての国際宣言である。しかし、あくまで「宣言」にとどまるため、国際的な法的拘束力を持たせることに限界があり、後の児童の権利に関する条約（1989 年）を待つことになる。

児童の権利に関するジュネーブ宣言

1924（大正 13）年に当時の国際連盟によって採択された国際宣言である。第一次世界大戦によって犠牲になった子どもたちの事態を国際的に反省し制定された背景がある。国際宣言はその後、「世界人権宣言」（1948 年国際連合）、「児童の権利宣言」（1959 年国際連合）と続く。

児童の権利に関する条約

1989（平成元）年、国際連合にて採択された国際条約。日本は1994（平成6）年に批准した。第二次世界大戦により子どもたちが犠牲になった国際的反省とポーランド政府による起草により初の子どものための国際条約として採択され、初めて「意見表明権（12条）」が示された。

児童の最善の利益

児童の権利宣言（1959年）において初めて示された理念。同2条に、「児童は、特別の保護を受け、…この目的のために…児童の最善の利益について、最高の考慮が払われなければならない」とある。その後、「児童の権利に関する条約」（1989年）3条においても、「児童に関するすべての措置をとるに当たっては、公的若しくは私的な…いずれかによって行われるものであっても、児童の最善の利益が主として考慮されるものとする」と表記された。2016（平成28）年改正の児童福祉法ではこの理念が明文化された。

児童の年齢区分と関係諸法

児童福祉法では「児童」を「満18歳に満たない者」と規定している（1歳未満「乳児」、満1歳から小学校就学前「幼児」、小学校就学始期から18歳未満「少年」）。また、児童手当法では「児童」を「18歳に達する日以後の最初の3月31日までの間にある者」と規定している。一方、母子および寡婦福祉法や少年法では「20歳に満たない者」をそれぞれ「児童」、「少年」と規定するなど、根拠法令によって子どもの定義が異なっている。

児童の発達理論

子どもの発達段階と発達課題についての諸理論が整理されている。たとえばエリクソン（Erikson, E. H.）は、人間の発達段階における発達課題を基本的信頼、自律、自発性、勤勉、同一性、親密さ、生殖性、自我の統合の8段階に整理した。

児童発達支援

障害児を児童発達支援センターその他の施設に通わせ、日常生活における基本的な動作の指導や知識技能の付与、集団生活への適応訓練等を行うものである（児童福祉法6条の2第2項）。

児童福祉司

児童相談所で中核的な役割を果たす任用資格である。当該区域において、児童の保護その他の児童の福祉に関する事項について、相談に応じ、専門的技術に基づいて必要な指導を行う等児童の福祉増進に努めることを職務とする。なお、医師や社会福祉士であることなど、いくつかの任用条件が定められている。

児童福祉施設

児童福祉法7条には12種類の児童福祉施設が規定されている。児童福祉施設は児童福祉施設の設備及び運営に関する基準において設備および運営についての最低基準が定められることになっている。

児童福祉施設の職員

国家資格としての保育士（保育所、児童養護施設等）のほか、任用資格としての児童指導員（児童養護施設等）、児童自立支援専門員・児童生活支援員（児童自立支援施設）、児童の遊びを指導する者（児童厚生施設）、母子支援員（母子生活支援施設）が、各児童福祉施設に配置される。その配置基準は児童福祉施設の設備及び運営に関する基準に規定される。

児童福祉施設の設備及び運営に関する基準

「児童福祉施設は、最低基準を超えて、常に、その設備及び運営を向上させなければならない」（4条）ことになっている。また、その基準によって、「入所している者が、明るくて衛生的な環境において、素養があり、かつ、適切な訓練を受けた職員の指導により、心身ともに健やかにして、社会に適応するように育成されることを保障」（2条）される。

児童福祉施設の長

児童福祉法46条の2から48条の2にかけて、児童福祉施設の長の義務等について規定している。また、児童養護施設、知的障害児施設、児童自立支援施設等の長は、入所中または受託中の児童を就学させなければならないことになっている。

児童福祉司の任用

児童福祉法13条には、児童福祉司の任用条件が定められている。厚生労働大臣の指定する学校等を卒業または修了した者。大学において専修する学科等を卒業し定める施設において1年以上相談援助業務に従事したもの。医師。社会福祉士。社会福祉主事として2年以上児童福祉事業に従事した者等となっている。なお、精神保健福祉士は社会福祉士と同等とみなされ、任用資格をもつ。

児童福祉審議会

都道府県および指定都市に義務設置される児童福祉に関する調査審議を行う機関。行政の一方的な判断にならないように広く関係者の意見を反映させるためのもので、行政の諮問、意見具申機関としての性格を持つ組織。

児童福祉の原理

児童福祉法には児童の福祉を保障するための原理が規定されている。2016（平成28）年の改正により「全て児童は、児童の権利に関する条約の精神にのつとり、適切に養育されること、その生活を保障されること、愛され、保護されること、その心身の健やかな成長および発達並びにその自立が図られることその他の福祉を等しく保障される権利を有する」（1条）とされた。

児童福祉法

児童保護だけにとどまらず、児童における「福祉」を助長しなければならないとして、1947（昭和22）年12月に制定・公布され、翌年実施された。それまでの児童保護に関する立法である「児童虐待防止法」や「少年教護法」などを吸収した総合立法である。2008（平成20）年の改正により、子育て支援事業および家庭的保育事業を法律上に位置づけ、里親制度の改正や小規模住居型児童養育事業の創設等が定められた。2012（平成24）年の改正においては、児童福祉施設が12種類に再編された。2016（平成28）年の改正では「児童の最善の利益の優先」が理念に加えられた。

児童福祉法の対象の定義

「児童」を「満18歳に満たない者」とし、そのうち「乳児」を「満1歳に満たない者」、「幼児」を「満1歳から、小学校就学の始期に達するまでの者」、「少年」を「小学校の始期から、満18歳に達するまでの者」としている。また、「障害児」を「身体に障害のある児童または知的障害のある児童」、「妊産婦」を「妊娠中または出産後1年以内の女子」と定義している。

児童扶養手当

「児童扶養手当法」（1961年制定）に規定。母子家庭や父子家庭の生活の安定と自立の促進を通して児童の福祉の増進を図ることを目的とする手当である。支給は、所得による支給制限があるが、母子・父子家庭とも対象となった。なお、「児童」とは18歳に達する日以降、最初の3月31日までをいい、心身におおむね中程度以上の障害（特別児童扶養手当2級と同じ程度以上の障害）がある場合は、20歳まで手当が受けられる。

児童養護施設

保護者のない子ども、虐待されている子ども、その他環境上養護を要する児童を入所させて、これを養護し、あわせてその自立を支援することを目的とする児童福祉施設である。最近では、心理療法担当職員の配置のほか、2000（平成12）年度から地域小規模児童養護施設（グループホーム）が開始されている。5年に一度、「児童養護施設入所児童等調査結果」（最新平成30年2月）が、厚生労働省により発表されている。

自閉症スペクトラム障害

2013年のアメリカ精神医学会の最新の診断基準（DSM-5）で示されたもので、それまで、細かく分けていた広汎性発達障害やアスペルガー障害などを、1つの連続体（はっきりと区別するのではなく、さまざまな症状が連続してあらわれるもの）として表した。自閉症スペクトラム障害の特性としては、社会性（人とのコミュニケーションが苦手等）や行動（同じ行動を繰り返す、こだわりがある）、言語（オウム返しのような反復等）、知的発達（遅れやばらつきがある）などがあるが、これらも個人差があり、明確にすべての人に見られるというわけではない。また、特性があるだけでは障害といえず、そのことによって社会生活に困難を抱えている場合に用いられる。

社会的養護

保護者がいない、または保護者のもとで養育させることが適切でない児童に対し、国や地方公共団体、地域など社会的な支えによって、児童の養育を支えていく仕組み。日本では児童養護施設などの施設を利用した自立支援が中心で、里親への措置は未だに割合が小さい。

出生数の推移

日本の年間出生数は、第１次ベビーブームの頃が約270万人（1949年）、第２次ベビーブームの頃が約209万人（1973年）。いわゆる「1.57ショック」の根拠となった1989（平成元年）は、約124.7万人。2018（平成30）年は約91.8万人で過去最低の出生数となっている（人口動態統計）。

主任児童委員

児童委員のうちから主任児童委員が厚生労働大臣によって指名される（児童福祉法16条３項）。担当区域を持たず、児童委員の職務について、児童の福祉に関する機関と児童委員との連絡調整を行うとともに、児童委員の活動に対する援助および協力を行う（同17条２項）。

障害児

児童福祉法４条の２により、身体に障害のある児童、知的障害のある児童、精神に障害のある児童（発達障害者支援法２条２項に限定する発達障害児を含む）または治療方法が確立していない疾病その他の特殊の疾病であって障害者の日常生活および社会生活を総合的に支援するための法律４条１項の政令で定めるものによる障害の程度が同項の厚生労働大臣が定める程度である児童をいう。

障害児相談支援

障害児通所支援を利用するすべての児童に対して行われる事業で、障害児の特性や家庭環境などを配慮して障害児支援利用計画を立てる障害児支援利用援助と、その見直しを行っていく継続障害児支援利用援助とがある。

障害児通所支援

従来の細分化されていた障害児に対する支援（児童デイサービスや知的障害児通園施設、肢体不自由児通園施設など）が再編されてできた事業。児童発達支援、医療型児童発達支援、放課後等デイサービス（特別支援学校などに通う障害児の放課後や休日などの支援）、保育所等訪問指導（障害児が通う保育所等に専門職が訪問し相談支援等に応ずる）から成る。市町村が窓口となって対応する。

障害児入所施設

知的障害児施設、盲ろうあ児施設、肢体不自由児施設、重症心身障害児施設といった障害児が入所していた施設が統合され、2012（平成24）年４月より一本化された。障害の重度化等を踏まえ、複数の障害に対応できるようにする目的があった。福祉型と医療サービスも提供する医療型がある。入所の手続きは都道府県（児童相談所）が窓口となる。

小規模住居型児童養育事業（ファミリーホーム）

児童福祉法に規定される事業の１つであり、社会福祉法に規定される第二種社会福祉事業である。保護者のない児童または保護者に監護させることが不適当であると認められる児童の養育に関し、相当の経験を有する者等の住居において養育を行う事業（当該児童５人または６人の規模）である。このような事業を行う住居を「ファミリーホーム」と称する。３人以上の養育者を置かなければならず、その養育者は一定の要件を満たす者でなければならない。

少子化社会対策大綱

「少子化社会対策基本法」（７条）に基づく、総合的かつ長期的な少子化に対処するための施策の指針。2004（平成16）年、2010（平成22）年（子ども・子育てビジョン）に続き、2015（平成27）年に閣議決定された。2019（令和元）年度までの子ども・子育て支援に関する整備目標が掲げられた。おおむね５年後を目途に見直しが行われる。

少年
児童福祉法4条では、児童を「18歳に満たない者」とし、そのうち少年を「小学校就学の始期から、満18歳に達するまでの者」と規定している。また、少年法2条では、「20歳に満たない者」を少年としており、民法では、「年齢20歳をもって、成年とする」（4条）と規定することによって、20歳未満を未成年者としていたが、法改正により2022（令和4）年より18歳未満と変更になる。

少年院
少年院法によって規定されている生活指導、職業指導などを行う矯正施設で、行った非行の程度や年齢等を考慮し、家庭裁判所の審判によって保護処分の1つとして入院が決定される。おおむね12歳以上で心身に障害がない者が入る第1種、犯罪傾向が進んだおおむね16歳以上の者が入る第2種、心身に障害がある者が入る第3種、刑の執行を受ける者が入る第4種がある。在院期間は成人とは異なり、細かい期限は決められていない。

少年教護法
1933（昭和8）年制定。少年（14歳未満）に対する教育的保護、少年教護院（感化院から名称変更）の規定等が実施された。それまでの感化法（1900年）に代わる法律であり、1947（昭和22）年に児童福祉法が制定されるまで実施された。

少年法
少年（20歳未満）の健全な育成を期し、非行のある少年に対して性格の矯正および環境の調整に関する保護処分を行うとともに、少年および少年の福祉を害する成人（20歳以上）の刑事事件について特別の措置を講ずることを目的とする法。心身が未成熟で社会的経験の乏しい少年を対象とする同法は、刑法・刑事訴訟法の特別法にあたる。

自立支援医療
障害者総合支援法に規定された医療費の支給制度。身体に障害のある児童に対する育成医療、身体障害者に対する更生医療、および精神障害者に対する精神通院医療の3種類からなる。障害にかかわる公費負担医療制度間での負担の不均衡を解消し、医療費の多寡と所得の多寡に応じた、公平な負担を求めるもの。

自立支援計画
児童養護施設等では、衣食住を保障することのみならず、あわせてその自立を支援することを目的とすることから、最近では、心理療法担当職員の配置のほか、児童の個別的な自立支援計画を策定するようになってきている。

親権
未成年の子に対する親の権利義務。身辺監護（監護教育の権利義務、居所指定権、懲戒権、職業許可権）と財産管理に大別でき、父母が共同して行う。養子は養親が、非嫡出子は母が親権者となる。父母が離婚すると一方が親権者となり、協議離婚以外では家庭裁判所が決定する。子への利益相反行為は禁止され、財産管理では自己のためにする程度の注意義務を負う（善管注意義務より低い）。

親権喪失宣告の審判等の請求
父または母による親権の行使が困難または不適当であることにより子の利益を害するときに、子、その親族、未成年後見人、未成年後見監督人または検察官や、児童相談所長が親権喪失宣告の請求を家庭裁判所に対して行うことができる（民法834条の2、児童福祉法33条の7）。

親権の一時停止
2012（平成24）年4月から始まった制度で、親権者の行為が子の利益に反するとき、一時的に親権を停止させることができるという制度である。わが国において親権はとても重く、喪失宣告の請求も審判の決定も少ないことから作られた。停止期間は最長でも2年までである。

親権を行う者
民法820条には「親権を行う者は、子の監護および教育をする権利を有し、義務を負う」と規定され、818条において「成年に達しない子は、父母の親権に服する」ことになっている。なお、里親は、受託中の児童で親権者のあるものについても、監護、教育、懲戒に関する必要な措置をとることができる（児童福祉法47条3項）。

第1次ベビーブーム／第2次ベビーブーム

1949（昭和24）年の日本の出生数は約270万人で、この前後を含めた出産ブームを第1次ベビーブームという。また、第1次ベビーブーム世代の出産時期は、1973（昭和48）年の出生数が209万人となり、この前後を含めた出産ブームを第2次ベビーブームという。

第1回ホワイトハウス会議（児童福祉白亜館会議）

アメリカホワイトハウス（白亜館）にて、大統領によって召集され開催されるアメリカ国内の全国児童福祉会議。1909年に第1回会議が開催され、家庭との関連を重視した児童福祉のあり方が勧告された。その後、約10年間ごとに全国児童福祉会議が開催されている。

高木憲次

〔1888–1963〕

肢体不自由児に対する治療と教育を兼ねた社会的な療育を主張した。「肢体不自由」名称の命名者。日本初の肢体不自由児のための学校「光明学校」の設立（1932年）、園長を務めた「整肢療護園」（1942年）の実践により、戦後、肢体不自由児施設が児童福祉施設として位置づけられた。

地域子育て支援拠点事業

これまでの「つどいの広場事業」と「地域子育て支援センター事業」の両事業を、2007（平成19）年より「ひろば型」、「センター型」、「児童館型」の3類型に分類し、さらに、2012（平成24）年度からは、「ひろば型」と「センター型」を「一般型」に、「児童館型」を「連携型」に再編したもの。地域子育て支援拠点事業は、児童福祉法に規定される事業の1つであり、社会福祉法に規定される第二種社会福祉事業である。

地域小規模児童養護施設

2000（平成12）年につくられた児童養護施設の分園にあたる小規模な生活の場をいう。社会的自立を図るため、住宅街の中などに通常の民家を用意し、そこで6人程度の児童が生活する、いわゆるグループホームである。

注意欠陥多動性障害（ADHD）

〔attention-deficit hyperactivity disorder〕

課題の持続が難しく1つの活動に集中できず、気が散りやすい注意の障害とじっとしていなければならない状況でも過度に落ち着きがない多動を示す障害のこと。

DV防止法（配偶者からの暴力の防止及び被害者の保護等に関する法律）

2001（平成13）年10月施行。配偶者からの不法な暴力の防止のための国や地方公共団体の責務を明記している。また都道府県に配偶者暴力相談支援センターの設置を定めている。2004（平成16）年改正では、保護命令の対象範囲が拡大され、さらに2007（平成19）年の改正では、保護命令制度の拡充が図られた。2013（平成25）年改正では、それまでの法律名称では「被害者の保護」となっていたものを「被害者の保護等」というように変更された。またこの改正から、生活の本拠を共にする交際相手からの暴力およびその被害者についても、法の適用対象となった。

特定妊婦

出産後の養育について、出産前において支援を行うことが特に必要と認められる妊婦のことで、児童福祉法6条の3第5項に規定されている。内容としては、夫婦の不仲や親の精神疾患や知的遅れ、家計が不安定な家の妊婦が想定され、児童虐待など養育のリスクを抱えやすい妊婦であるとみなされる。特別な配慮・支援が必要とされる。

特別児童扶養手当

この手当は、精神または身体に障害を有する児童について手当を支給することにより、これらの児童の福祉の増進を図ることを目的として、20歳未満で精神または身体に中程度以上の障害を有する児童を家庭で監護、養育している父母またはその他の者を対象とする。

特別養子縁組

限りなく実子に近い扱いを受けるために、実親との縁を絶ち、戸籍上も実親と変わらないようにする特別な養子縁組の制度である。児童が6歳未満であることが条件であったが、2019（令和元）年6月に民法の一部が改正され、養子となる者の年齢の上限が原則15歳未満に引き上げられた。児童福祉司による支援期間を設け、養親は一定の研修的期間を経ることが条件である（民法817条の2～2）。社会的養護の範囲には入っていないものの、2016（平成28）年の児童福祉法改正により、養子縁組に関する相談・支援が都道府県の業務として位置づけられることとなった。

都道府県の業務

児童福祉法には、都道府県の業務が定められている（11条）。市町村の業務に関する必要な援助、児童および妊産婦の福祉に関する広域的な実情の把握、児童に関する家庭その他からの相談のうち専門知識や技術を必要とするものへの対応、児童およびその家庭への必要な調査や判定業務、児童の一時保護、里親についての相談援助業務などである。その他、児童相談所の設置（12条）、児童福祉施設の設置・認可・廃止等に関する業務（35条）等のほか、児童福祉施設の設置および運営について、条例で基準を定めなければならないことになっている(45条)。

都道府県の採るべき措置

児童福祉法には、都道府県の役割や採るべき措置が規定されている。たとえば、要保護児童発見の通告（25条）を受けた児童に対し児童相談所の採るべき措置に関する報告を受けたとき（26条）または少年法の規定による送致のあった児童につき、必要な措置を採らなければならない（27条）。

留岡幸助

〔1864-1934〕

感化教育事業の第一人者。1899（明治32）年、東京巣鴨に感化院「家庭学校」を設立するなどして、1900（明治33）年制定の感化法に大きな影響を与えた。1914（大正3）年には、北海道家庭学校を設立し、小舎夫婦制による実践を行った。

乳児院

乳児を入院させて養育し、あわせて退院した者について相談その他の援助を行うことを目的とする施設である。特に必要のある場合には、幼児を含むことができる。看護師等の配置が原則だが、一定の条件の下、保育士または児童指導員をもってこれに代えることができる。

乳児家庭全戸訪問事業（こんにちは赤ちゃん事業）

児童福祉法に規定される事業の1つであり、社会福祉法に規定される第二種社会福祉事業である。市町村における実施の努力義務が課されている。市町村区域内のすべての乳児（原則として生後4ヵ月を迎えるまでの乳児）のいる家庭を訪問し、子育てに関する情報の提供、養育環境等の把握を行い、養育についての相談援助を行う事業をいう。「乳児家庭全戸訪問事業ガイドライン」が定められており、事業の実施内容や実施方法等が明記されている。

認可外保育施設

認可外保育施設は、児童福祉法59条の2の規定に基づき、事業の開始の日から1ヵ月以内に都道府県知事に届けなければならないことになっている。また設置者は、毎年、運営の状況を都道府県知事に報告しなければならない。児童福祉法に規定されている（認可）保育所に該当しない保育施設のことをいう。

妊産婦

妊娠中の女子または出産後1年以内の女子をいう（児童福祉法5条、母子保健法6条）。

認定こども園

「就学前の子どもに関する教育、保育等の総合的な提供の推進に関する法律」（2006年制定）の規定による公示がされた施設をいう。小学校就学前の子どもに対する子育て支援の総合的な提供を推進するための措置を講ずる等の目的による。

野口幽香

〔1866-1950〕

1900（明治33）年、日本で最初の託児所となる「貧民幼稚園」(二葉幼稚園)を設立した。また1922(大正11)年、「母の家」を付設し、母子寮の先駆となった。

発達障害(はったつしょうがい)

脳機能の発達が関係する生まれつきの独特の症状があり、そのことによって社会生活を送ることに困難を抱えている状態(の人)をいう。コミュニケーションや対人関係を作ることが苦手な人が多く、それゆえ、さまざまなトラブルが発生しやすい。発達障害者支援法では、自閉症、アスペルガー症候群その他の広汎性発達障害、学習障害、注意欠陥多動性障害で、その症状が通常低い年齢において発現するものと定義しているが、DSM-5では、自閉症スペクトラム障害という表現を使って整理している。都道府県が設置する発達障害者支援センター等が相談の専門機関である。

ピアジェ

〔Piaget, Jean 1896–1980〕

スイスの児童心理学者。子どもの認知発達の研究から発生的認識論を提唱した。認知発達の4つの段階(感覚運動期、前操作期、具体的操作期、抽象的操作期)や子どもの知能や心性の研究、保存の概念などで有名。

被措置児童虐待(ひそちじどうぎゃくたい)

児童福祉施設や里親への措置、一時保護などが行われている児童に対し、施設職員や児童相談所などの行政機関職員、里親が不適切な行為を行うことをいう。被措置児童虐待は絶対にあってはならないが、万が一発見したものは、速やかに、都道府県の設置する福祉事務所、児童相談所、都道府県の行政機関、都道府県児童福祉審議会、もしくは市町村に通告しなければならない(児童委員を介して通告も可)。

ファミリー・サポート・センター事業(子育て援助活動支援事業)(じぎょう こそだ えんじょ かつどうしえんじぎょう)

住民同士の支え合いを基本として、利用会員と援助会員が子育てを協力しながらしていく仕組みをいう。たとえば子どもの送迎などはその一例である。2015(平成27)年度からの子ども子育て支援新制度発足にともない、地域子ども・子育て支援事業に位置づけられた(児童福祉法6条の3第6号)。

婦人相談所(ふじんそうだんじょ)

売春防止法に基づき都道府県が義務設置する機関である(指定都市は任意設置)。家族の問題や妊娠や出産、配偶者からの暴力など女性が抱える問題全般について、婦人相談員など専門の相談員が、電話や面接での相談に応じる。必要に応じて一時保護も行う機能もある。2002(平成14)年4月1日から、配偶者暴力相談支援センターの機能も担っている。

フロイト

〔Freud, Sigmund 1856–1939〕

オーストリアの精神科医。精神分析の創始者。ヒステリーの患者の治療に関する研究から、人間には意識の奥底に自らも気づいていない無意識が存在すると主張し、独自の力動精神医学、人格理論、発達理論などを体系化したことで有名。

保育士(ほいくし)

児童福祉法18条の4に定義される国家資格である。登録を受けることが前提となり、保育士の名称を用いて、専門的知識および技術をもって、児童の保育のほか、児童の保護者に対する指導を行うことを業とする者をいう。また、信用失墜行為の禁止等が規定されている。

保育士の責務(ほいくし せきむ)

保育所に勤務する保育士は、乳児、幼児等の保育に関する相談に応じ、および助言を行うために必要な知識および技能の修得、維持および向上に努めなければならないことになっている(児童福祉法48条の3第2項)。

保育士の秘密保持義務(ほいくし ひみつほじぎむ)

国家資格である保育士は、正当な理由がなく、その業務に関して知り得た人の秘密を漏らしてはならない義務がある。この義務は、保育士でなくなった後においても同様であることになっており(児童福祉法18条の22)、違反した者には、1年以下の懲役または50万円以下の罰金に処せられる。

保育士の名称独占

保育士は、児童福祉施設でその職に就いているかどうかにかかわらず、その名称を使用することができる。また、保育士でない者は、保育士や保育士に紛らわしい名称を使用してはならない（児童福祉法18条の23)。この規定に違反した者は、30万円以下の罰金に処せられることになっている。

保育所

保育を必要とする乳児および幼児、また特に必要があるときはその他の児童を日々保護者の委託を受けて、保育することを目的とする施設である。保育士、嘱託医および一定の条件の下に調理員を置かなければならないことになっている（児童福祉施設の設備および運営に関する基準33条)。児童福祉法に規定される保育所を「認可保育所」と称する。

放課後児童健全育成事業（放課後児童クラブ）

小学校に就学している児童を対象とする第二種社会福祉事業である。保護者が労働等により昼間家庭にいないものに、児童厚生施設等を利用しながら、授業の終了後に適切な遊びおよび生活の場を与えて、その健全な育成を図る事業である。

保健師・助産師

保健師助産師看護師法に規定される国家資格である。保健師は、保健所や市町村保健センター、医療機関等において、母子保健、精神保健等の分野の保健活動に専門的に関わる。助産師は、病院等で、助産または妊婦等の保健指導を業とし、その免許は女性に限られている。

保護観察

保護観察官の監督のもと、社会内で非行や犯罪に手を染めず、正しい生活を一定期間送ることをいう。少年非行の対応では、家庭裁判所の審判の結果、保護処分の1つとして扱われる。保護観察官をサポートする者として、保護司やBBSがある。

母子及び父子並びに寡婦福祉法

1964（昭和39）年「母子福祉法」が制定され、1981（昭和56）年「母子及び寡婦福祉法」に改正、2014（平成26）年からは現在の名称になっている。「母子家庭等」および「寡婦」の福祉を図ることを目的とする法律。「母子家庭等」とは、「母子家庭及び父子家庭」をいう。また、「寡婦」とは配偶者のいない女子であって、かつて配偶者のいない女子として民法の規定により児童を扶養していたことのあるものをいう。この場合の「児童」とは20歳未満のものをいう。保育所の入所選考にあたっては、特別の配慮を有する。

母子家庭等就業・自立支援センター事業

就業支援を柱とした母子家庭等に対する総合的な自立支援策の一環として2003（平成15）年から開始された事業。母子家庭の母等に対し、就業相談、就業支援講習会の実施、就業情報の提供等の就業支援サービスを提供するとともに、関係機関との連携を図りながら地域生活の支援や養育費の取り決め等の専門相談を行う。

母子健康包括支援センター（子育て世代包括支援センター）

2016（平成28）年の母子保健法の改正で、市町村が必要に応じ、設置することが規定されたセンター（2017〔平成29〕年4月施行)。母子保健の相談に応じたり、母、乳幼児に対する支援を行ったり、保健医療機関や福祉機関と連携を行うことで母子の健康増進を図るものである。この機関は、児童虐待の発生予防として、妊娠期から子育て期まで、切れ目ない支援を提供する子育て世代の包括的支援の拠点的位置づけのものである。

母子支援員

母子生活支援施設において、母子の生活指導を行う者をいう。任用資格として母子生活支援施設に配置されなければならない職員である。個々の母子の家庭生活および稼動の状況に応じながら、就労、家庭生活および児童の養育に関する相談および助言を行う等の支援を実施する。

母子・父子自立支援員

母子および父子並びに寡婦福祉法8条により規定。2014（平成26）年の改正から母子・父子自立支援員に名称変更された。母子家庭・父子家庭・寡婦に対し、生活一般の相談に応じ、経済・教育など諸問題の解決を助け、その自立に必要な指導にあたり、改正法では、職業能力向上と求職活動に関する支援を行うことが追加された。

母子生活支援施設

配偶者のない女子またはこれに準ずる事情のある女子およびその者の監護すべき児童を入所させて、自立促進のための生活支援、退所者の相談援助を行うことを目的とした児童福祉施設。児童福祉施設の設備および運営に関する基準により母子支援員が配置されなければならない。

母子保健

国および地方公共団体は、母性並びに乳児および幼児の健康の保持および増進に努めなければならない（母子保健法5条）。市町村は、母子保健計画の策定のほか、保健指導、新生児訪問指導、一定の条件にある幼児の健康診査、必要に応じた妊産婦、乳児、幼児の健康診査、母子健康手帳の交付等を行うことになっている。

母子保健法

1965（昭和40）年制定。母性、乳児および幼児の健康の保持および増進を図るため、母子保健に関する原理を明らかにするとともに、保健指導、健康診査、医療その他の措置を講じながら、国民保健の向上に寄与することを目的とした法律である。妊産婦、乳児、幼児、保護者、新生児、未熟児に関する定義が規定されている。

母子保護法

1937（昭和12）年に12歳未満の子を有する貧困母子家庭救済のために制定された法律である。内容は、生活扶助、養育扶助、生業扶助、医療扶助等である。

養育医療

医学的な対応が必要な体重2,000グラム以下の児童に対し、適切な医療の提供を行ったり医療費を支給したりする制度。当初都道府県が実施していたが、2013（平成25）年度より市町村が実施することになった。

要支援児童等

乳児家庭全戸訪問事業の実施その他により把握した保護者の養育を支援することが特に必要と認められる児童のこと（児童福祉法6条の3第5項）。これは、同法の「要保護児童」（保護者のない児童または保護者に監護させることが不適当であると認められる児童）とは区別され、養育支援訪問事業の実施などにより、その養育が適切に行われることが望まれている児童をさす。

要保護児童対策地域協議会

地方公共団体は、要保護児童等（要保護児童、要支援児童、特定妊婦等）の適切な保護または支援を図るため、関係機関等により構成される要保護児童対策地域協議会を置くように努めなければならない（児童福祉法25条の2）。保護児童およびその保護者に関する情報等の交換を行うとともに、要保護児童等に対する支援の内容に関する協議を行うものとされている（同法25条の2第2項）。

要保護児童発見者の通告義務

要保護児童を発見した者は、市町村、都道府県の設置する福祉事務所、児童相談所に通告しなければならない（児童福祉法25条および児童虐待の防止等に関する法律6条）。児童委員を介して通告することもできる。罪を犯した満14歳以上の児童については、家庭裁判所に通告する。また、児童の福祉に職務上関係のある者は、児童虐待の早期発見に努めなければならない（児童虐待の防止に関する法律5条）。

療育医療

児童福祉法20条に基づき、都道府県は、結核にかかっている児童に対し、療育に併せて学習の援助を行うため、病院に入院させて療育の給付を行うことができる。この際に医療が給付される。

索引

（太字で表示した頁には用語解説があります）

あ〜お

か〜こ

さ～そ

た～と

ま～も

や～よ

ら～ろ

福祉臨床シリーズ編集委員会

小林光俊　（こばやし　みつとし）　学校法人 敬心学園　理事長、全国専修学校各種学校総連合会　会長

坂野憲司　（さかの　けんじ）　日本福祉教育専門学校精神保健福祉研究科　スーパーバイザー

原　葉子　（はら　ようこ）　日本福祉教育専門学校社会福祉士養成科　専任講師

東　康祐　（ひがし　やすひろ）　日本福祉教育専門学校社会福祉士養成学科　専任講師

福田幸夫　（ふくだ　さちお）　静岡福祉大学社会福祉学部　教授

増田康弘　（ますだ　やすひろ）　帝京平成大学現代ライフ学部　専任講師

柳澤孝主　（やなぎさわ　たかしゅ）　東京保健医療専門職大学リハビリテーション学部　教授

責任編集

執筆分担

八重樫牧子（やえがし　まきこ）　新見公立大学健康科学部　特任教授……………はじめに、第１章1–3節、第３章２節F・３節、第４章３節・5–8節

原　葉子　（はら　ようこ）　日本福祉教育専門学校社会福祉士養成科　専任講師……………はじめに、第１章４節、第４章１節E・F・H・９節・12節

執筆者（五十音順）

執筆分担

秋山雅代　（あきやま　まさよ）　日本福祉教育専門学校社会福祉士養成学科　専任講師……………第４章１節A・B・C・D・G

泉　宗孝　（いずみ　むねたか）　新見公立大学健康科学部　助教……………第４章３節

君島昌志　（きみじま　まさし）　東北福祉大学総合福祉学部　准教授……………第３章１節・２節A・B・D・E・４節

齋藤知子　（さいとう　ともこ）　帝京平成大学現代ライフ学部　准教授……………第３章２節F・３節・5–6節、第４章10節

周防美智子（すおう　みちこ）　岡山県立大学保健福祉学部　准教授……………第４章11節

髙月教恵　（たかつき　のりえ）　新見公立大学健康科学部　特任教授……………第４章４節

平戸ルリ子（ひらと　るりこ）　東京家政大学人文学部教育福祉学科　教授……………第２章、第４章２節、国家試験対策用語集

三上邦彦　（みかみ　くにひこ）　岩手県立大学社会福祉学部　教授……………第３章２節C

児童や家庭に対する支援と児童・家庭福祉制度［第４版］
—児童・家庭福祉制度　児童・家庭福祉サービス
【社会福祉士シリーズ15】

2009(平成21)年１月15日　初　版１刷発行
2013(平成25)年２月28日　第２版１刷発行
2017(平成29)年３月30日　第３版１刷発行
2020(令和２)年４月15日　第４版１刷発行
2021(令和３)年10月15日　　同　２刷発行

編　者　八重樫牧子・原　葉子
発行者　鯉渕友南
発行所　株式会社 弘文堂　101-0062　東京都千代田区神田駿河台1の7
TEL 03(3294)4801　振替 00120-6-53909
https://www.koubundou.co.jp
装　丁　水木喜美男
印　刷　三美印刷
製　本　井上製本所

ISBN978-4-335-61202-2

国家試験科目全巻に「国家試験対策用語集」を収録。

◉ = 2020年1～3月　改訂

福祉臨床シリーズ編集委員会編

1. **人体の構造と機能及び疾病**［第4版］… 朝元美利 編　252頁　定価（本体2500円+税）
— 医学知識 —　ISBN978-4-335-61184-1

2. **心理学理論と心理的支援**［第3版］… 岡田　斉 編　288頁　定価（本体2500円+税）
— 心理学 —　ISBN978-4-335-61185-8

3. **社会理論と社会システム**［第3版］… 久門道利・杉座秀親 編　296頁　定価（本体2500円+税）
— 社会学 —　ISBN978-4-335-61190-2

4. **現代社会と福祉**［第5版］… 福田幸夫・長岩嘉文 編　264頁　定価（本体2500円+税）
— 社会福祉・福祉政策 —　ISBN978-4-335-61192-6

5. **社会調査の基礎**［第4版］… 宮本和彦・梶原隆之・山村　豊 編　244頁　定価（本体2500円+税）
— 社会調査・社会福祉調査 —　ISBN978-4-335-61193-3

◉ 6. **相談援助の基盤と専門職**［第4版］… 柳澤孝主・坂野憲司 編　264頁　定価（本体2500円+税）
— ソーシャルワーク —　ISBN978-4-335-61199-5

◉ 7. **相談援助の理論と方法 Ⅰ**［第3版］… 柳澤孝主・坂野憲司 編　208頁　定価（本体2400円+税）
— ソーシャルワーク —　ISBN978-4-335-61200-8

◉ 8. **相談援助の理論と方法 Ⅱ**［第3版］… 柳澤孝主・坂野憲司 編　288頁　定価（本体2500円+税）
— ソーシャルワーク —　ISBN978-4-335-61201-5

9. **地域福祉の理論と方法**［第3版］… 山本美香 編　288頁　定価（本体2500円+税）
— 地域福祉 —　ISBN978-4-335-61177-3

◉10. **福祉行財政と福祉計画**［第4版］… 池村正道 編　248頁　定価（本体2500円+税）
— 社会福祉行財政・福祉計画 —　ISBN978-4-335-61205-3

11. **福祉サービスの組織と経営**［第3版］… 三田寺裕治・西岡　修 編　288頁　定価（本体2500円+税）
— 社会福祉運営管理・社会福祉施設経営 —　ISBN978-4-335-61194-0

12. **社会保障**［第6版］… 阿部裕二編　288頁　定価（本体2500円+税）
— 社会保障制度・社会保障サービス —　ISBN978-4-335-61195-7

13. **高齢者に対する支援と介護保険制度**［第5版］… 東　康祐・原　葉子 編　296頁　定価（本体2500円+税）
— 高齢者福祉・介護福祉 —　ISBN978-4-335-61196-4

14. **障害者に対する支援と障害者自立支援制度**［第4版］… 峰島 厚・木全和巳・冨永健太郎 編 300頁 定価（本体2500円+税）
— 障害者福祉制度・障害者福祉サービス —　ISBN978-4-335-61187-2

◉15. **児童や家庭に対する支援と児童・家庭福祉制度**［第4版］… 八重樫牧子・原 葉子 編　276頁　定価（本体2500円+税）
— 児童・家庭福祉制度・児童・家庭福祉サービス —　ISBN978-4-335-61202-2

16. **低所得者に対する支援と生活保護制度**［第5版］… 伊藤秀一 編　264頁　定価（本体2500円+税）
— 公的扶助 —　ISBN978-4-335-61197-1

17. **保健医療サービス**［第4版］… 佐久間淳・幡山久美子 編　272頁　定価（本体2500円+税）
— 保健医療制度・医療福祉 —　ISBN978-4-335-61198-8

◉18. **就労支援サービス**［第4版］… 桐原宏行 編　208頁　定価（本体2400円+税）
— 雇用支援・雇用政策 —　ISBN978-4-335-61203-9

19. **権利擁護と成年後見制度**［第4版］… 福田幸夫・森　長秀 編　296頁　定価（本体2500円+税）
— 権利擁護と成年後見・民法総論 —　ISBN978-4-335-61188-9

20. **更生保護制度**［第3版］… 森　長秀 編　216頁　定価（本体2400円+税）
— 司法福祉 —　ISBN978-4-335-61183-4

◉21. **相談援助演習**［第4版］… 谷川和昭・柳澤孝主 編　280 頁　定価（本体2500円+税）
— ソーシャルワーク演習 —　ISBN978-4-335-61204-6

22. **相談援助実習・相談援助実習指導**［第3版］… 早坂聡久・増田公香 編　258頁　定価（本体2500円+税）
— ソーシャルワーク現場実習・ソーシャルワーク実習指導 —　ISBN978-4-335-61189-6

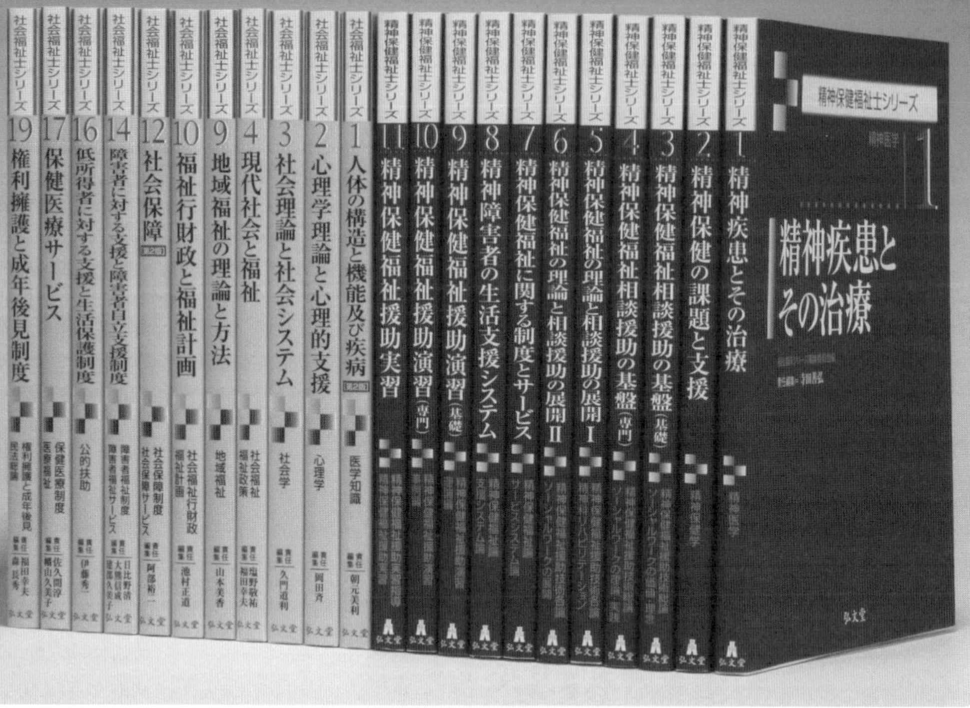